JN086649

やわらかアカデミズム
〈わかる〉シリーズ

新版 よくわかる 子どもの保健

丸尾良浩/竹内義博

［編著］

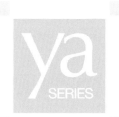

ミネルヴァ書房

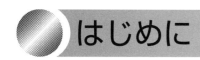

はじめに

　令和元年と元号が変わり，新たな時代の幕開けを迎えました。時代が変わるだけなく，子どもを取り巻く環境も昭和・平成と大きな変化が見られています。核家族化，共働きなどの生活基盤の変化とともに，虐待やいじめが喫緊の社会問題となる一方，国際化も進み育児環境にも宗教，言語，習慣などの違いも考慮しなければならなくなっています。日本においては少子高齢化が進み社会構造の変化も子どもの生育環境に影響を及ぼしています。これからの令和の時代の社会を担う子どもたちのためには新しい時代に対応できる保育者が必要です。小児保健の中心を担うのは保育士，保健師，看護師，栄養士，教育者です。

　「よくわかるシリーズ」は，大学新入生向けに学問の構造が全体として把握できるように，さらに次に進む意欲が湧くように構成されたものです。本書の元になった『よくわかる子どもの保健』もこの方針を最大限に尊重し，小児保健の重要事項と小児救急について原則として見開き2頁でわかりやすく解説し，保育の現場ですぐに役に立つように編集されました。2018年に保育士養成課程のカリキュラムの変更が行われ「子どもの保健Ⅰ」「子どもの保健Ⅱ」から「子どもの保健」「子どもの健康と安全」に再編されました。この改革に対応するために『よくわかる子どもの保健』を全面的に見直し，『新版　よくわかる子どもの保健』と『よくわかる子どもの健康と安全』の2冊に分冊して出版することになりました。『よくわかる子どもの保健』のコンセプトを踏襲し見開き2頁を原則として，読みやすく，保育の現場に役立つ書を目指しました。

　執筆には滋賀医科大学小児科学講座及び関連施設・関連病院の小児科医が担当し，多くの女性医師が参加しているのも本書の大きな特徴です。子育てをする側の目線も生かした現場に即した内容になっていると思います。

　これからの社会を担う子どもを見守り育成する環境を整備することは，日本の未来のために欠かせません。私ども小児科医の思いが，「子どもを守る」という目標を共有するみなさまのお役に立てれば，これ以上の喜びはありません。

　2020年9月

編著者　丸尾良浩・竹内義博

も く じ

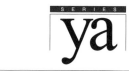

やわらかアカデミズム・〈わかる〉シリーズ

新版
よくわかる
子 ど も の 保 健

健康の概念と健康指標

 健康の概念

○世界保健機関（WHO）憲章による健康の概念

　世界保健機関（World Health Organization；WHO）は人間の健康を基本的人権の一つと捉え，その達成を目的として1948年に設立された国際連合の専門機関です。健康の概念については，WHO憲章の前文において以下の記述があります[1]。"Health is a state of complete physical, mental and social well-being and not merely the absence of disease or infirmity.", すなわち「健康とは，完全な肉体的，精神的及び社会的福祉の状態であり，単に疾病又は病弱の存在しないことではない」と定義されています。また，子どもの健康に関しては，"Healthy development of the child is of basic importance: the ability to live harmoniously in a changing total environment is essential to such development.", すなわち「児童の健全な発育は，基本的重要性を有し，変化する全般的環境の中で調和して生活する能力は，このような発育に欠くことができないものである」と述べられ，環境への適応能力が，健やかな成長に不可欠であることが強調されています。WHOは「達成可能な最高水準の健康が人々の権利である」ことも同時に宣言していますが，日本国憲法においても第25条第1項で「すべて国民は，健康で文化的な最低限度の生活を営む権利を有する」と規定され，同条第2項で「国は，すべての生活部面について，社会福祉，社会保障及び公衆衛生の向上及び増進に努めなければならない」と規定されています。つまり，健康が国民の基本的な権利であることが謳われています。

○健康と Quality of Life（QOL）

　WHO憲章で提唱された健康の定義は，それまでの身体中心の健康観に対し，社会的側面を加えた包括的な健康概念を提唱した点において画期的であり，以後，保健医療従事者に長く受け入れられてきました。一方，健康の概念は時代の要請や人々の価値観によって大きく変化し得るものです。特に近年の医療技術の急速な進歩は，病気を有しながらも精神的・社会的に健康的な生活を送ることを可能にし，生活の質（QOL）や自己実現の可能性を高めてきました。WHOはQOLを "an individual's perception of their position in life in the context of the culture and value systems in which they live and in relation to their goals, expectations, standards and concerns"[2]，すなわち「個人が生活す

▷1　外務省ウェブサイト（https://www.mofa.go.jp/mofaj/gaiko/who/who.html）より。

▷2　WHO（1997）．WHOQOL: Measuring Quality of Life（https://apps.who.int/iris/handle/10665/63482）.

表 I-1 健康指標の例

病気をもとにした健康指標	
罹患率	人口10万に対する1年間に新たに発生した患者数。罹患率は届出が義務づけられている感染症や，がん，結核などの発生頻度の指標に用いられている。
有病率	ある疾患がある集団のある1日に，何人に認められているかを人口千人あたりで示したもの。集団における慢性疾患の量を表すのに適している。
受療率	ある1日に，抽出された医療機関で治療を受けた外来及び入院患者数を人口10万人あたりで示したもの。どのような病気の患者が何人，医療機関を受けたかがわかる。
死亡をもとにした健康指標	
粗死亡率	ある集団の1年間の死亡数をその年の人口で割り，人口千人あたりで示したもの。人口数はその1年の初めと終わりで異なるので，年の中間の時期の人口（年央人口）を分母とする。粗死亡率は単に死亡率とも言う。
乳児死亡率	ある地域の生産児千人に対する1歳未満の死亡数である。分母には死産数は含まれない。乳児死亡率はその地域社会の環境衛生，社会経済，教育水準，保険医療活動や医療水準をよく反映する。2018年の日本の乳児死亡率は1.9で，国際的には非常に低い値である。
平均余命	X歳の生存者が平均してその後何年生きられるかを示した期待値をX歳の平均余命という。0歳の平均余命を特に平均寿命という。2018年の日本における平均寿命は男性81.25歳（世界第3位），女性87.32歳（世界第2位）であり，日本は世界有数の長寿国である。
死因別死亡率	人口10万に対する1年間のある死因の死亡者数である。2018年における日本の死亡者総数は136万2,470人で，死因の第1位は悪性新生物（37万3,584人：27.4%），第2位は心疾患（20万8,221人：15.3%），第3位は脳血管疾患（10万8,186人：7.9%）で，この3疾患群で全体の約51%を占めている。

出所：鈴木庄亮（監修），辻一郎・小山洋（編）（2020）．シンプル衛生公衆衛生学2020．南江堂，pp. 19-30．をもとに作成。

る文化や価値観のなかで，目的や期待，基準および関心に関わる，自分自身の人生の状況についての認識である」と定義し，精神的な健康と QOL との関連に言及しています。今後，健康の概念を考察するうえでこの QOL の考え方を組み入れることは極めて重要な視点であると思われます。

2 健康指標

　健康の程度を評価するにはさまざまな方法があります。たとえば，ある集団の死亡者数，寿命，病気を有する人の割合などを測定することによって，その集団の健康レベルの一側面を評価することが可能です。この場合に用いる死亡率，平均余命，有病率などのように，集団の健康の程度を測る尺度を健康指標と言います。代表的な健康指標には疾患の有病率など病気をもとにした指標と，死亡率や平均余命など死亡をもとにした指標があり，頻用される項目を（表 I-1）にまとめました。これら以外にも体格や視力などの測定値，ストレスや心身の悩みなどの自覚症状の有無，いじめや不登校，失業や離婚の比率など，健康指標には多様な評価尺度が含まれています。

（高野知行）

▷3　田崎美弥子・中根允文（1998）．健康関連「生活の質」評価としてのWHOQOL．行動計量，**25**，pp. 76-80.

参考文献
　桝本妙子（2000）．「健康」概念に関する一考察．立命館産業社会論集，**36**，pp. 123-139.
　鈴木庄亮（監修），辻一郎・小山洋（編）（2020）．シンプル衛生公衆衛生学2020．南江堂.

2　子どもの健康を脅かすもの

▷1　「子どもの保健」というのは，現行の保育士養成課程の科目名であり，本書は保育士養成課程の「子どもの保健」のテキストである。しかし，学問としては「小児保健」の呼称が一般的であることから，本書においては，文脈に応じて「小児保健」と「子どもの保健」という用語を使い分けている。

▷2　病原体（病原微生物）人の体に感染して，病気を引き起こすもの。細菌，ウイルス，真菌，寄生虫などがある。

▷3　妊娠中のダイエット最近では，母親の食事制限などによって，胎児の発育が不良であった場合，将来生活習慣病の発症の可能性が増加するという DOHaD 仮説が提唱されている。DOHaD と は，Developmental Origins of Health and Disease の略。
板橋家頭夫・松田義雄（編）（2008）．DOHaD その基礎と臨床．金原出版．

▷4　妊娠前に受けておくべき予防接種
母親のお腹のなかにいる子どもや，保育施設にいる子どもたちへの感染予防のためにも，保育者自身は風疹や麻疹，流行性耳下腺炎などの予防接種が可能な感染症は原則的に全て受けておくべきである。
⇨ Ⅶ-14 参照。

小児保健（子どもの保健[1]）の理念のなかに疾病の予防がありますが，疾病も含めてどのようなことが，子どもの健康を脅かすのでしょうか。これらのことを知ることは，具体的な保健活動を行ううえで大切な指針となります。

1　生まれる前の子どもの健康を脅かすもの

これには遺伝子の異常が原因で起こる疾患や，子宮内の環境や胎盤の異常などで起こってくるもの，あるいは胎盤を通じて母親から薬物や**病原体**[2]が胎児に移行して健康が障害されるものなどがあります。これらについては，小児保健として関わるべき課題がたくさんあります。たとえば，母親の食習慣や生活環境，ストレス状況，母親の喫煙や飲酒状況，**妊娠中のダイエット**[3]，などが胎児に与える影響や，あるいは**妊娠前に受けておくべき予防接種**[4]について，正しい知識のもとに，新たな情報を集めて，保護者などにも注意を呼びかける活動が必要です。特に最近では，大都市での風疹などの流行による，**先天性風疹症候群**[5]の発生が報告されています。

2　生まれる前後の子どもの健康を脅かすもの

生まれる前後のことを周産期と言い，妊娠中期から出産を経て，生後7日未満のことです。この時期のトラブルが，乳児の死因の第2位となっていますので，この時期に母体，胎児，新生児をきめ細かく管理することは，母子保健上とても重要になります。具体的には先ほどの生まれる前のことのほかに，出産に関係する出来事が子どもの健康を脅かす原因となります。たとえば，予定日より早く生まれる**早期産**[6]は呼吸障害の原因になり死亡や重い後遺症につながることがあります。早期産は母親の喫煙や，歯周病などと関係があることが明らかになっています。また，母親のもっている細菌によって，生まれてすぐに子どもが重い感染症にかかってしまうことがあります。したがって，これらのリスクをできるだけ少なくする取り組みが必要となります。加えて，この時期に関係する自分自身のリスクを知ることも大切です。

3　生まれた後の子どもの健康を脅かすもの

○子どもはさまざまな感染症にかかる

まず，子どもはさまざまな感染症にかかります。特に，保育所や幼稚園に入

りたての頃は，たびたび発熱し，咳をし，鼻をたらします。ほとんどはいわゆる「風邪」で，逆にさまざまなウイルスに感染することにより免疫がつき，全体的な**抵抗力**[7]が育っていく側面もあります。しかし，麻疹（はしか）や髄膜炎のように，それ自体が重い病気であり，後遺症を残したりする感染症もあり，予防接種などで積極的な予防が必要となるものも多いのです。

◯食べることは健康にとても重要

子どもの健康の維持，増進，疾病の予防には，栄養はとても重要です。最近の我が国では，長期間にわたり栄養が不足する社会状況は多くありません。しかし，心臓や消化管の疾患により十分な栄養がとりにくいことがあります。また，アトピー性皮膚炎や食物アレルギーでの極端な食事制限が行われている場合や，保護者の無知や怠慢あるいは虐待などで，子どもにひどい栄養の偏りが見られることもあります。一方では，栄養過多による肥満や小児の糖尿病が増加したことも指摘されています[8]。

また，保育所や幼稚園では，「食育」として，食事の楽しみや，食事習慣の改善，食材や調理者への感謝の念が育つように取り組むよう，保育所保育指針や幼稚園教育要領で強調されています。さらに身体測定や**乳幼児健康診査**[9]（健診）などの時に，虐待を含めた不適切な養育がされている状況を見つけ出すことも期待されています。

◯気温が子どもの健康を脅かす

近年，夏に気温が非常に高くなることが多くなり，熱中症の発症が増えています[10]。熱中症は命に関わる重大な状態ですので，その原因や，症状についてよく理解しておくことが必要です。熱中症の発症には，気温だけでなく湿度も大きく関わっています。気温と湿度を含んだ暑さ指数（Wet Bulb Globe Temperature；WBGT）が，環境省のウェブサイトで見ることができるので[11]，屋外での活動や室温の温度管理に活用できます。

◯心の不調が子どもの健康を脅かす

心理的な因子で発育に影響してしまう最もよく知られた例としては，愛情遮断症候群があります。家庭内で愛情を十分に受けていない子どもたちの成長が遅れるもので，精神的な因子により身体の成長が阻まれた結果生じます。

また，心理的なストレスでさまざまな体の疾患を発症したり，元々もっている疾患が悪化したりする「**心身症**」[12]は，実は子どもの時期に数多く見られます。たとえば，小さな子どもは，心理的なストレスにより体のいろいろな場所の痛みを訴えたり，嘔吐や下痢などの症状を出したりすることがよくあります。ストレスで，気管支喘息やアトピー性皮膚炎が悪化します。また，**起立性調節障害（OD）**[13]のように，血圧の調節がうまくいかず朝起きられなかったり，日中も体のだるさを訴えたりすることがあります。問題は，親を含めて周囲の大人たちが，これらの症状を仮病だと考えたり，大げさである，心が弱いなどと考え

▷5 先天性風疹症候群
免疫のない妊婦が妊娠初期に風疹に感染すると，その胎児にさまざまな先天異常が発生することがあり，家族あるいは社会全体での予防の取り組みが必要。

▷6 早期産
在胎37週未満で生まれること。

▷7 抵抗力
抵抗力には，さまざまなものがある。健康な皮膚や粘膜，気管支の線毛，正常細菌そう（叢）などで，まず病原体の侵入を防ぐ。体内に入ってきた病原体には，抗原抗体反応などの免疫が働き排除する。

▷8 横田一郎（2016）.
小児糖尿病の現状と今後の課題. 日本臨床, 74(2), pp. 496-500.

▷9 乳幼児健康診査
⇨ VI-9 参照。

▷10 全国で5月から9月の期間に，熱中症で救急搬送された人数は，2019年では7万1,317人。総務省消防庁「熱中症情報」(http://www.fdma.go.jp/disaster/heatstrike/post3.html).

▷11 環境省「熱中症予防情報サイト」(http://www.wbgt.env.go.jp/).

▷12 心身症
⇨ VI-6 参照。

▷13 起立性調節障害（OD）
起立時の血圧調整が上手くいかず，脳への血流が減少し発症する。午前中に調子が悪く，午後になると改善することが多い。最近，ガイドラインが改訂され（2015），

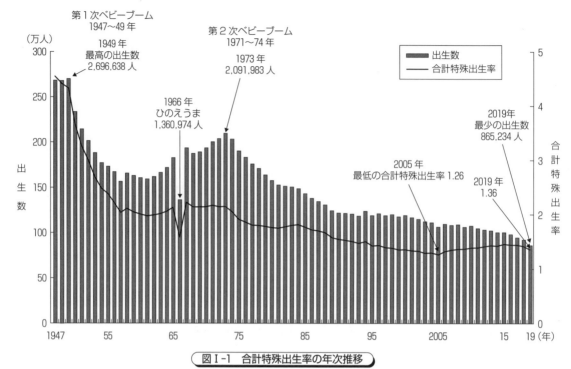

図Ⅰ-1　合計特殊出生率の年次推移

出所：厚生労働省（2020）．令和元年（2019）人口動態統計月報年計（概数）の概況．

これまで診断されていなかった症例も存在する可能性があり，家族のみならず教育，保育関係者も知っておくべき疾患。
日本小児心身医学会（編）（2015）．小児心身医学会ガイドライン集（改訂第2版）．南江堂．

▷14　自閉症スペクトラム障害（ASD）
米国精神医学会の診断と統計マニュアル「DSM-5」において神経発達症群に分類された診断概念。自閉スペクトラム症とも表記される。いわゆる自閉症の特徴であるコミュニケーション等に関する症状に，知的障害の有無などを含めた状態を連続体（スペクトラム）として捉えた診断名。これまで用いられていた，広汎性発達障害，アスペルガー症候群等の複数の診断名がASDに包括されることになった。
⇨ Ⅴ-3 参照。

たりして，不適切に子どもに対応することです。それにより，症状の悪化や不登校・ひきこもり，自己肯定感の欠如など，多くの深刻な問題を引き起こしていきます。また最近では，**自閉症スペクトラム障害（ASD）**[14]，注意欠如多動性障害（ADHD），学習障害（LD）などの発達障害への，保護者，保育者あるいは教員の対応がとても重要な課題になっており，**子どもの精神保健**[15]の果たす役割はますます重要になってきています。

❹　最近の家庭環境と子どもの健康について

○家庭環境の変化

　子育ての大切な背景となる家族構成として，核家族が1955年頃（昭和30年代）から増加が目立ち始め，2018年では全世帯の60.4％となっています。このうち，夫婦のみの世帯と単独世帯の割合が年々増えており，少子化が進んでいることがわかります。少子化の進行は深刻で，**合計特殊出生率**[16]（図Ⅰ-1）で見ると2019年は1.36であり，出生数は約86万5,000人で過去最少となっています。これらのことは，子育てにさまざまな影響を与えると考えられています。たとえば，経験をもつ者から育児スキルなどを学ぶ機会の減少，地域での子育ての欠落，きょうだい間や他の子ども同士の接触の減少，親同士の人間関係の希薄化，などの影響が考えられています。保育所保育指針では，これらの子育て環境の影響を重大と捉え，親を含めた子育て支援の推進が強調されています。

表 I-2 年齢階層別死因（2018年）

死因 / 年齢	第1位	第2位	第3位	第4位	第5位
総数	悪性新生物	心疾患	老衰	脳血管疾患	肺炎
0歳（乳児）	先天奇形等	呼吸障害等	不慮の事故	乳幼児突然死症候群	出血性障害等
1〜4	先天奇形等	不慮の事故	悪性新生物	心疾患	インフルエンザ
5〜9	悪性新生物	不慮の事故	先天奇形等	心疾患	インフルエンザ
10〜14	悪性新生物	自殺	不慮の事故	先天奇形等	その他の新生物 心疾患
15〜19	自殺	不慮の事故	悪性新生物	心疾患	先天奇形等
20〜24	自殺	不慮の事故	悪性新生物	心疾患	先天奇形等
25〜29	自殺	悪性新生物	不慮の事故	心疾患	脳血管疾患

出所：厚生労働省（2020）．令和元年（2019）人口動態統計月報年計（概数）の概況．より作成。

○インターネット依存

　近年，他人との接触を避ける若者が増え，大きな社会問題となっています。その原因の一つと考えられるものが，インターネットを通じたオンラインゲームや SNS（ソーシャル・ネットワーキング・サービス）などのへの依存です。2018年に厚生労働省は中高生の93万人がネット依存であると発表し，深刻な健康問題，社会問題を引き起こしていることが報告されています。[17]

⑤ 突然の事故（不慮の事故）

　近年不慮の事故は，乳児期以外の年齢階層において，死亡原因の1〜3位となっています（表 I-2）。以前は，事故は「不運だった」，「親が目を離したのが悪い」，「たまたまだった」ということですまされ，年間千数百人（1996年度の人口動態統計によれば0〜14歳で1,300人）が不慮の事故が原因で亡くなっていました。最近では，不慮の事故はアクシデントではなく，インジャリー（健康被害）と考え，発生状況を科学的に分析し[18]，対策を立て予防するという取り組みが増えたことによりかなり減少し，2019年では258人となっています。事故の分析に加えて，保護者，保育者の間で事故の情報を共有することも非常に大切です。予測できない死，特に事故で我が子を突然失うという悲劇をなくすため，保育に携わる者の一層の努力が求められます。

⑥ 災害と子どもの健康被害

　近年，我が国でも大きな地震や台風さらには局地的な豪雨などにより，各地にさまざまな被害がもたらされています。そのなかで，子どもの健康被害がさまざまな面で心配されます。保育士などの役割としても，子どもの健康を守るための，あらゆる行動が含まれます。安全かつ的確な避難誘導，保護者への確実な引き継ぎなどのほかに，特に子どものメンタルヘルスへの対応や発達過程にある子どもたちへの「遊び」などの適切な刺激の供給など，専門性を生かした行動が必要とされます。

（大野雅樹）

▷15　子どもの精神保健
保育士養成課程において，子どもの精神保健は，「子ども家庭支援の心理学」のなかで重点的に学習する項目となっている。ただし，ASD や ADHD，LD など発達障害については「障害児保育」の科目でも具体的に学ぶ。なお，本書と対になる『よくわかる子どもの健康と安全』（V-5）「発達障害のある子どもとその対応」）においても発達障害については取り上げているのでそちらも参照されたい。

▷16　合計特殊出生率
一人の女性が出産可能とされる15歳から49歳までに産む子どもの数の平均を示す。

▷17　ネット依存の症状はさまざまで，ネットができなくなると苛立ちを感じたり，日常生活よりネットを優先し，外部とのコミュニケーションを拒絶し，抑うつや孤独感が増加し，結果的にひきこもりとなったり，時には食事も食べずに低栄養にさえなるとされている。現在，ヤング（Kimberly Young）らがつくった診断基準があり，日本語訳もありインターネット上で利用することができる。ネット依存のスクリーニングテストについては，独立行政法人国立病院機構久里浜医療センター（www.kurihama-med.jp/tiar/tiar_07.html）参照。

▷18　一つの事故に対して，いつ（When），どこで（Where），だれが（Who），なにを（What），なぜ（Why），どのように（How）起こったかを分析し，対策を立てていくこと，及び情報の共有が大切だと思われる。

　小児保健を日々の子育てに役立てるために

▷1　保育所保育指針の「第3章　健康及び安全」では，冒頭に「保育所保育において，子どもの健康及び安全の確保は，子どもの生命の保持と健やかな生活の基本であり，一人一人の子どもの健康の保持及び増進並びに安全の確保とともに，保育所全体における健康及び安全の確保に努めることが重要となる。また，子どもが，自らの体や健康に関心をもち，心身の機能を高めていくことが大切である」とし，「子どもの健康支援」「食育の推進」「環境及び衛生管理並びに安全管理」「災害への備え」について記されている。

▷2　厚生労働省（2014）．健やか親子21（第2次）（http://sukoyaka21.jp/about）．
⇨ Ⅰ-5 参照。

▷3　保健計画の作成と活用については，「子どもの健康と安全」の科目で扱うことになる。なお，本書と対になる『よくわかる子どもの健康と安全』の Ⅵ-2 で詳しく取り上げているのでそちらも参照されたい。

▷4　感染症
保育所における感染症への対策や衛生管理については，厚生労働省から出ている「保育所における感染症対策ガイドライン」を参照のこと。
⇨ Ⅶ-2 参照。

▷5　乳幼児突然死症候群（SIDS）
それまでの健康状態及び既往歴からその死亡が予測できず，しかも死亡状況調査

1　小児保健を実行する人，共同者

小児保健の担当者としては，保健師，医師・歯科医師，看護師，助産師などの医療・保健関係者だと考えやすいですが，主な小児保健の活動には子どもの健康の増進や，疾患・事故の予防などもあり，そこでは親や保育士・幼稚園教諭などがその中心となることは明らかなことを，自覚しなければなりません。特に，保育所や幼稚園で健康被害に遭ってしまうことは，保護者としては納得できないことですし，逆に健康増進を実践できるとても有効な場所であると言えます。

保育所保育指針（2018年施行）では，第3章「健康及び安全」において，子どもの健康支援として多くの保健活動が記載されています。また，地域での子育ては，最近では少子化や核家族化によりその機会が少なくなってきていますが，小児保健から見ても重要な役割を果たしてきました。

2　子育てに携わる者の小児保健活動

実際の小児保健の活動としてはどのようなものがあるのか，保育所保育指針[1]に沿って見ていきます。ただし，子どもに対する保健活動は保育所以外でも行われますので，それも考え合わせてまとめています。

○子どもの健康支援及び子育て支援

子どもの健康支援として，子どもの健康及び発育状態を日々把握し，何らかの異常を認めた場合は保護者に連絡するとともに，嘱託医と相談するなど適切な対応をとること，また，虐待を含めた不適切な養育の兆候が見られる場合は速やかかつ適切な対応をとること，などの項目があげられています。2015年度からスタートしている「健やか親子21（第2次）」では，新たな重点課題として，虐待の防止に加えて，親に対する子育て支援があげられています。また，子どもに障害や発達上の課題が見られる場合には，市町村や関係機関と連携等を図りつつ，保護者に対する個別の支援を行うよう努めることとされています。

○健康増進

健康増進で重要なこととして，保健計画の作成及びその活用と，健康診断の実施が指針には書かれています。健康診断については，年間スケジュールとしてこなすだけでなく，有効に活用されなければなりません。これにより，発育障害をきたす疾患や養育環境の注意点などが見つかることがあります。それに

は，身体計測方法の正しい知識やパーセンタイル・標準偏差などの統計用語の理解も必要ですし，集団として見るだけでなく子ども一人一人の発育状態を時間を追って評価できることが必要です。

❍**疾病への対応**

疾病への対応は，発病した子への適切な対応とともに，予防的な活動を日々行うことが責務です。特に**感染症**[14]については，健康的な居室となるような環境整備や食品，プール，トイレ，おもちゃなどの衛生管理，園医との連携などによるさまざまな予防対策を行い，さらには予防接種の正しい理解と推進を行う必要があります。あるいは，風疹や伝染性紅斑（リンゴ病）の流行時の妊婦への情報提供なども行うべきことの一つです。

❍**事故の予防**

防げる重大事故は防ぐという立場で事故を捉えて，その対策を立てるとともに，保護者や他のメンバーとの事故に関する知識や情報の共有がとても大切です。園では特に，**乳幼児突然死症候群**[15]（SIDS）の防止は徹底するべきです。また，万が一起こってしまった場合の処置，特に**一次救命**[16]（Basic Life Support；BLS）を確実に行えるよう十分に訓練をすることが望まれます。

❍**栄養の問題**

最近の大きな話題としては，食物アレルギーへの対応があります。除去食の提供を確実に行い，誤食による事故は絶対に避けなければなりません。それとともに，アレルギー反応のなかでも最も緊急性のある「**アナフィラキシー**[17]」の症状や病態をしっかりと理解し，エピペン®の速やかな使用や，一次救命を確実に行えることが大切です。その他，改定された保育所保育指針でも食物アレルギーへの注意喚起とともに，食育の推進が見直され，肥満や高血圧など将来の生活習慣病に結びつく食生活を改善するよう，保護者と共に取り組むことが勧められています。

❍**慢性の疾患をもつ子どもへの対応**

保育所や幼稚園には，さまざまな慢性の疾患をもつ子が在籍しています。園医と協力し，疾患の正しい理解と対応を行う必要があります。また，注意欠如多動性障害（ADHD）や自閉症スペクトラム障害（ASD）と診断されている子ども，あるいは育てにくさをもつ子どもも多くいます。健やか親子21（第2次）でも，「育てにくさを感じる親に寄り添う支援」が，重点課題の一つにあげられ，子どもの行動の理解と，適切な保育・指導が求められています。

❍**サブスペシャリティとしての保育（医療保育）**[18]

入院をしている子どもへの保育としての医療保育や，急に病気を発症した子どもや**病後児**[19]などを預かる病児保育などを行う施設が近年増加しています。当然，多くの保育士が関わっていますが，最近では医療保育専門士やチャイルドライフ・スペシャリスト（CLS）などの資格をもった専門家も活躍しています。

（大野雅樹）

および解剖検査によってもその原因が同定されない，原則として1歳未満の児に死亡をもたらした症候群（厚生労働省（2012）．乳幼児突然死症候群（SIDS）診断ガイドライン（第2版））。本書と対になる『よくわかる子どもの健康と安全』の[Ⅳ-9]で詳しく扱っているのでそちらも参照されたい。

▷6　**一次救命（BLS）**
心肺停止または呼吸停止に対する処置のことで専門的な器具や薬品などを使う必要がない心肺蘇生のこと。一次救命の詳細については，本書と対になる『よくわかる子どもの健康と安全』の[Ⅱ-3]及び「現場で役立つ救急時等の対応1」で詳しく扱っているのでそちらも参照されたい。

▷7　**アナフィラキシー**
即時型アレルギー反応（全身型）のひとつで，鼻汁，くしゃみ，流涙，蕁麻疹，呼吸困難，不整脈などをきたし，さらに進行すると血圧低下，意識障害などが生じ生命も脅かされる。アレルギーをもつ子どもへの対応としては，厚生労働省から出ている「保育所におけるアレルギー対応ガイドライン」を参照のこと。
⇨[Ⅶ-10]参照。
また，本書と対になる『よくわかる子どもの健康と安全』の[Ⅴ-2]でも詳しく扱っているのでそちらも参照されたい。

▷8　**医療保育**
健康に問題のある子どもへの専門的な保育として，医療保育，病児保育，病棟保育，院内保育などがあるが，これらの用語については，まだ統一されたものはない。

▷9　**病後児**
病気の回復期にいるが，保育所における集団生活にはまだ適さない子どものことを言う。最近では保育所に通っていない子どもも，病後児保育の対象とするようになっている。

4 我が国の小児保健水準

▷1　人口動態統計
人口に関する統計には2種ある。①人口静態統計：国勢調査のように人口集団を一時点の断面でとらえ，その人口集団の規模，構造，分布などを明白にするもの。②人口動態統計：人口集団内で，ある一定期間内に起こった出生，死亡，結婚といった人口の変化にかかわる事象の発生を数えたもの。

▷2　厚生労働省（2014）.
健やか親子21（第2次）
（http://sukoyaka21.jp/about）.
⇨ Ⅰ-5 参照。

▷3　新生児集中治療室
（Neonatal Intensive Care Unit；NICU）
在胎37週未満の早産児，低出生体重児，病的な新生児（呼吸不全，循環不全，黄疸など）といった重症の新生児を新生児医療に熟練した医師，看護師などが集中的に治療する施設。

▷4　母体胎児集中治療室
（Maternal-Fetal Intensive Care Unit；MFICU）
基礎疾患があったり妊娠合併症があったりするハイリスク妊婦や多胎妊娠，胎児異常のある母子を集中的に治療する施設。

▷5　周産期死亡率＝（妊娠22週以後の死産数＋生後1週未満児の死亡数）÷（出生数＋妊娠満22週以後の死産数）×1,000

我が国の小児保健水準は**人口動態統計**[1]によると多くの分野で世界最高水準となっています。しかし，不慮の事故死への対策や予防接種など一部の分野では遅れている部分もあり，「健やか親子21」[2]で小児保健医療水準を維持・向上させるための環境整備のための課題としてあげられるなど，改善に向けた取り組みが行われています。

周産期死亡率，新生児死亡率，乳児死亡率の低下の要因としては，**新生児集中治療室**（NICU）[3]や**母体胎児集中治療室**（MFICU）[4]などによる周産期医療の改善によると考えられていますが，母体の妊娠中の喫煙率の低下や重労働の減少などの生活環境の改善も要因として考えられています。

1 出生体重

出生時の平均体重（2018年）は，男児3,050 g，女児2,960 gであり，この40年間で約200 g減少しています。これは低出生体重児（出生体重が2,500 g未満の児）の割合が増加していることが原因です。

出生体重減少の原因として母体の喫煙やアルコール摂取，過剰な体重管理などがありますが，我が国では出産年齢の高齢化や不妊治療による多胎妊娠の影響が強いものと思われます。

2 周産期死亡率[5]

周産期死亡率は，出産（出生数と妊娠満22週以後の死産数の合計）千人あたりの周産期死亡数（妊娠満22週以後の死産数と生後7日未満の早期新生児死亡数の合計）で表されます。我が国で現在の形式のデータを取り始めた1979年は21.6でしたが，2016年では3.3と世界最高水準の低さとなっています。

3 新生児死亡率[6]

生後4週以内に死亡する児の率であり，出生千人あたりの死亡数で表されます。第二次世界大戦頃は30台でしたが，その後は新生児を取り巻く衛生環境や新生児医療の発展により順調に低下し，2018年では0.9と世界最高水準の低さとなっています。

4 乳児死亡率[7]

生後1年未満に死亡する児の率であり，出生千人あたりの死亡数で表されます。年齢調整死亡率，平均寿命と並んで地域の衛生状態を表す3大指標の一つとされていて生活文化水準を反映しています。1920年頃までは150〜180と極めて高かったのですが，第二次世界大戦頃には80台となっています。1970年には当時の欧米諸国並みの13.1まで低下し，その後も減少を続け，2018年では1.9と世界最高水準の低さとなっています。

5 年齢別死亡原因

以前は感染症による死亡が多かったのですが，衛生環境に加えて予防接種の普及や小児医療の発展を反映して急激に減少しています。0歳時（多くは新生児）の呼吸障害等による死亡も医療の発展の結果として減少しています。また2010年頃までは不慮の事故死が他の先進諸国と比べて多いことが問題となっていましたが，行政や事業者による事故予防対策や小児救急医療整備もあり近年は減少傾向です。

これらの結果，2018年の順位では4歳までは先天奇形・変形及び染色体異常による死亡が，5歳から14歳までは悪性新生物による死亡が最も多くなっています[8]。実際にはこれらの原因による死亡率も減っているのですが，現在の医療でも治療困難なケースが含まれており，他の死亡原因による死亡率の減少と比べると緩やかであるため相対的に順位が上がっています。

6 ワクチン接種率

集団内にワクチンを受けていない人が多いほどそのワクチンが予防するはずの感染症の流行が起こりやすくなるため，流行をなくすには一定の高い接種率が必要になります[9]。

しかし，我が国においては各ワクチンの接種率は十分高いとは言えませんでした。麻疹や風疹などの流行がときどきニュースになり，問題視されるのもこれが一因です。最近になり多くの**定期接種**のワクチン接種率は95％を超えるようになっていますが，高いレベルを維持することが課題となっています[10]。

また，1980年代までは我が国は世界のなかでも定期接種においては先進国と見なされていましたが，その後は新規ワクチンの販売や定期接種化がなくなり，接種ワクチン数の海外とのギャップが問題となりました。最近は改善傾向ですが，ムンプス（おたふくかぜ）ワクチンや一般小児成人向けのインフルエンザワクチン，成人用百日咳ワクチンなどは定期接種とはなっておらず，海外とのギャップが残っています。

（松井克之）

▷6 新生児死亡率＝（生後4週未満の死亡数）÷（出生数）×1,000

▷7 乳児死亡率＝（生後1年未満の死亡数）÷（出生数）×1,000

▷8 ⇨ Ⅰ-2 参照。

▷9 たとえば麻疹ワクチンは，流行防止のため95％の接種率が必要とされている。

▷10 **定期接種**
⇨ Ⅶ-14 参照。

（参考文献）
厚生労働省．人口動態調査（https://www.mhlw.go.jp/toukei/list/81-1a.html）．

母子保健

 母子保健とは

　母子保健は，母性ならびに乳幼児の健康の保持・増進を図るため，保健指導や，健康診査などを通して，国民全体の保健の維持向上に寄与するものです。母性の健康を保持・増進させる「母性保健」と，小児の場合の「小児保健」とを一体として捉えたものとも言えます。

　母子保健は全ての子どもが健やかに成長していくうえでの健康づくりの出発点であり，次世代を担う子どもを健やかに育てるための基盤となります。

2　母子保健の歴史

　我が国の母子保健は，1916年に当時高率であった乳児死亡を減少させる目的で，母子衛生に関する実態調査が行われたことに始まります。昭和に入り，母子保健に対する必要性の認識が高まり，公衆衛生と社会福祉の両面から整備と充実が図られました。

　その後第二次世界大戦を経て，1947年に「児童福祉法」が施行されました。児童福祉法は，全ての児童が心身共に健やかに育成されることを目的にした法律で，これを基本的法律として，各種の小児保健と福祉の施策が進められました。

　さらに，1965年には，母子保健に関する単独立法として「母子保健法」が制定され，児童福祉法とともに母子保健行政の基本的法律に掲げられました。母子保健法は，母子保健の理念を明確にし，母性及び乳幼児の健康の保持，増進を図るための母子保健施策（母子に対する保健指導，健康診査，医療措置など）を規定しています。その後，母子を取り巻く社会環境の大きな変化を受け，多様化・高度化するニーズに応え，身近な市町村で保健サービスを提供することを目指して，1994年に母子保健法が改正されました。これにより，母子保健事業の実施主体は都道府県から市町村へと一元化が進められました。

3　母子保健施策

　母子保健では，思春期から妊娠，分娩，新生児・乳幼児期を通じて一貫した体系のもとに，それぞれの時期に応じた保健事業が行われています（図Ⅰ-2）。

　以下に乳幼児と関連の深い，代表的な保健事業について説明します。

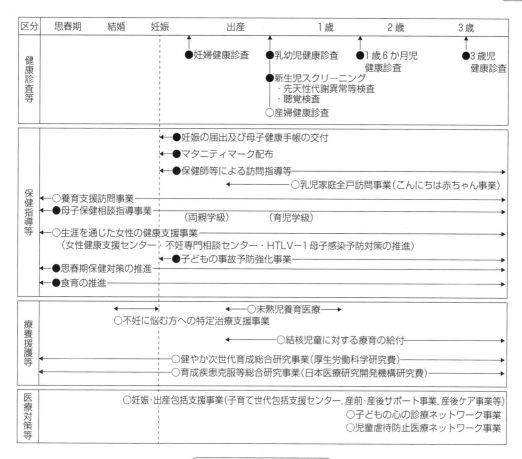

図Ⅰ-2　主な母子保健施策

（注）○国庫補助事業．●一般財源による事業．
出所：厚生労働統計協会（編）（2019）．国民衛生の動向2019／2020．厚生労働統計協会，p.112.

◯妊娠の届出及び母子健康手帳の交付

　妊娠した者は，すみやかに市町村長に対して妊娠の届出をしなければならないことになっています。これを受けて，市町村は母子健康手帳を交付します。妊娠から出産，乳幼児へ向けて一貫した母子保健対策を実施する大切な出発点と言えます。また母子健康手帳は，母と子の健康と成長の記録であるとともに，育児についての手引きとしても役立ち，保健指導の大切な資料としても利用されています。

◯妊婦及び乳幼児の保健指導

　保健指導は，母子保健の基本的対策の一つです。特に妊婦への適切な指導は，**妊娠高血圧症候群**^{▷1}の発症や未熟児出生の予防のために重要です。医師，保健師，助産師が必要に応じて，妊産婦や新生児，未熟児のいる家庭を訪問し，保健指導を行います。

◯健康診査

　母子保健法第12条では，市町村は「満1歳6か月を超え満2歳に達しない幼児」と「満3歳を超え満4歳に達しない幼児」に対し，健康診査（健診）を行

▷1　妊娠高血圧症候群
「妊娠20週以降，分娩後12週まで高血圧が見られる場合，または高血圧に蛋白尿を伴う場合のいずれかで，かつこれらの症状が単なる妊娠の偶発合併症によるものではないもの」と定義されている。妊娠高血圧症候群になると血液循環が悪くなり，赤ちゃんの発育を妨げ，早産や未熟児産，死産が起こる可能性が高くなる。妊娠高血圧症候群の予防や治療には，生活指導（肥満や塩分制限など）が重要である。

わなければならないと規定されています。そのため，自治体ごとに対象年月齢を定め健診を実施しています（1歳6か月児健診や3歳児健診など）。また，同法第13条は，「前条の健康診査のほか，市町村は，必要に応じ，妊産婦又は乳児若しくは幼児に対して，健康診査を行い，又は健康診査を受けることを勧奨しなければならない」と規定しています。多くの自治体では，妊婦の健康管理の充実と経済的負担の軽減を図るため，妊婦健診の公費負担を行っています。また，乳児の成長発達や子育てを支えるため，乳児を対象とした健診（4か月児健診や10か月児健診など）を行う自治体も多くあります。

○不妊に悩む方への特定治療支援事業

不妊治療の経済的負担の軽減を図るため，高額な医療費がかかる特定不妊治療に要する費用の一部を助成します。また，都道府県，指定都市，中核市は不妊専門相談センターを設置し，不妊に悩む夫婦を対象に，医師・助産師等の専門家が相談対応や情報提供を行います。

○保健師等による訪問指導

母子保健法に基づき，新生児や乳幼児のいる家庭を保健師等が訪問し，必要な保健指導等を行います。一方，子育て支援事業として，全ての乳児のいる家庭を訪問する，乳児家庭全戸訪問事業もあります。この訪問者には，保健師に限らず，保育士などが登用されています。保健師等による訪問指導と，乳児家庭全戸訪問事業は，法的な位置づけや第一義的な目的が異なるものの，乳幼児のいる家庭へのサポートを行う事業として，連携が求められます。妊娠や出産経過などの事前情報から支援の必要性が高いと見込まれる家庭に対しては，保健師等の専門職ができるだけ早期に訪問します。

○母子保健相談指導事業

妊産婦，乳幼児の保健，栄養，育児など個々の問題に対する個別指導や，両親学級や育児教室などの集団指導があります。いずれも母子保健に関する正しい知識の普及と相談指導を行うものです。

○未熟児養育医療給付

出生時体重が2,000g以下，または，身体機能が未熟なまま生まれ，入院による医療が必要とされた未熟児に対して，医療保険の自己負担分を公費負担するものです。

○子育て世代包括支援センター

子育て世代包括支援センターでは，保健師等を配置し，妊娠期から子育て期にわたる切れ目のない支援を提供することを目的に，「母子保健サービス」と「子育て支援サービス」を一体的に提供できるよう，必要な情報提供や関係機関との調整，支援プランの策定などを行います。2017年の母子保健法の改正によって法定化されました。

▷2　法律上（母子保健法第22条）の名称は「母子健康包括支援センター」。

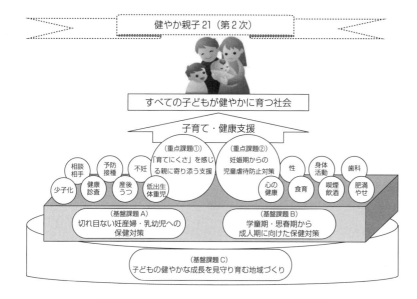

すべての子どもが健やかに育つ社会

子育て・健康支援

| （重点課題①）「育てにくさ」を感じる親に寄り添う支援 | （重点課題②）妊娠期からの児童虐待防止対策 |

相談相手　予防接種　不妊　性　身体活動　歯科

少子化　健康診査　産後うつ　低出生体重児　心の健康　食育　喫煙飲酒　肥満やせ

（基盤課題A）切れ目ない妊産婦・乳幼児への保健対策

（基盤課題B）学童期・思春期から成人期に向けた保健対策

（基盤課題C）子どもの健やかな成長を見守り育む地域づくり

図Ⅰ-3　健やか親子21（第2次）イメージ図

出所：健やか親子21（第2次）ホームページ（http://sukoyaka21.jp/about）より。

④　健やか親子21

　我が国の母子保健は，世界最高水準にありますが，妊産婦死亡や乳幼児の事故死，思春期における健康問題，親子の心の問題，小児医療や地域母子保健活動の水準の低下を防止する等，対応すべき課題もあります。「健やか親子21」は，これらの課題を踏まえ，21世紀の母子保健の取り組みの方向性について，目標（値）を設定し，関係機関・団体が一体となって推進する国民運動計画のことです。計画期間が2001年から2014年であったため，その最終評価をもとに，2015年からは「健やか親子21（第2次）」が開始されています。そのなかでは，10年後に目指す姿を「すべての子どもが健やかに育つ社会」とし，図Ⅰ-3に示されているような，基礎課題と重点課題を設定しています。

⑤　成育基本法

　正式名称は，「成育過程にある者及びその保護者並びに妊産婦に対し必要な成育医療等を切れ目なく提供するための施策の総合的な推進に関する法律」で，2019年に施行されました。「母子保健法」「児童福祉法」「健やか親子21」「児童虐待防止法」といった母子保健の政策の間をつないで，妊娠期から成人期まで切れ目ない支援を行うことで，健やかな成長を保障する社会づくりを目指す理念法です。

（龍田直子）

6 育児環境と精神保健

① 子どもを取り巻く情報化社会

　インターネットが広まってきたのは1990年代後半ですが，携帯電話を用いて簡単にインターネットへの接続が可能になった2001年以降，**メディア**[▷1]は目覚ましく発展してきました。情報収集や個別のやりとりだけでなく，個人が匿名性を保ちながら不特定多数に情報発信ができるようになったのが，近年の特徴と言えます。犯罪などに巻き込まれる可能性から子どもを守る法律[▷2]ができていますが，家庭や学校ではメディアの利用マナー，ルールづくり，危険察知などの**メディア・リテラシー**[▷3]を具体的に伝えていく必要があります。

　自分専用のスマートフォンの所持率は，2019年の内閣府の調査[▷4]で小学生は36％，中学生は78％となり，高校生では99％を超しました。インターネットの利用は常態化しており，約6割が2時間以上と長時間化が進んでいます。オンラインゲームや**SNS**[▷5]への没頭がその中心と言われています。これらは便利なコミュニケーション手段である一方，子どもの成長に必要な睡眠，運動，学習時間，家族と過ごす機会などを損ないます。2019年に**世界保健機関**（World Health Organization；WHO）[▷6]は，ゲームに依存して日常生活に支障をきたす状態を「**ゲーム障害**[▷7]」として認定し，治療や研究が必要な病態としています。

② 少子化とその背景

　合計特殊出生率[▷8]は女性が生涯にもつ子どもの数を示し，少子化の指標となります。厚生労働省の人口動態統計では，2005年に1.26と過去最低となり2015年に1.45まで緩やかに増加した後は，再び低下傾向にあります。

　子どものいる世帯での平均子ども数は1986年で1.83人，2018年で1.71人とこの30年間に大きな変化はありませんが，子どものいる世帯数は，全世帯の46.2％から22.1％と半減しています[▷9]。つまり子どものいない世帯が増えてきたのが，少子化の本質と考えられています。

　平均初婚年齢は，1985年の夫28.0歳，妻25.3歳から，2015年には夫30.7歳，妻29.0歳と晩婚化が進み[▷10]，2015年の国勢調査では30代後半の未婚率は男性35.0％，女性23.9％[▷11]となっています。2015年日本産科婦人科学会は，子どもを希望しても1年以上授からないことを不妊と再定義としましたが，不妊の検査や治療経験のある夫婦は18.2％で年々増加傾向にあります[▷12]。

▷1　**メディア**
情報を送信，共有，記憶する機器，情報技術。またはそれを利用する人々の生活における価値，意味づけ。

▷2　「青少年が安全に安心してインターネットを利用できる環境の整備等に関する法律」（2009年4月1日施行）。フィルタリング活用など，インターネット関係事業者や保護者の努力義務を示す。

▷3　**メディア・リテラシー**
メディアの特性や利用方法を理解し，適切な手段で自分の考えを他者に伝達すること，あるいはメディアから得る情報を取捨選択して活用する能力。

▷4　内閣府（2019）．平成30年度　青少年のインターネット利用環境実態調査　調査結果（概要）．

▷5　**SNS**
ソーシャル・ネットワーキング・サービスの略。インターネット上で交流を楽しむ会員制サービス。情報や意見交換ができるFacebookやTwitter，メッセージをやり取りできるLINE，写真を投稿して共有するInstagram，投稿された動画を多くのユーザーが視聴できるYouTubeなど，多岐にわたる。小中学生ではLINEでのグループ内トラブルが頻発している。

▷6　**世界保健機関**（WHO）
「全ての人々が可能な最高の健康水準に到達すること」を目的として設立された国連の専門機関。

いうまでもなく，結婚も出産も個人の選択と自由によるものです。しかし低収入や不安定な雇用といった経済的な理由で，結婚や出産に踏み切れない若者も多く，正規就業の困難さが未婚化，ひいては少子化に結びつくと考えられています。

③ 家庭環境の変化

我が国では家族の規模が小さくなる傾向にあります。2018年の厚生労働省の統計では，単独世帯は27.7％，夫婦のみの世帯が24.1％，夫婦と子どものみの核家族世帯は29.1％，三世代世帯は5.3％，母子・父子世帯は7.2％となっています。

子育て世帯で仕事をもつ母は7割を超えました。共働きは女性の自己実現として，また家計の安定化のため，今後も増えることが予想されます。保育所等の定員は，認定こども園の増加に伴い270万人まで増えていますが，利用児童は増加し続けているため，都市部では待機児童が続く状況です。

近年，子どもの成長に関わりたいと積極的に育児をする父親が増えています。しかし男性の長時間勤務は，子どもと接する時間を減らし，育児への自信を下げると言われており，仕事と家庭の両方を重視するワークライフバランスは，大切な課題です。政府は2019年から長時間労働の是正，多様で柔軟な働き方の実現，雇用形態にかかわらない公正な待遇の確保を柱とした「働き方改革」を施行しており，今後が注視されます。

④ 子どもを育む環境と精神保健

情報化された環境は効率的ですが，実際の生活体験が減り，創造力や五感を働かせる機会が少なくなります。核家族では，夫婦単位で生活できる身軽さの反面，育児の負担や孤立感が大きいと指摘されています。またひとり親家庭での**相対的貧困率**は半数を占め，経済的な不安定さに加えて，時間的，精神的な余裕のなさが強く訴えられています。「こども食堂」は地域のボランティア団体等が無償か廉価で食事を提供して，居場所づくりや学習支援を行うものです。2012年頃から増え始め，当初は子どもの孤立や貧困に向けた活動でしたが，最近は担う人や目的も多様化して，地域の拠点としての役割が広がっています。

幼少時の多様な体験は，共感性や感受性を育み，自我や個性を伸ばします。より良い心の育ちを目指して，個人と社会は両輪となって，子どもを育む環境を築いていく必要があります。

（澤井ちひろ）

▷7　ゲーム障害
WHO は「国際疾病分類（ICD）」の最新版にゲーム障害を追加承認した。「ゲームをする時間や頻度を自ら制御できない，ゲームを最優先する，問題が起きているのに続けるなどといった状態が12か月以上続き，社会生活に重大な支障が出ている場合」，依存症としてゲーム障害と診断される可能性がある。

▷8　合計特殊出生率
⇨Ⅰ-2 参照。

▷9　厚生労働省（2019）．平成30年国民生活基礎調査．
▷10　厚生労働省（2018）．平成29年度人口動態統計特殊報告．
▷11　総務省（2016）．平成27年国勢調査．
▷12　国立社会保障・人口問題研究所（2016）．第15回出生動向基本調査　結婚と出産に関する全国調査（夫婦調査）．
▷13　前掲調査（▷9）．
▷14　厚生労働省（2019）．平成30年社会福祉施設等調査の概況．
▷15　ベネッセ次世代育成研究室（2013）．第2回妊娠出産子育て基本調査報告書．

▷16　相対的貧困率
全国民の所得の中央値の半分を下回る割合を示す。独立行政法人労働政策研究・研修機構（2017）．第4回（2016）子育て世帯全国調査結果速報．

（参考文献）
愛育研究所（編）（2020）．日本子ども資料年鑑2020．KTC 中央出版．
仙田満ほか（2011）．子どもの元気を育む住環境・成育環境．チャイルドヘルス，**14**(5)，pp. 1211-1261.

母親のメンタルヘルス

 妊産婦のメンタルヘルス

　周産期は，女性の生涯において，精神障害を発症するリスクが最も高まる時期にあたります。その背景には，ホルモンバランスや体型の変化などの身体的要因や，妊娠・出産・育児に伴う心理社会的要因が関与しています。

　一般的に，妊娠期の女性は，つわりを乗り越え，胎動を感じながら胎児への愛着を形成し，親になることに向けて心と身体の準備を進めていきます。そして子どもが誕生すると，子どもに合わせた生活スタイル，親としての役割，夫婦や家族の在り方など，さまざまな変換を求められることになります。そのような経過中に，親になることへの期待と不安や，育児についての理想と現実の間で，心の葛藤を強める女性も少なくありません。育児による身体的な負担，心の葛藤，生活上のストレス，育児サポートの欠如など複数の要因が重なると，精神障害を発症するリスクが高まります。

2 産後の精神障害

　出産後に見られる代表的な精神障害には，マタニティーブルーズ，産後うつ病，産後精神病があります。

○マタニティーブルーズ

　出産直後から数日後に見られ，日本では3～4人に1人が経験するとされています。症状には，気分が変わりやすい（涙もろい，不安，緊張など），心身の不調，食欲不振，睡眠障害などがあります。これらは一時的なものであり，医学的な治療を必要としませんが，産後うつ病への移行を含めて経過観察は必要です。

○産後うつ病

　産後1～2週から数か月以内に発症し，頻度は10～20％と少なくありません。症状は，いわゆるうつ病と同じで，抑うつ気分，興味や喜びの消失，意欲の減退，易疲労感，食欲低下，睡眠障害，思考・集中力の低下，無価値感，強い自責感，死が何度も頭をよぎる，などがあります。これらの症状が2週間以上持続し，生活に支障をきたす場合は診断に至ります。

○産後精神病

　産後2週間以内に急に発症することが多く，頻度は0.1～0.2％とまれです。

症状は，不眠や焦燥感にはじまり，妄想・幻覚などの精神病症状が出現し，混乱や困惑，記憶や意識の障害が見られます。感情が不安定で，**抑うつ**や**躁う**[1]**つ状態**[2]を示すこともあります。治療は薬物療法を基本とします。

このほかに，妊娠前から発症している**統合失調症**[3]などの精神障害が出産後に治療の中断や心身へのストレスのために増悪することも多く，注意が必要です。

○産後の精神障害の治療

本人や家族が，病気や治療に関する必要な知識を得て，協力して治療や育児に取り組むことができるよう心理教育を行います。薬物療法に関しては，乳児への影響を危惧するよりも，精神症状によって母子相互作用が障害される危険性を重視すべきと言われています。薬物療法によって症状がコントロールされ，育児機能の低下が少なく，周囲から育児支援を得ることで，家庭での育児も可能です。この場合，医療と地域（保健所など）の連携が必要となります。また，子どもに発育不良や発達の遅れなどが現れてこないか，長期的に見ていくことも大切で，小児科や地域（健診，保育所など）との連携も欠かせません。

③　母親のメンタルヘルスと子どもの精神保健

産後早期に発症し，経過が長引くことの多い精神障害は，母子間の愛着形成の障害や育児不安をまねき，育児機能や子どもの発達に否定的な影響を及ぼす可能性が高いと指摘されています。子どもの認知発達，愛着形成，行動発達は，情緒応答性を中心とした母子相互作用を基盤としています。しかし，精神障害を発症した母親は，自分自身の感情にとらわれやすく，乳児の発するサインに気づくことや，適切に読み取ることが難しく，母子間の相互的な情緒交流が乏しくなる可能性が高いとされています。そして，この母子相互作用の障害の一部は，他の心理社会的要因と重なることで，**虐待**[4]にエスカレートしていく可能性もあります。そのため，母親のメンタルヘルスを適切に評価し，必要な育児支援を早期に開始していくことは，母親の育児困難やストレス軽減のみならず，子どもの発達保障や虐待予防といった視点からも大きな意味があります。

④　産後うつ病のスクリーニング

近年，地域母子保健において，周産期の母親を精神的に支援するシステム[5]が注目されています。保健師や助産師が，産後の母子を訪問する際，従来の支援に加え，うつ病の症状，子どもへの気持ち，育児困難に関連する要因を尋ねる自己記入式質問票を用いて，頻度の高い産後うつ病を中心に母親のメンタルヘルスを評価し，支援の方向性を定める自治体も増えています。

（龍田直子）

▷1　抑うつ
気分の強い落ち込みのために感情，思考，行動に影響が生じ，絶望感，悲哀，自責感，思考がまとまらない，意欲低下などをきたしている状態。

▷2　躁うつ状態
気分の異常な高揚が続く状態。自分は何でもできるという万能感や，あれもこれもしたいと落ち着きなくイライラして攻撃的になる。

▷3　統合失調症
思春期から青年期に発症することが多い。脳の機能障害によると考えられているが，遺伝的要因と環境要因が重なって発症する。自分の考えが声となって外から聞こえる，複数の声が自分のことを話している，自分の考えや行動を注釈する声が聞こえる，自分の考えが他人に伝わる，などのような症状がある。

▷4　虐待
⇨Ⅰ-8参照。

▷5　吉田敬子（編）(2005). 産後の母親と家族のメンタルヘルス. 母子保健事業団.

虐　待

 児童虐待の定義

　2000年に施行された，「児童虐待の防止等に関する法律」（以下，児童虐待防止法）では，児童虐待について，親や親に代わる保護者が，監護する子ども（18歳未満）に対して行う，①身体的虐待，②性的虐待，③ネグレクト，④心理的虐待の4種類の行為と規定されています。しかし，実際には厳密に区別することは難しく，重なっている場合も少なくありません。

○身体的虐待

　身体的苦痛や外傷を与えたり，生命に危険をおよぼす暴力のことです。具体的には，殴る，蹴る，投げ落とす，首をしめる，溺れさせる，たばこの火を押し付ける，熱湯をかける，意図的に子どもを病気にさせる，などがあります。

○性的虐待

　子どもとの性交，性的行為の強要，性行為や性器を子どもに見せる，ポルノグラフィの被写体にする，などがあります。

○ネグレクト

　子どもの安全への配慮を怠り，健康状態を損なうほどの無関心や怠慢を指します。具体的には，子どもを遺棄する，食事を与えない，体が汚れていても入浴させない，汚れた衣服を着続けさせる，重大な病気になっても受診しない，登校させない，乳幼児を家や車に残したまま外出する，同居人が児童を虐待しているのを止めない，などがあります。

○心理的虐待

　子どもに心的外傷を与えるほどの，言葉による脅かしや拒否的な態度です。「死ね」「殺すぞ」と言ったり，子どもの自尊心を傷つけるような発言，子どもがおびえるほど大声での叱責，子どもを無視や拒絶する，他のきょうだいに比べて著しく差別的な扱いをする，配偶者に対する暴力（DV）を見せる，などがあります。

 児童虐待の現状（図I-4）

　全国の児童相談所が，虐待相談として対応した件数は，増加の一途をたどり，2018年度では15万9,838件となっています。さらに，深刻な事件やしつけを口実とする児童虐待が後を絶たないことから，国は，児童虐待防止対策の抜本的

強化のため，法律の一部改正（2020年4月施行）を行いました。[1]

　虐待の種類では，かつては「身体的虐待」に関する通告や相談が多かったのですが，「心理的虐待」が大幅に増え，近年では「心理的虐待」が最多となっています。また，虐待を受けた子どもの年齢に関する調査では，「7～12歳」が最も多く，次いで「3～6歳」，「0～2歳」であり，乳幼児が全体の約半数を占めています。主な虐待者は，「実母」が最も多く，次いで「実父」ですが，最近では「実父」の割合が増えています。

③ 虐待が子どもに及ぼす影響

　虐待は，発達途上の子どもの心身に深刻な影響を及ぼします。虐待の影響は，虐待を受けていた期間，虐待の内容，子どもの年齢や性格傾向などによりさまざまですが，特に低年齢からの持続的な虐待は，身体発育や脳の発達，情緒・社会性の発達を阻害しやすいと言われています。虐待による影響には下記のようなものがあります。

○身体的影響

　死亡，身体的外傷，栄養障害や体重増加不良，低身長などがあります。身体的外傷には，打撲，切り傷，熱傷のように外から見てわかるものと，頭蓋内出血，鼓膜穿孔，骨折のように外から見てわかりにくいものがあります。

○知的発達への影響

　不安定な生活で過ごすため，年齢相応の生活体験や学習機会が得られず，もともとの能力に比して知的発達の遅れをきたすことがあります。

○心理的影響

　対人関係の障害，低い自己評価，情緒・行動コントロールの問題，**心的外傷後ストレス障害**（PTSD），[2]などが起こり得ます。

【対人関係の障害，低い自己評価】

　最も安心を与えてくれるはずの保護者（愛着対象）から虐待を受けることで，愛着の発達が阻害されます。自尊感情や他者に対する基本的信頼感が育まれず，成長後も含めた対人関係における問題につながります。

【情緒・行動コントロールの問題】

　安定感や安心感がおびやかされる環境で育つため，過敏で興奮しやすくなります。また，暴力をうけた子どもは，暴力で問題を解決することを学習しているため，攻撃的・衝動的な行動をとりやすくなります。

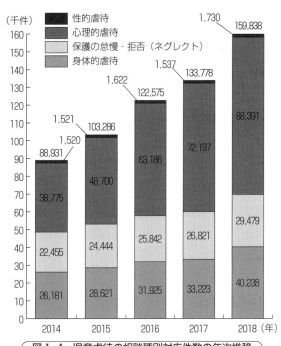

図Ⅰ-4　児童虐待の相談種別対応件数の年次推移

出所：厚生労働省（2020）．平成30年度福祉行政報告例の概況，p.8.

▷1　児童虐待防止対策の強化を図るための児童福祉法等の一部改正

親権者等による体罰の禁止（しつけによる体罰の禁止）が明記され，児童相談所の体制強化及び設置の促進，関係機関間の連携強化も盛り込まれた。

▷2　心的外傷後ストレス障害

⇨ Ⅰ-9 参照。

▷3　虐待の早期発見義務
【児童虐待防止法第5条第1項】
学校，児童福祉施設，病院，都道府県警察，婦人相談所，教育委員会，配偶者暴力相談支援センターその他児童の福祉に業務上関係のある団体及び学校の教職員，児童福祉施設の職員，医師，歯科医師，保健師，助産師，看護師，弁護士，警察官，婦人相談員その他児童の福祉に職務上関係のある者は，児童虐待を発見しやすい立場にあることを自覚し，児童虐待の早期発見に努めなければならない。

▷4　虐待の通告義務
【児童福祉法第25条第1項】
要保護児童を発見した者は，これを市町村，都道府県の設置する福祉事務所若しくは児童相談所又は児童委員を介して市町村，都道府県の設置する福祉事務所若しくは児童相談所に通告しなければならない。
【児童虐待防止法第6条第1項】
児童虐待を受けたと思われる児童を発見した者は，速やかに，これを市町村，都道府県の設置する福祉事務所若しくは児童相談所又は児童委員を介して市町村，都道府県の設置する福祉事務所若しくは児童相談所に通告しなければならない。

▷5　児童虐待防止法第6条第3項。

表Ⅰ-3　虐待のリスク要因

保護者の要因	望まない妊娠，若年の妊娠，被虐待の体験，強い育児不安，攻撃的・衝動的な性格，暴力への親和性の高さ，精神疾患や発達障害，パーソナリティの障害，など
子どもの要因	乳幼児，未熟児，多胎児，障害児，疾患をもつ児，保護者から見て「育てにくい」と感じる子ども，など
家族の要因	経済的不安定，夫婦関係，祖父母など他の家族との葛藤，ひとり親家庭，内縁や同居人がいる家庭，転居の多さ，地域から孤立，介護看病を有する家族がいる，DV，など
社会の要因	雇用，貧困，能力偏重，情報化社会，災害，家族に対する社会的支援やしくみの在り方，地域のつながりや虐待に対する意識，など

出所：筆者作成。

④　虐待のリスク要因（表Ⅰ-3）

　虐待は，①保護者の要因，②子どもの要因，③家族の要因，④社会の要因，の4つが相互に関与して発生すると考えられています。そのため，これらリスク要因と，虐待の発生を防ぐ家族のストレングス（強み）とのバランスを意識してアセスメントし，支援をはかる必要があります。

⑤　虐待の早期発見と対応

　子どもと接することの多い保育所，幼稚園，学校，医療機関，保健センター等の機関は，児童虐待防止法第5条において，早期発見の努力義務が規定されています。[43]虐待にはさまざまな内容，程度，頻度があり，「これさえあれば虐待と確定する」という決め手はありません。日頃から子どもの様子を丁寧に観察すること，小さなことに気づき疑問に思うこと，虐待を疑ったら放置しないことが早期発見・早期対応につながります。親子に次のような「不自然さ」が見られる場合，虐待の可能性を疑うことが大切です。

- 身体発育が不良　　　・身体や衣服が清潔でない　　　・欠席が多い
- 身体に不自然な傷がある　　　・表情が乏しい，または感情の起伏が激しい
- 親のいる時といない時で動きや表情が極端に異なる
- 大人の顔色をうかがう，おびえた表情をする
- 落ち着きがない，過度の乱暴や注意を引く言動　　　など

　虐待を疑ったら，すみやかに市町村や都道府県の設置する福祉事務所もしくは児童相談所に通告することが法律で義務づけられています。[44]この通告は，守秘義務違反にはなりません。[45]

　通告を受けた児童相談所は，子どもの安全の確認を行うための調査を行い，子どもの安全確保のために必要と判断した場合，児童相談所に併設された施設等に最長2か月間，子どもを一時的に保護します（一時保護）。原則として子どもや保護者の同意を得て行いますが，安全確保を最優先とするため，同意が得

られなくても児童相談所長の職権で実施することができます。

 児童虐待防止対策

厚生労働省では，児童虐待の防止に向け，①児童虐待の発生予防・早期発見，②児童虐待発生時の迅速・的確な対応，③虐待を受けた子どもの自立支援の取り組みを進めています。

○児童虐待の発生予防・早期発見

虐待の発生予防や早期発見は，親子が生活する身近な地域で行われることが基本となります。妊娠期から子育て期までの切れ目ない支援等を通じて，妊娠や子育ての不安，孤立等に対応し，児童虐待のリスクを早期に発見します。

2017年度からは，市区町村に**子育て世代包括支援センター**を設置することが努力義務とされています。センターでは，妊産婦・乳幼児等の状況を継続的・包括的に把握し，妊産婦や保護者の相談に保健師等の専門家が対応するとともに，必要な支援の調整や関係機関と連絡調整するなどして，切れ目のない支援を提供することができ，育児不安や虐待の予防に寄与できます。さらに，「乳児家庭全戸訪問事業（こんにちは赤ちゃん事業）」「養育支援訪問事業」「地域子育て支援拠点事業」といった子育て支援事業も行っています。

▷6　子育て世代包括支援
センター
⇨ I-5 参照。

○児童虐待発生時の迅速・的確な対応

児童の安全を確保するための初期対応等が迅速・的確に行われるよう，児童相談所や市町村の体制や権限の強化等を行います。要保護児童対策地域協議会（子どもを守る地域ネットワーク）の設置推進と活動の充実も含まれます。

○虐待を受けた子どもの自立支援

虐待を受けた子どもの自立に向けて，親子関係の再構築支援を強化するとともに，施設入所や里親委託の措置がとられることとなった場合には，個々の児童の状況に応じた支援を実施し，将来の自立に結びつけます。

7 要保護児童対策地域協議会（子どもを守る地域ネットワーク）

虐待を早期に発見し，迅速かつ適切に支援を行うためには，地域の関係機関が連携し，情報や考え方を共有し，各機関の役割を共通理解して対応していくことが重要です。児童福祉法第25条の2では，関係機関が子どもや保護者に関する情報の交換や支援内容の協議を行う場として，要保護児童対策地域協議会（子どもを守る地域ネットワーク）を規定しています。要保護児童対策地域協議会は，地方公共団体が設置し，代表者会議，実務者会議，個別ケース検討会議の三層構造となっています。この協議会は，構成する関係機関等に対して，守秘義務を課し，情報交換や協議を行ううえで必要な資料や情報の提供，意見等を求めることができます。これにより，多くの関係機関が円滑に連携し，協力して要保護児童の適切な保護を図ることができます。　　　　　（籠田直子）

子どものトラウマとその対応

 急性ストレス障害と心的外傷後ストレス障害（PTSD）

　災害や戦争，事故，犯罪などで死に直面するような強い恐怖体験や，虐待のように持続的で反復的な恐怖体験のような心的外傷的出来事の後に，出来事に関連した下記のような特徴的な症状が出現し，日常生活に支障をきたす場合があります。米国精神医学会の診断分類（DSM-5）における診断基準によると，症状が，心的外傷的出来事後3日〜1か月までの期間持続している場合は急性ストレス障害，1か月以上持続する場合は心的外傷後ストレス障害（Post Traumatic Stress Disorder；PTSD）と診断されます。

- 再体験：心的外傷的出来事の記憶が，反復的・侵入的によみがえり，心身に苦痛をもたらすこと。無意識のうちに強く思い出される，苦痛な夢を反復する，心的外傷的出来事が再び起こっているように感じたり振る舞うなど。
- 回　避：心的外傷的出来事についての苦痛な記憶や思考，感情，それらを呼び起こすことに結びつくもの（人，場所，会話，行動など）を持続的に避ける。
- 認知と気分の変化：心的外傷的出来事の重要な側面を思い出せない，過剰に否定的な考え，意欲減退，孤立感，非現実感，罪悪感，恐怖など。
- 過覚醒：激しい怒り，破壊的な行動，過度の警戒心，集中困難，感覚過敏，睡眠障害など。

　子どもの場合は，次のような症状や状態を示すことがあります。

- 心的外傷的出来事を再演する遊びを繰り返す（地震ごっこなど）
- 激しいかんしゃく，攻撃的な行動，無謀な行動
- 発達上の退行（話さなくなるなど）

 虐待と子どものトラウマ

　心的外傷的出来事の頻度（単回性か，反復性か）やその特性（恐怖体験か喪失体験か）によって，子どもの心身に生じる症状や反応の程度は異なります。事故や災害など，単回の突発的な外傷体験では，上述のような症状を示すことが多いのに対して，虐待のように長期にわたって繰り返される外傷体験は，子ども

の心身の発達に重大な影響を及ぼします。特に，低年齢児からの持続的な虐待は，脳の発達にも影響をもたらし，感情調節や安定した対人関係を維持することを阻害すると言われています。

虐待の多くは身近な頼らざるを得ない大人との間で，他者に援助を求めることができない，閉ざされた状況下で生じています。子どもは，心の葛藤から自分を守るため，心的外傷的出来事そのものを否認し，感情や感覚を麻痺させ，解離といった独特の防衛機制を発達させていきます。また，強い怒りの感情は，他人への不信感や攻撃性，自己破壊的な行動として表出します。そして，成人後の，抑うつや不安，攻撃・衝動性，薬物依存などさまざまな精神症状や行動上の問題につながることも少なくありません。

③ 子どものトラウマへのケア

子どもが心的外傷的出来事を経験した場合，適切な早期介入が重要となります。

○安心感を与える

子どもが「怖かったのは，過去のできごとで，今は安全である」と思えるように働きかけ，環境を整えることが大切です。

○感情表現の保障と促進

子どもは，安心して自分を表現できる環境が保障されると，言語的あるいは非言語的（遊びや描画など）に，恐怖体験とそれに伴って生じている感情を表現するようになります。それらを共感的に受け止め，内的緊張状態からの解放を図ります。

○外傷体験とそれに伴う感情を整理

子どもは，自分のせいで悪いことが起きたと思っていることが少なくありません。外傷体験についての正しい情報を伝え，過剰な不安や罪悪感の軽減を図ることも大切です。

④ 予防的介入

基本的信頼感や安定感をもつ子どもは，自分の考えや感情の動きに気づき，ストレスに対して積極的に対処することが可能です。そのためには，日頃から子どもが養育者を中心とした信頼できる大人との間で，さまざまな生活体験について感情を交えて話す習慣を得ておくことが大切です。特に，楽しいことやよかったことだけでなく，困ったこと・失敗した体験も話題にして，ストレスへの対処について考える機会をもつことに意味があります。また，低年齢児や自己表現が十分にできない子どもに対しては，周りの大人が，子どもの発するサインに気づき，適切な感情表現や欲求の伝え方を習得できるよう援助していくことが大切です。 　　　　　　　　　　　　　（龍田直子）

参考文献
龍田直子・吾郷晋浩（2004）．PTSDを防ぐ——心のケアのあり方．児童心理，**816**，pp. 85-90.

地域精神保健活動

地域精神保健活動を支える拠点

　地域精神保健とは，コミュニティ・メンタルヘルスと呼ばれ，地域住民の精神的健康の保持増進を行う領域です。2004年に厚生労働省は「精神保健医療福祉の改革ビジョン」を公表し，「入院医療中心から地域生活中心へ」という方針を定めました。保健所と各都道府県に設置された精神保健福祉センターが中核となり，精神障害の予防や啓発活動，適切な医療推進，社会復帰の促進を担います。近年はひきこもり対策，児童や高齢者の虐待防止，災害時の対応，勤務者のメンタルヘルス支援などのニーズも高くなっています。

② 地域で行う虐待対応

○虐待の通告

　虐待は，親の孤立，複雑な家族関係，経済的な危機や子どもの育てにくさなどが重なり合うなかで起き，決してまれなことではありません。保育士や教師，保健師，医師など，職業上子どもと接する人たちは，虐待に早く気づくことを求められています。虐待を疑った時には，児童相談所や市町村の家庭児童相談室に通告（連絡）する義務があります。この場合，職業上知り得た情報を伝えても守秘義務に反しないと定められています。虐待通告を迷う場合は，親を罰するためではなく，子どもを守り，親が虐待しないですむよう，関係者が支援することだと考えてください。虐待に気づいた人が，自分一人で対応することは避けましょう。職場では，上司や同僚と情報を共有することが大切です。子どもが「誰にも言わないで」と話してくれる場合も安易な約束せず，「私とあなたを守ってくれる人たちだけの内緒にする」と伝えるとよいでしょう。

○虐待の対応機関

　児童相談所や家庭児童相談室は，子どもや家庭の情報を集めながら，子どもの安全を確認し，虐待の状況から緊急性の判断を行います。低体重や外傷で入院治療が必要な場合は，病院で一時保護委託入院となることもあります。児童相談所長が必要であると認めた時は，一時保護所で保護されます。

　最終的に乳児院，児童養護施設などの施設入所や里親委託となるのは1割弱に過ぎず，大多数は自宅での支援が続けられます。地域での支援継続のため，保健・福祉・医療・教育・警察・司法など多職種で構成された，**要保護児童対**

▷1　児童虐待の早期発見
児童虐待防止法第5条第1項。
⇨ Ⅰ-8 参照。

▷2　児童虐待の通告義務
児童福祉法第25条第1項及び児童虐待防止法第6条第1項。
⇨ Ⅰ-8 参照。

▷3　児童虐待防止法第6条第3項。

▷4　2007年の児童相談所運営指針等の改正により，48時間以内の安全確認が求められるようになった。

▷5　児童福祉法第33条第1項。

出所：神奈川県子ども家庭課（2006）．より作成。

表Ⅰ-4　赤ちゃんが泣いた時の対処法
①　授乳をする
②　おむつを替える
③　暑くないか，寒くないか，衣服・布団を調節する
④　どこか痛くないか，苦しくないか，いつもと違う様子はないかチェック
⑤　抱っこしてゆっくりしたリズムで揺らしてみる
⑥　赤ちゃんに話しかける
⑦　散歩に出かけて，赤ちゃんの気分を変える
⑧　柔らかい布でくるむ
⑨　おだやかな音楽をかけたり，歌をうたう
何をやっても泣き止まない時は誰でもイライラします。そんな時は赤ちゃんを安全なところにあおむけに置き，数分間赤ちゃんから離れてみましょう。

策地域協議会が市町村に設置されています。定期的に集まり，要保護・要支援ケースの経過の確認や介入の効果を判断しながら，支援計画を調整します。

③　虐待の予防と子育て支援

　虐待の一次予防として，子育て支援の充実が求められています。母親・両親学級や乳幼児健診を活用して親の孤立を防ぐこと，育児不安を軽減することは大切です。二次予防として，**産後うつ**やDV（Domestic Violence；家庭内暴力）など虐待リスクのある家庭の把握があげられます。自治体は保健師を中心とした支援体制を確保し，そのリスクを軽減する役割を担います。

◯乳児揺さぶられ症候群への取り組み

　国内では虐待で亡くなる子どものうち，0歳児が4割以上を占め，その多くが乳児揺さぶられ症候群と考えられています。赤ちゃんを摑んで激しく揺さぶると，脳に衝撃が加わり，後遺症を残したり死亡することがあります。赤ちゃんが泣き止まないことに親がいらだち，追い詰められることがきっかけになると言われており，各地で予防の取り組みが進められています。神奈川県の取り組みでは，「赤ちゃんは泣いて気持ちを伝えます」「理由がなくても泣くことがあります」と伝え，対処法（表Ⅰ-4）を示したり，相談窓口を設けています。このような地道な取り組みが，虐待予防につながります。

④　災害時のメンタルヘルス

　震災や悪天候による自然災害，交通事故や事件被害などの人為災害は，いずれも予期せぬ出来事であり，家屋の損壊や身体の負傷，生活環境の変化などが立て続けに起こります。また悲惨な光景を目にしたり，家族や知人を亡くすなど堪え難い心理的外傷も被ります。精神健康の悪化は，その後の社会機能の低下や対人関係の問題を引き起こすこともあります。被災者のみならず，支援者の精神的問題に対応することは，地域精神保健医療活動の重要な役割です。

（澤井ちひろ）

▷6　要保護児童対策地域協議会
⇨ Ⅰ-8 参照。

▷7　産後うつ
⇨ Ⅰ-7 参照。

▷8　神奈川県子ども家庭課（2006）．赤ちゃんが泣き止まない時の対処法学習プログラム．

（参考文献）
　Hobbs, C. J., Hanks, H. G. I. & Wynne, J. M., 稲垣由子・岡田由香（監訳）（2008）．子どもの虐待とネグレクト——臨床家ハンドブック．日本小児医事出版社．

保健における養護と教育の一体性

1　保育における養護と教育の一体性

　保育所保育指針では，1965年制定当初より「総則」において「養護と教育が一体となって，豊かな人間性を持った子どもを育成するところに，保育所における保育の基本的性格がある」と記されています。

　「保育における養護と教育の一体性」とは，「生命の保持および情緒の安定を図る」養護的側面と「子どもが健やかに成長し，その活動がより豊かに展開されるための発達の援助」である教育的側面をもって日々の保育を一体的に展開していくことを意味します。

2　保健における養護と教育の一体性

　「保健における養護と教育の一体性」とは，どういうことなのでしょうか。

　まず，「保健」と「保育」の関係についてです。「保健」とは，健康を保つことであり，対象が子どもの場合「健全に発育する」という要素も含むでしょう。

　「保育」とは，子どもを「保護」し「教育」することと言え，その内容としては先に示したように「養護的側面」と「教育的側面」が含まれるでしょう。

　「保育」のなかの「健康を保ち健全に発育する」ということを創造する部分が特に「保健」であると考えられます。

　表Ⅰ-5は，保育所保育指針の第1章「総則」の2「養護に関する基本的事項」と第2章「保育の内容」から「保健」に関すると思われる部分を抜き出し，養護的側面と教育的側面から分類して作成したものです。（Ⅰ）が狭義の保健活動であり主に身体発育に関連した項目をあげました。（Ⅱ）は広義の保健活動であり子どもの心の発育に関連する項目まで含めました。十分に行き届いた養護的側面のうえに教育的側面が展開することにより，子どもの発育が促されます。さらに，十分に行き届いた狭義の保健活動（Ⅰ）のうえでなければ広義の保健活動（Ⅱ）が展開することは難しいとも言えるのではないでしょうか。つまり，保健においても養護と教育は一体的に展開されるものなのです。

　保健における養護的側面と教育的側面とのウエイトは，保育の対象とする子どもの年齢や状態によって変わってきます。保健活動を実施するにあたり，保育実施に必要な知識及び配慮事項を身につけることがとても重要です。

（永江彰子）

▷1　保育所保育指針は，1965年に制定されたのち，1990年と1999年の改訂を経て，2008年の改定で告示化された。その後2017年に再度改定されている。

▷2　子どもの発育は「身体発育」と，自主性，社会性やコミュニケーション力等の「心の発育」に大きく分けることができる。「保健」の関与する発育は，狭義では「身体発育」だが，「身体発育」と「心の発育」は切り離すことのできない双方が絡み合って進んでいくことから，広義には「心の発育」を含める。

表Ⅰ-5 保健における養護と教育の一体性

	養護的側面	教育的側面		
		乳児期	1歳以上3歳未満	3歳以上
（Ⅰ）狭義の保健活動	生命の保持	①一人一人の子どもが，快適に生活できるようにする。②一人一人の子どもが，健康で安全に過ごせるようにする。③一人一人の子どもの生理的欲求が，十分に満たされるようにする。④一人一人の子どもの健康増進が，積極的に図られるようにする。	[健やかに伸び伸びと育つ]健康な心と体を育て，自ら健康で安全な生活をつくり出す力の基盤を培う。①身体感覚が育ち，快適な環境に心地よさを感じる。②伸び伸びと体を動かし，はう，歩くなどの運動をしようとする。③食事，睡眠等の生活のリズムの感覚が芽生える。	[健康]健康な心と体を育て，自ら健康で安全な生活をつくり出す力を養う。①明るく伸び伸びと生活し，自分から体を動かすことを楽しむ。②自分の体を十分に動かし，様々な動きをしようとする。③健康，安全な生活に必要な習慣に気付き，自分でしてみようとする気持ちが育つ。	[健康]健康な心と体を育て，自ら健康で安全な生活をつくり出す力を養う。①明るく伸び伸びと行動し，充実感を味わう。②自分の体を十分に動かし，進んで運動しようとする。③健康，安全な生活に必要な習慣や態度を身に付け，見通しをもって行動する。
（Ⅱ）広義の保健活動	情緒の安定	①一人一人の子どもが，安定感をもって過ごせるようにする。②一人一人の子どもが，自分の気持ちを安心して表すことができるようにする。③一人一人の子どもが，周囲から主体として受け止められ，主体として育ち，自分を肯定する気持ちが育まれていくようにする。④一人一人の子どもがくつろいで共に過ごし，心身の疲れが癒されるようにする。	[身近な人と気持ちが通じ合う]受容的・応答的な関わりの下で，何かを伝えようとする意欲や身近な大人との信頼関係を育て，人と関わる力の基盤を培う。①安心できる関係の下で，身近な人と共に過ごす喜びを感じる。②体の動きや表情，発声等により，保育士等と気持ちを通わせようとする。③身近な人と親しみ，関わりを深め，愛情や信頼感が芽生える。[身近なものと関わり感性が育つ]身近な環境に興味や好奇心をもって関わり，感じたことや考えたことを表現する力の基盤を培う。①身の回りのものに親しみ，様々なものに興味や関心をもつ。②見る，触れる，探索するなど，身近な環境に自分から関わろうとする。③身体の諸感覚による認識が豊かになり，表情や手足，体の動き等で表現する。	[人間関係]他の人々と親しみ，支え合って生活するために，自立心を育て，人と関わる力を養う。①保育所での生活を楽しみ，身近な人と関わる心地よさを感じる。②周囲の子ども等への興味や関心が高まり，関わりをもとうとする。③保育所の生活の仕方に慣れ，きまりの大切さに気付く。	[人間関係]他の人々と親しみ，支え合って生活するために，自立心を育て，人と関わる力を養う。①保育所の生活を楽しみ，自分の力で行動することの充実感を味わう。②身近な人と親しみ，関わりを深め，工夫したり，協力したりして一緒に活動する楽しさを味わい，愛情や信頼感をもつ。③社会生活における望ましい習慣や態度を身に付ける。
			[言葉]経験したことや考えたことなどを自分なりの言葉で表現し，相手の話す言葉を聞こうとする意欲や態度を育て，言葉に対する感覚や言葉で表現する力を養う。①言葉遊びや言葉で表現する楽しさを感じる。②人の言葉や話などを聞き，自分でも思ったことを伝えようとする。③絵本や物語等に親しむとともに，言葉のやり取りを通じて身近な人と気持ちを通わせる。	[言葉]経験したことや考えたことなどを自分なりの言葉で表現し，相手の話す言葉を聞こうとする意欲や態度を育て，言葉に対する感覚や言葉で表現する力を養う。①自分の気持ちを言葉で表現する楽しさを味わう。②人の言葉や話などをよく聞き，自分の経験したことや考えたことを話し，伝え合う喜びを味わう。③日常生活に必要な言葉が分かるようになるとともに，絵本や物語などに親しみ，言葉に対する感覚を豊かにし，保育士等や友達と心を通わせる。
			[環境]周囲の様々な環境に好奇心や探求心をもって関わり，それらを生活に取り入れていこうとする力を養う。①身近な環境に親しみ，触れ合う中で，様々なものに興味や関心をもつ。②様々なものに関わる中で，発見を楽しんだり，考えたりしようとする。③見る，聞く，触るなどの経験を通して，感覚の働きを豊かにする。	[環境]周囲の様々な環境に好奇心や探求心をもって関わり，それらを生活に取り入れていこうとする力を養う。①身近な環境に親しみ，自然と触れ合う中で様々な事象に興味や関心をもつ。②身近な環境に自分から関わり，発見を楽しんだり，考えたりし，それを生活に取り入れようとする。③身近な事象を見たり，考えたり，扱ったりする中で，物の性質や数量，文字などに対する感覚を豊かにする。
			[表現]感じたことや考えたことを自分なりに表現することを通して，豊かな感性や表現する力を養い，創造性を豊かにする。①身体の諸感覚の経験を豊かにし，様々な感覚を味わう。②感じたことや考えたことなどを自分なりに表現しようとする。③生活や遊びの様々な体験を通して，イメージや感性が豊かになる。	[表現]感じたことや考えたことを自分なりに表現することを通して，豊かな感性や表現する力を養い，創造性を豊かにする。①いろいろなものの美しさなどに対する豊かな感性をもつ。②感じたことや考えたことを自分なりに表現して楽しむ。③生活の中でイメージを豊かにし，様々な表現を楽しむ。

出所：筆者作成。

1 発育には原則がある

1 子どもの発育の原則

子どもの発育には以下の6つの原則があります。

○**第一原則：発育は連続し，飛び越すことや逆になることはない**

○**第二原則：発育は遺伝的に規定された一定の順序で進む**

乳児の運動発達で例をあげると，基本的には首のすわり，寝返り，おすわり，つかまり立ちと進んでいきます。その順序は生物的にある程度決まった順序で現れます。

○**第三原則：発育は器官により異なり，その速度も一定ではない**

スキャモン（Scammon, R.E.）の器官別発育曲線（図Ⅱ-1）に示されるように，脳や神経の発達は乳幼児期に最も進み，身長や体重の身体発育は乳幼児期及び思春期が最も進みます。免疫機能をつかさどるリンパ系は成人よりも小児期によく発育します。そして二次性徴が始まる思春期に生殖器の発育が進みます。

○**第四原則：特定の機能を獲得するための決定的な大切な時期がある**

臨界期（感受期）といって，その時期に発育しないと後からその能力を獲得することが難しい時期があります。心臓や脳など主要臓器形成の時期は決まっていて，胎児の3～8週にしか形成されません。

○**第五原則：発育には一定の方向性がある**

頭から足へ向かって，体の中心から末梢に向かって，粗大な動きから微細な動きへと決まった方向に発育します。

○**第六原則：発育には相互作用がある**

たとえば，耳，目，手などの感覚器に外部からの刺激が伝わり，神経が発達します。感覚器官と脳の相互作用と言えます。また，**母子相互作用**[41]は出生して初めて得られる，人と人との相互作用で重要なものです。

2 小児の身体発育の特徴

小児期は大きく新生児期，乳児期，幼児期，学童期，思春期に分けられます。それぞれの時期，性別によって発育の仕方が異なり，各時期の発育の違いを踏まえた評価が必要です。また

▷1 **母子相互作用**
母子間でのお互いのやり取りを通じて母と子の絆ができること。

▷2 **リンパ系型**：リンパ節，扁桃など
神経型：脳，脊髄，視覚器など
一般型：呼吸器，心臓・血管，骨，筋肉，血液，消化器，脾臓，腎臓など
生殖型：精巣，卵巣，子宮など

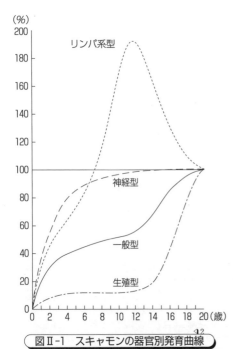

図Ⅱ-1 スキャモンの器官別発育曲線

出所：Scammon, R.E. (1930). The measurement of the body in childhood. Harris, J.A. (Ed.) *The Measurement of Men.* University of Minnesota.

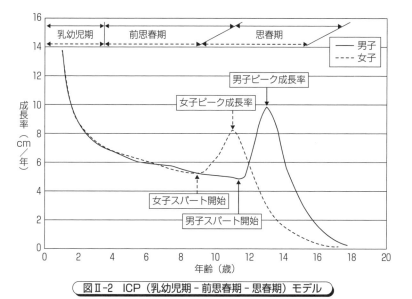

図Ⅱ-2　ICP（乳幼児期－前思春期－思春期）モデル

出所：国立保健医療科学院（2012）．乳幼児身体発育評価マニュアル．p.67.

身体発育の分類では ICP（Infant-Childhood-Puberty：乳幼児期－前思春期－思春期）モデル（図Ⅱ-2）が用いられます。▷3

◯新生児期（出生時～生後28日）

この時期は生まれた時の週数，体重，環境などの影響を受けます。哺乳・排便・体重増加はよいか，生まれつきの病気がないかなどが評価されます。▷4

◯乳児期（生後28日～1歳）

最も身体発育の進む大切な時期です。生まれた時には身長約50 cm，体重約3 kg であったのが，1歳時には身長約75 cm，体重約9 kg になります。身体発育に栄養が最も大切な時期です。5～6か月頃より離乳食が始まります。▷5 歯ぐきで押しつぶせる程度から始めます。6～8か月頃より乳歯が生え始め，1歳頃には大人と同じようなものを食べられるようになります。ただし，発育の程度には個人差があり，その子に応じた栄養指導が大切です。

◯幼児期（1～6歳）

幼児期は運動発達，精神発達の進む時期です。体の動きが敏捷になり，また指先の微細な動きができるようになります。言葉を通した周囲とのコミュニケーションも増えてきます。身体発育には，周囲の環境，生活リズム，食生活などの影響を受けます。▷6 そのため，十分な栄養，運動，睡眠が大切です。

◯学童期～思春期（6～18歳）

学童期は6～12歳を指します。学校生活が始まり，周りの環境に大きく影響を受けて発育・発達します。この時期に特徴的な思春期の発育（二次性徴）の開始には個人差があります。日本人において，男児では平均的には10～13歳，女児では平均的には9～12歳に思春期が始まります。▷7 性ホルモンは骨の成熟を促すため，身長増加の加速（スパート）が見られ1年間に10 cm 程度伸びることもあります。

（森　麻美）

▷3　3～4歳頃までの乳幼児期，そのあと思春期が始まるまでの前思春期，思春期が始まってから成人身長に達するまでの思春期に分けて考える。乳幼児期は栄養，前思春期は成長ホルモン，思春期は性ホルモンの影響をより強く受ける。

▷4　体重増加不良時は哺乳方法や人工乳の追加などを指導する。

▷5　離乳食は発育に必要な栄養を哺乳以外からとるためのもの。特に，母乳のみでは鉄，亜鉛，カルシウム，ビタミンDなどの体をつくるのに大切な栄養が不足しやすい。

▷6　身体をつくる蛋白質・ミネラルなど，エネルギーをつくる炭水化物・脂肪，身体機能を調整するビタミンなど，全ての栄養を食事からバランスよくとる必要がある。幼児期に食事量が不足すると体重が増えず，身長も伸びにくい。

▷7　女子の場合は，早ければ7歳6か月頃から，男子の場合は，9歳6か月頃から二次性徴が見られる。なお以下のような場合は，思春期が早いと判断する（思春期早発症）。男子は9歳未満で陰茎，精巣，陰嚢の発育，10歳未満で陰毛，11歳未満で腋毛，ひげ，変声が見られる場合。女子は7歳6か月未満で乳房腫大，8歳未満で陰毛，腋毛，外陰部成熟，10歳6か月未満で初経が見られる場合。「思春期早発症」については Ⅱ-5 ，Ⅶ-8 参照。

2 乳幼児の計測の仕方

　乳児は主に身長，体重，頭囲，胸囲の４つを測定し，発育を評価します。乳児は成長のスピードが速く，短期間に体格が変わります。各部位の計測は発育のバランス，栄養の過不足，健康状態を知るうえでとても重要です。小児の身体発育を評価する際の留意点として，４つの計測値のバランスと正確さがあります。体重が増えていても身長が伸びていなければ，正常な発育とは言えません。また，測り方ひとつで計測値の誤差が大きくなるため，できるだけ正確な測定を行う工夫がいります。乳児は体を押さえつけられることを嫌うので，泣いて動き回ってうまく測定できないことがあります。親に手伝ってもらったり，おもちゃであやしたりしながら，なるべく時間をかけずに体重，身長，頭囲，胸囲の順番で手早く測定します。

1 体重の計測

　乳児の体重測定は，服やおむつによる重さの体重へ占める割合が大きいので，全裸で測定することが望ましいです。おむつやタオルを敷いて測定する場合はその重さを差し引きます。約10 kgまでは乳児用体重計に寝かせて測ることができます。デジタル式ではそのままの数値を記載し，目盛式では少なくとも10 g単位で記載します。２歳以上で自分で立って体重計に乗ることができる場合は，立位の体重計で測定します。一人で立って測れない子どもは大人が抱いて一緒に測り，その後大人の体重を差し引いて子どもの体重を求めます。

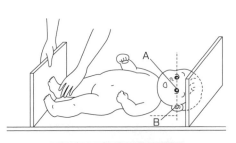

図Ⅱ-3 仰臥位身長の計測

眼窩点Ⓐと耳珠点Ⓑとを結んだ直線が台板（水平面）に垂直になるように頭を固定する。図では頭部を保持するための手を省略している。

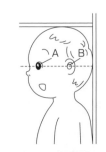

図Ⅱ-4 立位身長の計測

眼窩点Ⓐと耳珠点Ⓑとを結んだ直線が水平になるように頭を固定する。

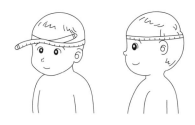

図Ⅱ-5　頭囲の計測

前方は左右の眉の直上，後方は後頭部の一番突出しているところを通る周径を計測する。前方はひたいの最突出部を通らないことに注意する。

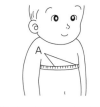

図Ⅱ-6　胸囲の計測

巻尺が左右の乳頭点(A)を通り，体軸に垂直な平面内にあるようにする。

② 身長の計測

　2歳未満の乳幼児の身長測定は通常は臥位（寝転んだ状態）で行います（図Ⅱ-3）。可動式足板のついた計測板により，2人がかりで行います。測定する子どもの頭を1人が計測板に固定し，もう1人が子どもの足を伸ばして，計測板の足板を動かして足の裏にぴったりつけて測定値を読みます。ひざを伸ばして測ること，足の裏を下肢と垂直にすることなどに注意して測定します。1mm単位まで測定します。2歳以上では立位の身長計を使用します（図Ⅱ-4）。かかと，臀部，背部が柱に接するように直立します。足は「ハ」の字に開き，軽くあごを引き，耳と目を結ぶ線が一直線になるように測定します。臥位で測定した身長は立位の場合よりも1cm程度大きくなるとされています。また，1日のうちにも時間帯によって1〜2cm程度変動します。午後から測定するほうが誤差が少ないとされています。

③ 頭囲の計測

　頭囲の測定法は複数ありますが，現在，厚生労働省で採用されている方法では，後頭部の後方に最も突出しているところと，前は左右の眉の上を通る周径を測定します（図Ⅱ-5）。前頭部の前方に最も突出したところを通る周径を測る方法もあります。1mm単位まで計ります。巻尺がずれないように2人で測定するのが望ましいです。

④ 胸囲の計測

　上半身を裸で，2歳未満は臥位で，2歳以上は立位で測定します。両腕を軽く開かせて，巻尺を背側から胸側にまわして，左右の乳頭の上を通る体軸に垂直な平面になる周径を測定します（図Ⅱ-6）。自然な呼吸をしている時の呼気と吸気の間で測定します。泣いている時は避けます。1mm単位まで計ります。

（森　麻美）

3　身体発育値を評価する

▷1　乳幼児身体発育調査報告書
我が国の乳幼児保健指導の改善に資することを目的とし，全国の乳幼児の身体発育の状態を調査した報告書。

▷2　パーセンタイル値
標準の値を小さいほうから100に分けて表した値。10パーセンタイルとは100人いたら10番目に小さいこと，50パーセンタイルはちょうど真ん中になる。

▷3　日本小児内分泌学会と日本成長学会では，日本人成人身長に関する年代による変化は1990年代前半に終了したとして，2000年のデータを体格標準値として用いることを推奨している。

1　身体発育値

　乳幼児の身体発育の評価によく使われているものに，厚生労働省の**乳幼児身体発育調査報告書**[1]があります。現在の母子手帳では2010（平成22）年の発育値が用いられています。体重，身長，胸囲，頭囲の**パーセンタイル値**[2]が男女別に記されています（表Ⅱ-1）。医学的診断には2000年の発育値が用いられています。[3]

　また，これらの表の値をパーセンタイルごとに線で結んだグラフは乳幼児パーセンタイル曲線として，発育を評価するのに利用されています。体重（Ⅱ-4），身長（Ⅱ-5），頭囲（Ⅱ-6）の身体発育値の項目で示すそれぞれの発育パーセンタイル曲線の3から97パーセンタイル内に入って発育が進んでいれば，順調な発育状態と判断されます。3パーセンタイル以下や97パーセンタイル以上の場合や，3から97パーセンタイル内でも曲線から大きくずれている場合は，病気が隠れていないか，栄養状態はよいか，注意深く観察します。

2　発育評価の注意点

　発育には個人差があります。たとえば，両親ともに身長が高い場合，子どもも高い傾向があります。身長発育パーセンタイルが97パーセンタイルを超えていても曲線にそって発育していて，ほかに異常がなければその子にとって正常の発育と考えられます。また，早産児や低出生体重児は通常の月年齢のパーセンタイル値より小さいため，出生時の状況に応じて修正した月年齢で発育パーセンタイルを評価する必要があります。身体発育値から発育の異常を疑い，精密検査をすすめることは大切ですが，3から97パーセンタイルに入っていないからといってすぐに発育異常であると判断してはいけません。体全体の発育値のバランスがとれていて，月ごとの発育が順調であれば，発育の個人差の範囲と考えられます。

　子どもの身体測定値を評価する時，1回測った値だけで判断するのではなく，以前の測定値と比較して身長，体重，胸囲，頭囲全ての増加速度が速すぎたり，遅すぎたりしていないか経過を追うことが発育を正確に把握するために大切になります。

（森　麻美）

表Ⅱ-1 乳幼児身体発育値（2010年，一部省略）

男 子

パーセンタイル	体 重			身 長			胸 囲			頭 囲		
	3	50	97	3	50	97	3	50	97	3	50	97
出生時	2.10	3.00	3.76	44.0	49.0	52.6	27.7	32.0	35.0	30.5	33.5	36.0
1日	2.06	2.89	3.63									
3	2.00	2.84	3.59									
5	2.04	2.90	3.65									
30	3.00	4.13	5.17	48.7	53.5	57.4	31.8	35.8	39.3	33.8	36.7	39.1
0年1～2月未満	3.53	4.79	5.96	50.9	55.6	59.6	33.5	37.5	41.1	35.1	38.0	40.4
2～3	4.41	5.84	7.18	54.5	59.1	63.2	36.0	40.1	43.8	37.1	39.9	42.4
3～4	5.12	6.63	8.07	57.5	62.0	66.1	37.8	41.8	45.7	38.6	41.4	43.7
6～7	6.44	8.00	9.57	63.6	67.9	72.1	40.4	44.1	48.1	41.0	43.6	45.9
9～10	7.16	8.70	10.37	67.4	71.8	76.2	41.8	45.3	49.3	42.5	45.1	47.5
1年0～1月未満	7.68	9.24	11.04	70.3	74.8	79.6	42.7	46.1	50.1	43.5	46.2	48.7
3～4	8.19	9.79	11.75	73.0	77.7	82.8	43.5	46.8	50.8	44.3	47.0	49.6
6～7	8.70	10.35	12.47	75.6	80.6	85.9	44.2	47.5	51.5	44.9	47.6	50.3
9～10	9.19	10.91	13.20	78.1	83.3	88.8	44.8	48.1	52.2	45.3	48.1	50.8
2年0～6月未満	10.06	11.93	14.55	81.1	86.7	92.5	45.9	49.2	53.4	45.9	48.7	51.5
6～12	10.94	12.99	16.01	85.2	91.1	97.4	46.8	50.3	54.6	46.5	49.2	52.0
3年0～6月未満	11.72	13.99	17.43	88.8	95.1	101.8	47.6	51.2	55.8	47.0	49.7	52.5
6～12	12.42	14.90	18.82	92.0	98.6	105.8	48.3	52.0	57.1	47.4	50.1	52.9
4年0～6月未満	13.07	15.76	20.24	95.0	101.8	109.5	49.0	52.9	58.4	47.8	50.5	53.2
6～12	13.71	16.62	21.72	97.8	104.9	113.0	49.7	53.8	59.8	48.1	50.8	53.5
5年0～6月未満	14.37	17.56	23.15	100.5	108.0	116.5	50.3	54.8	61.2	48.4	51.0	53.8
6～12	15.03	18.63	24.33	103.3	111.3	119.9	50.9	55.7	62.5	48.6	51.3	54.2
6年0～6月未満	15.55	19.91	25.25	106.2	114.9	123.6	51.5	56.7	63.6	48.8	51.6	54.7

女 子

パーセンタイル	体 重			身 長			胸 囲			頭 囲		
	3	50	97	3	50	97	3	50	97	3	50	97
出生時	2.13	2.94	3.67	44.0	48.5	52.0	27.9	31.6	34.5	30.5	33.0	35.5
1日	2.07	2.81	3.53									
3	2.03	2.76	3.47									
5	2.03	2.81	3.54									
30	2.90	3.89	4.84	48.1	52.7	56.4	31.4	35.1	38.4	33.1	35.9	38.2
0年1～2月未満	3.39	4.47	5.54	50.0	54.6	58.4	32.9	36.6	40.0	34.3	37.0	39.4
2～3	4.19	5.42	6.67	53.3	57.9	61.7	35.1	38.9	42.5	36.2	38.9	41.2
3～4	4.84	6.15	7.53	56.0	60.7	64.5	36.8	40.5	44.2	37.5	40.2	42.5
6～7	6.06	7.47	9.05	61.7	66.5	70.4	39.3	42.9	46.8	39.9	42.4	44.7
9～10	6.71	8.17	9.85	65.5	70.4	74.5	40.6	44.0	48.0	41.4	43.9	46.2
1年0～1月未満	7.16	8.68	10.48	68.3	73.4	77.8	41.4	44.8	48.7	42.4	45.1	47.4
3～4	7.61	9.20	11.12	71.1	76.3	81.0	42.1	45.5	49.4	43.2	45.9	48.3
6～7	8.05	9.73	11.77	73.9	79.2	84.2	42.8	46.2	50.1	43.8	46.5	49.0
9～10	8.49	10.27	12.44	76.6	82.0	87.4	43.4	46.8	50.8	44.3	46.9	49.5
2年0～6月未満	9.30	11.29	13.73	79.8	85.3	91.2	44.4	47.9	52.0	44.9	47.5	50.2
6～12	10.18	12.43	15.23	84.1	89.8	96.3	45.3	48.9	53.3	45.5	48.2	50.8
3年0～6月未満	11.04	13.53	16.76	87.7	93.8	100.6	46.0	49.8	54.5	46.0	48.7	51.4
6～12	11.83	14.56	18.27	90.9	97.4	104.5	46.7	50.7	55.8	46.5	49.2	51.9
4年0～6月未満	12.56	15.51	19.73	93.8	100.8	108.1	47.5	51.6	57.2	47.0	49.6	52.3
6～12	13.27	16.41	21.20	96.5	104.1	111.4	48.3	52.6	58.8	47.4	50.0	52.7
5年0～6月未満	14.01	17.32	22.69	99.1	107.3	114.8	49.2	53.6	60.4	47.7	50.4	53.1
6～12	14.81	18.27	24.22	101.6	110.6	118.2	49.9	54.5	61.8	48.1	50.7	53.4
6年0～6月未満	15.71	19.31	25.77	104.2	114.0	121.7	50.4	55.1	62.8	48.3	50.9	53.7

4 体　重

① 体重の発育

子どもの体重の増え方は，年齢で異なります。

出生体重（生まれた時の体重）は約3,000ｇです。出生体重が2,500ｇ未満を低出生体重，1,500ｇ未満を極低出生体重，1,000ｇ未満を超低出生体重と言います。在胎期間が37週未満で出生することを早産と言います。2,500ｇ未満でも未熟性が見られなければ，必ずしも**未熟児**であるとは限りません。

新生児期に見られる体重の変化として，生まれて3〜4日は体重が減少し，7〜10日で出生体重に戻る現象があります。これを生理的体重減少と言って，哺乳を十分に行っていても5〜7％程度の体重減少が見られます。これは，胎児は体の水分の割合が多く，出生後の排尿，排便，**不感蒸泄**により水分が失われていくため起こります。その後1か月くらいは1日25〜30ｇの体重増加が見られます。

乳児期に体重は著しく増加し，生後3か月で約6ｋｇ（出生時の2倍），1歳で約9ｋｇ（出生時の3倍）になります。

幼児期の体重増加は乳児期よりも緩やかになり，2歳で約12ｋｇ（出生時の4倍），3〜4歳で約15ｋｇ（出生時の5倍）になります。乳幼児体重発育**パーセンタイル**曲線（図Ⅱ-7）で日本人の乳幼児の標準的な体重増加を知ることができます。

② 体重の変動及び異常

乳幼児期の体重は，哺乳量，体調により大きく変動します。いわゆる「夏ばて」で哺乳量が減少したため体重が減少することがありますが，秋になって哺乳量がもとに戻ると体重も回復します。また，発熱，下痢，嘔吐などの体調不良時は，哺乳不良とともに便や嘔吐物により体液が喪失するため，著しく体重減少をきたします。哺乳が改善し，体調がよくなればもとの体重に回復します。10％以上の急激な体重減少は重症の脱水症状と考えられ，医療機関での治療が必要です。普段の体重を知っていると健康状態を評価する時に役立ちます。

また，心臓疾患，神経疾患，内分泌疾患，代謝異常症などの慢性疾患をもつ乳幼児では体重の増減により病気が発見されることもしばしばで，全身状態を見るためにも大切な指標となります。

（森　麻美）

▷1　未熟児
保温，栄養，呼吸，循環，代謝等の未熟性を伴う児。低体温，無呼吸発作，低血糖などの症状を有する。早産児（在胎週数が37週未満）では，未熟性に伴う問題を引き起こしやすい。従来は出生体重2,500ｇ未満の子どもを週数にかかわらず，未熟児と呼んでいたが，現在は低出生体重児と定義される。近年増加傾向にあり，全出生数中の割合は9.4％を占める（平成29年人口動態統計）。1,500ｇ未満を極低出生体重児，1,000ｇ未満を超低出生体重児と分類する。

▷2　不感蒸泄
発汗以外で，皮膚や呼吸などにより間接的に体から水分がうばわれること。

▷3　パーセンタイル
⇨ Ⅱ-3 参照。

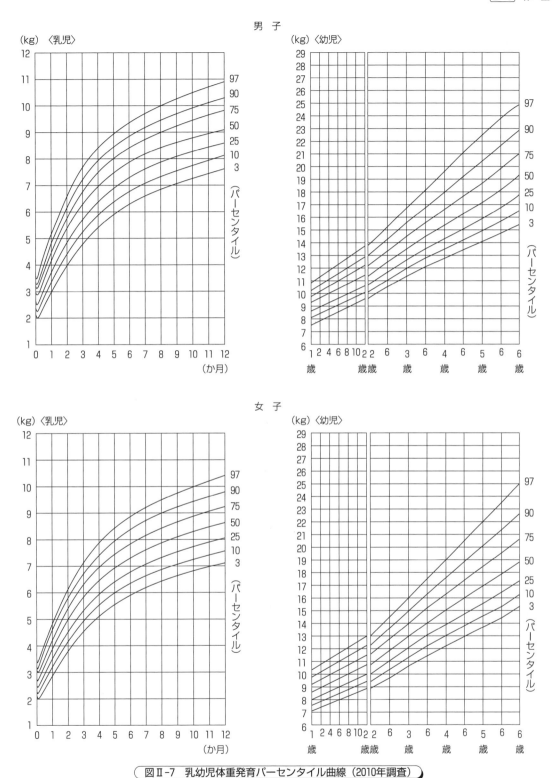

図II-7　乳幼児体重発育パーセンタイル曲線（2010年調査）

5 身　長

1 身長の発育

　出生時の身長は約50 cm です。男女とも1歳で約75 cm（出生時の約1.5倍），4歳で約100 cm（出生時の約2倍）になります。幼児期は体重に比べて身長の伸びが大きいため，体型は乳児期よりスリムになります。その後，いったん身長の伸びはゆるやかになり，平均的には男子は10～13歳，女子は9～12歳で思春期に入り，再び身長の伸びにスパート（思春期スパート）がかかります。15～17歳で出生時の約3～3.5倍となり，大人の体格になります。乳幼児身長発育パーセンタイル曲線（図Ⅱ-8）で標準的な乳幼児の身長発育を知ることができます。

2 身長の異常

　子どもの身長は年齢により伸び方に変化がありますが，常に伸びていきます。体重が増減するのと異なり，身長は減少することはありません。年齢に応じた伸び方をしているかどうかで健康状態を知ることができます。

○低身長

　標準身長の3パーセンタイル[1]未満または2年以上身長の伸びが少ない場合，低身長と言います。成長ホルモン分泌不全性低身長，慢性腎不全，**ターナー症候群**[2]，**プラダー・ウィリー症候群**[3]，**ヌーナン症候群**[4]，**軟骨無形成症**[5]，**低出生体重性低身長**[6]（SGA 性低身長，SGA; small-for-gestational age）に対しては成長ホルモン補充療法が行われています。そのほか，低身長をきたす原因として，甲状腺機能低下症，性腺機能低下症，心臓疾患，筋疾患，骨疾患，脳腫瘍，染色体異常，遺伝子異常，小児がん治療後，栄養不良，虐待など多数あげられます。また，体質的な原因によるものとして，両親から引き継いだ家族性低身長，原因が特定できない特発性低身長があります。

○高身長

　標準身長の97パーセンタイル以上を高身長と言います。その場合は染色体異常症や家族性（体質性）高身長の頻度が高いです。見落としてはならないのが，97パーセンタイル以上ではないが急に身長が伸びたという場合，**下垂体性巨人症**[7]，甲状腺機能亢進症，**思春期早発症**[8]など治療が必要な病気があると考えられ，注意が必要です。

（森　麻美）

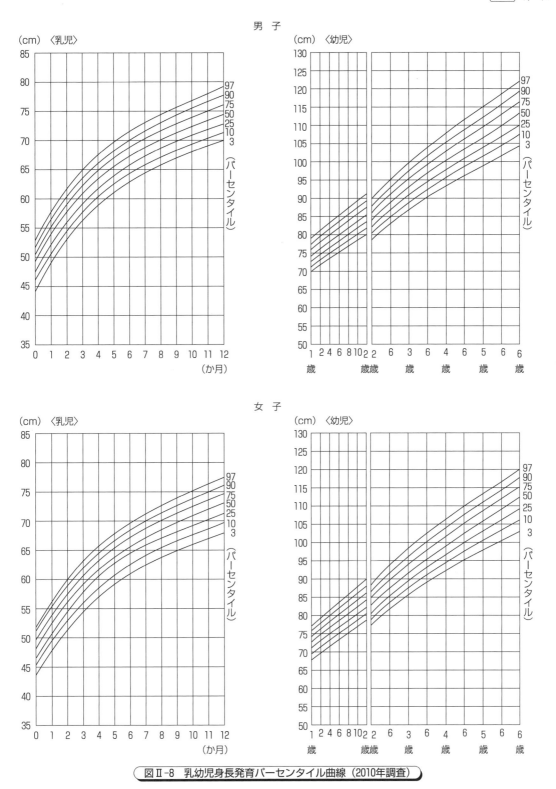

男子

女子

図II-8 乳幼児身長発育パーセンタイル曲線（2010年調査）

6　頭　囲

① 頭囲の発育

　出生時の頭囲は約33 cm です。出生時の胸囲は約32 cm であり，頭囲のほうが胸囲よりも大きいのが特徴です。生後2か月くらいで胸囲のほうが頭囲より大きくなります。1歳で45～46 cm になります。乳幼児頭囲発育パーセンタイル曲線（図Ⅱ-9）で標準的な乳幼児の頭囲の発育を知ることができます。また，頭蓋骨は複数の骨がつなぎ合わさってできています。新生児期にはそれらの骨のつなぎ目が不完全であり，骨のすき間ができます。前のすき間を大泉門，後ろのすき間を小泉門と言います（図Ⅱ-10）。頭蓋骨の成長に伴って，小泉門は3か月，大泉門は1歳半には閉じます。

② 頭囲の異常

　新生児期から乳幼児期にかけては神経系，特に脳の発育がめざましく進む重要な時期です。脳の病気で神経症状が出る前に頭囲の異常で気づかれることも多く，早期発見につながる大切な指標となります。

○頭囲が大きい

　標準頭囲の97パーセンタイル[1]以上，または胸囲や身長に比べて頭囲だけ大きい時，脳腫瘍や水頭症[2]が心配されます。大泉門，小泉門の拡大，閉鎖の遅れを伴っていることがあります。発達の遅れや他の症状がないか気をつけ，他に異常がない場合にも検査が必要なことがあり，病気の早期発見のために医療機関への受診をすすめます。

○頭囲が小さい

　胎児期，新生児期の感染や仮死の影響で頭囲が小さくなることがあります。また染色体異常など生まれつきの異常により，頭囲が小さいことがあります。これらは新生児期から病院で経過を見ていることがほとんどです。遅れて頭囲が小さくなる病気に狭頭症（頭蓋骨縫合早期癒合症）があります。狭頭症は頭蓋骨の縫合が早期に癒着するため頭蓋骨が大きくなれず，発見が遅れると神経症状が現れてしまいます。脳神経外科で手術を受ける必要があり，早期発見が望まれます。

▷1　パーセンタイル
⇨ Ⅱ-3 参照。

▷2　水頭症
奇形や腫瘍により脳脊髄液の流れが滞る，または脳脊髄液の過剰生産により脳室が拡大すること。

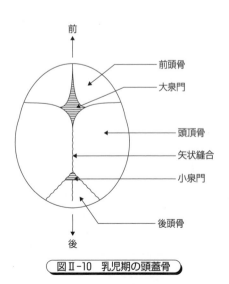

前

前頭骨
大泉門
頭頂骨
矢状縫合
小泉門
後頭骨

後

図Ⅱ-10　乳児期の頭蓋骨

（森　麻美）

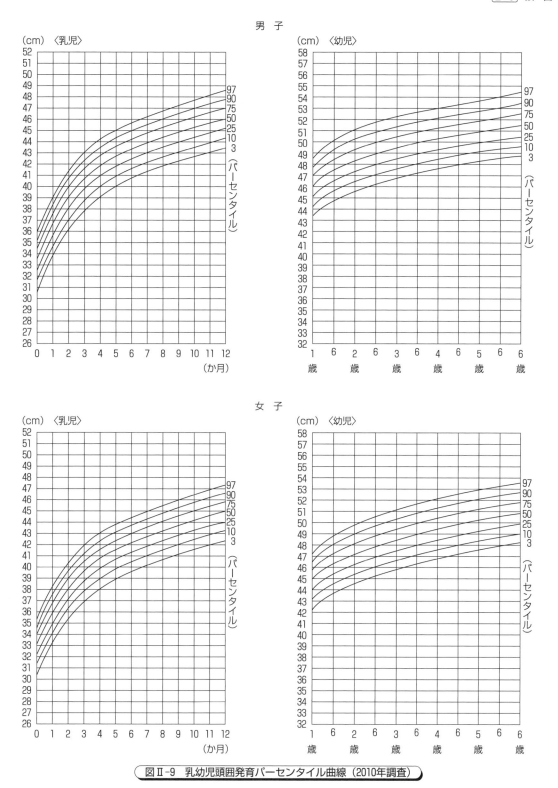

図Ⅱ-9 乳幼児頭囲発育パーセンタイル曲線（2010年調査）

身長，体重のバランス

　身長，体重のそれぞれの増え方を見ると同時に，そのバランスを評価することが乳幼児の発育，栄養状態の正確な把握に役立ちます。カウプ指数，肥満度，BMI などがその指標として利用されます。

1　カウプ指数

　乳幼児は身長，体重ともに急速に増加していきます。そのため身長，体重の測定値をばらばらに見ても発育がよいのかわかりにくいため，乳幼児の体型に対しほぼ一定の値を示すカウプ指数がよく使われます。

$$カウプ指数＝体重（g）÷身長（cm）^2×10$$

　カウプ指数15〜19前後が正常範囲で，14以下であれば身長に比べて体重の増加が少ないことを示しています。たとえば，乳児の哺乳量が足りているかどうかを体重増加だけで判断するのではなく，カウプ指数により，身長に対して十分な体重増加であるかが判断できます。体重増加不良が問題となりやすい乳幼児期の指標に適しています。逆に乳幼児期のカウプ指数が20を超えていた場合は身長に比べて体重が重い（過体重）と判断します。

2　肥満度

　肥満度（過体重度）は一般に標準体重に対する過剰な割合を計算し，乳幼児では肥満度−15〜 +15％を「ふつう」，学童以降では−20〜 +20％を「ふつう」と判断します。おもに学童期の肥満の評価に使用されます。乳幼児は体重が重くても体脂肪が増えているとは限らないため，身長に対して体重が重いという意味で過体重度と呼びます。

$$肥満度（％）＝100×（実測体重−標準体重）÷標準体重$$

　標準体重とは性別，身長による体重の平均値であり，厚生労働省の**乳幼児身体発育調査報告書**を参考にするとよいでしょう。肥満度が30％を超えると一般的に症状を伴う肥満症となりやすく，身体にいろいろな影響を及ぼします。また肥満度がマイナスになる場合，やせの評価に使われます。年長児，学童の体型の評価に適しています。

▷　**乳幼児身体発育調査報告書**
⇨ Ⅱ-3 参照。

3　BMI（body mass index）

　国際的に使われている体格を判定する指標です。主に成人の肥満の判定に使

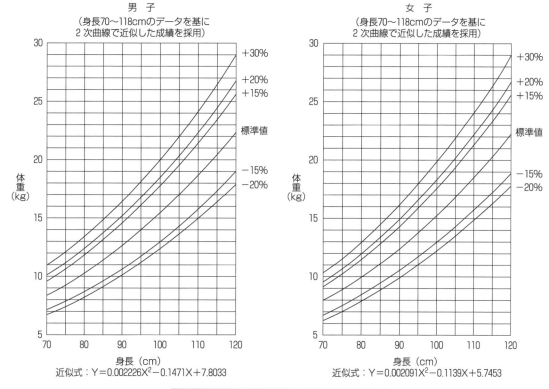

男　子
（身長70〜118cmのデータを基に
2次曲線で近似した成績を採用）

女　子
（身長70〜118cmのデータを基に
2次曲線で近似した成績を採用）

近似式：$Y=0.002226X^2-0.1471X+7.8033$

近似式：$Y=0.002091X^2-0.1139X+5.7453$

図Ⅱ-11　幼児の身長体重曲線（2010年調査）

用されています。

$$BMI = 体重（kg）÷身長（m）^2$$

で表され，基本的にはカウプ指数と同じものです。BMIの成人の標準は22（18
〜25）であり，25を超えると肥満となります。乳幼児ではBMI 15〜19を標準の
目安としています。成人の場合，BMIが体脂肪率とよく相関していますが，小
児の場合BMIの正常値は年齢によって異なるため，一律でBMIから肥満を判
定することはできません。そのため，日本では小児で肥満を判定する時は前述
の性別年齢・身長別の標準体重を基に求められる肥満度を指標として主に用い
ています。

④ 幼児の身長体重曲線

　厚生労働省の乳幼児身体発育調査報告書より作成された幼児の身長体重曲線
（図Ⅱ-11）は幼児の身長，体重の交差する点により肥満度がひと目でわかり，
便利です。地域の母子健康手帳にも掲載されています。

　母子健康手帳には身長・体重・頭囲の個別の発育パーセンタイル曲線も掲載
されており，それぞれ活用して，身長・体重のバランスを総合的に評価すると
よいでしょう。

（森　麻美）

8　肥満とやせ

▷1　肥満度
⇨ II-7 参照。

▷2　体脂肪が有意に増加した状態
体脂肪率を測り，男児：年齢を問わず25％以上，女児：11歳未満30％以上，11歳以上35％以上を指す。ただし小児では体脂肪量の測定は一般的に行わない。

▷3　日本肥満学会（編）(2017)．小児肥満症診療ガイドライン2017．ライフサイエンス出版．

▷4　幼児肥満ガイド
日本小児医療保健協議会により幼児肥満の特性が示されている。

▷5　幼児の身長体重曲線
⇨ II-7 参照。

▷6　睡眠時無呼吸症候群
扁桃肥大や肥満により気道が狭くなり，睡眠時に断続的に無呼吸を起こす。小児の睡眠時無呼吸症候群は成長障害の原因になる。

▷7　月経異常
肥満は卵巣のホルモン分泌に影響するため，3か月以上月経がない無月経になりやすい。

1　肥満とその対応

　肥満は体脂肪が異常に増加した状態を指します。6〜18歳では**肥満度**[▷1]が20％以上かつ**体脂肪が有意に増加した状態**[▷2]を肥満と診断します[▷3]。幼児では性別，年齢ごとの BMI パーセンタイル値（2000年）を用いて判定することが「**幼児肥満ガイド**[▷4]」に示されていますが，一般的には母子手帳に掲載されている**幼児の身長体重曲線**[▷5]を参考にするとよいでしょう。

　肥満度が20％以上を軽度，30％以上を中等度，50％以上を重度とします。肥満度が30％を超えると症状を伴いやすくなります。成人の肥満では糖尿病，動脈硬化症，高血圧，非アルコール性脂肪性肝疾患，**睡眠時無呼吸症候群**[▷6]，痛風などを発症しやすくなります。しかし，乳幼児期及び学童期にはこれらの症状がない場合が多く，肥満が体によくないことを本人や家族が理解しにくいため，治療の必要性を理解してもらうのがしばしば難しくなります。また，肥満により体を動かすのがしんどくなるため，運動が嫌いになり，結果として消費エネルギーが減り体重増加が進みます。過体重が原因で膝などの関節障害をきたすことがあります。運動機能の低下から劣等感を抱きやすく，不登校やいじめの原因になることもあります。年長女児では**月経異常**[▷7]の原因になります。身体面，精神面，生活面の問題を総合して治療の判定をします。肥満予防には生活リズム，食事，運動が大切です。幼児期から生活習慣を身につけることが望まれます。

　肥満を解消するためには周囲の協力が不可欠であり，家族ぐるみの食事療法，運動療法を行い，楽しみながら長く続けられる工夫が大切です。食事療法は極端なカロリー制限は行わず，成長期に必要な栄養素はきちんととる必要があります。炭水化物や脂肪をとりすぎず，野菜，蛋白質，ミネラルなどバランスよく摂取します。無理な制限はストレスがかかるため，おやつは決められた量を決められた時間にとるようにします。

　肥満には，他の病気が原因にある**二次性肥満**[▷8]もあります。**中心性肥満**[▷9]，低身長，精神運動発達遅延，性腺機能低下症，奇形などを伴う場合は二次性肥満が疑われます。

表Ⅱ-2　やせをきたすもの

栄養素の摂取不良	経済的理由，育児放棄，偏食，神経障害
消化器疾患	吸収不良・アレルギー（食物アレルギー，乳糖不耐症，吸収不良症候群，蛋白漏出性胃腸症），器質的疾患（奇形，幽門狭窄症，胃食道逆流，胃・十二指腸潰瘍，ヒルシュスプルング病，胆道閉鎖症），炎症性疾患（胃腸炎，クローン病，潰瘍性大腸炎，膵炎，肝炎）
消化器以外からの喪失	やけど，出血，アトピー性皮膚炎
栄養の利用障害・代謝障害	全身性重症疾患（心疾患，腎疾患，肝疾患，悪性腫瘍，感染症，喘息など），内分泌・代謝疾患（甲状腺機能亢進症，1型糖尿病，副腎皮質機能低下症）
神経・精神疾患	脳性麻痺，知的障害，意識障害，脳腫瘍，奇形，虐待，神経性食思不振症，神経性大食症

2　やせとその対応

　やせは体重が標準体重の70％未満になると生命の危険を生じるため，緊急の対応が必要です。やせの原因は病気，栄養状態，家庭環境，虐待や育児放棄などさまざまです（表Ⅱ-2）。年齢によっても原因は異なります。たとえば，食事に関して，乳児期には哺乳量は十分であるか，授乳方法は適切か，幼児期以降では好き嫌いや食べる量はどうか，調理法は適しているか，年長児では食欲不振がないか，間食は適切かなど，多数の原因があげられます。次に，食事は適切でも食物アレルギー，吸収不良，胃腸炎などにより十分に吸収できていない場合も体重は増えません。重症アトピー性皮膚炎では皮膚からの蛋白漏出により発育不良が見られます。生まれつきの心臓・腎臓の病気や代謝疾患では早くから体重増加不良が見られます。

　短期間に急激にやせてきた場合は**甲状腺機能亢進症**[10]，**1型糖尿病**[11]，悪性腫瘍（白血病，がんなど）に罹患している場合があります。そのような病気では他にも症状が見られるため，いつもと変わったことがないか注意深く話を聞きます。甲状腺機能亢進症では動悸・発汗・眼球突出・いらいら，1型糖尿病では喉の渇き・多飲多尿・疲れやすさ，白血病では鼻血が出る・あざができる・顔色が悪い・おなかがはるなどの症状です。最近，小学生以降で**神経性食思不振症（拒食症）**[12]によるやせが増えています。**神経性大食症（過食症）**[13]も食べてから自分で吐く行為を繰り返すため，結果的にはやせを引き起こします。これらの疾患は専門医による治療が必要です。

　肥満・やせはどちらも環境による影響が大きく，家族全体の食事，運動，生活形態の把握が必要です。養育者がどのような環境でどのような時間に子どもに接しているか，家族構成，経済状況も影響します。肥満・やせの原因は非常に多いため，できるだけ情報を集めて原因を特定することが望まれます。

（森　麻美）

▷8　二次性肥満
主に遺伝性肥満（プラダー・ウィリー症候群，レプチン遺伝子異常症など），視床下部性肥満（エンプティ・ゼラ症候群，脳腫瘍など），内分泌性肥満（クッシング症候群，インスリノーマなど）がある。

▷9　中心性肥満
ホルモンの作用で顔，首回り，肩，胴体などの脂肪が多くなり，手足などの脂肪は少なくなる。

▷10　甲状腺機能亢進症
⇨ Ⅶ-8 参照。

▷11　1型糖尿病
⇨ Ⅶ-8 参照。

▷12　神経性食思不振症（拒食症）
自分の体型へのイメージのゆがみにより拒食となる。極端にやせ身体にさまざまな影響が出て，生命に危険を及ぼすこともある。

▷13　神経性大食症（過食症）
精神的ストレスなどから食べ過ぎるだけでなく，食べ過ぎと嘔吐を繰り返すことが多い。

身体発育に影響する要因

発育には個人差がありますが，これにはさまざまな要因が関与しています。遺伝子によって決定される素質が大きな要因ですが，外部からもさまざまな影響を受けています。それらの要因には，以下のようなものがあります。

 先天的要因

○遺　伝

両親の体格が，最も子どもの体格に影響すると考えられています。また一般に男性のほうが女性より最終的な体格が大きくなります。人種により体格の差があることも知られています。これらは，主に遺伝により決まっていますが，一部は後に述べるように栄養などの影響も受けていると考えられます。

○胎内環境

母親の栄養状態や，**妊娠高血圧症候群**などの病気，薬剤の服用などで胎児の発育は阻害されます。妊娠中の母親の喫煙や飲酒も，発育を阻害します。特に妊娠中の１日10本以上の喫煙は，子どもの体格だけでなく知能発育をも阻害することが知られています。

▷　妊娠高血圧症候群
⇨ Ⅰ-5 参照。

 内分泌系，神経系などの内的要因

○内分泌系

成長ホルモン，インスリン様成長因子，甲状腺ホルモンなどが発育全般に関係します。また，性ホルモンは性発達だけでなく，骨の成長にも影響します。

○神経系

脳のなかにある視床下部に発育を調節する中枢があると考えられています。病気や低栄養などで発育が遅れても状態が改善すると，本来の発育速度に戻ろうと加速されるのは，発育をコントロールする中枢が働いているためです。また，神経が切断されると，その領域の筋肉が衰えることも発育に神経系が関与しているからだと考えられています。

 環境要因

○栄　養

食物を適切に食べることは，正常に発育するために必要不可欠です。戦争による飢饉で発育が遅れることは多くの研究で明らかにされています。

栄養不良は，カロリーの不足だけでなく特定の栄養素の不足もあります。蛋白質や微量元素（亜鉛，ヨード，カルシウム，リン，マグネシウムなど），ビタミンなどの成長に必要な栄養が不足すると発育が阻害されます。

栄養不良の期間が短い時には，栄養状態が改善すると正常な発育に追いつくことが可能です。

さらに，胎児期や乳児期に栄養不良があると，大人になってから高血圧や心臓病，呼吸器疾患，糖尿病などの病気になりやすいという報告があります。

○酸素濃度

酸素濃度の薄い高地で育った子どもは，発育が遅れ，体が小さい傾向にあります。また，心奇形や重症の呼吸器疾患（喘息など）にかかっている子どもは，低酸素状態のために発育が遅れることがあります。

○疾　病

多くの感染症や慢性の病気は，発育を遅らせます。また，治療のための薬（副腎皮質ホルモン剤など）も発育を遅らせる原因となります。

○社会経済的環境

貧しい環境で育った人は，富裕な環境で育った人に比べ，身長は低く肥満の傾向があります。社会経済的な格差は，質や量など食事の問題だけでなく家族内の争いや不安定な社会などの多くの問題と関係しています。食事が規則正しくバランスよくとれ，十分な睡眠と運動ができ，安全で安心して暮らせる家庭と地域が子どもの発育にとってよい環境だと考えられます。

○季節・気候

身長の伸びは，秋よりも春と夏に進み，体重増加は秋に速く進みます。また，北欧などの寒冷地方の人は大きなからだと短い足を持ち，アフリカなどの暑い地方の人は細いからだと長い手足を持っています。

○感　情

愛情不足による情緒の障害は，正常な発育を抑制することがよく知られています。感情がどのように発育に影響を与えているのかはよくわかっていません。発育の中枢である視床下部に影響を与えたり，ホルモン分泌に影響したりする可能性が考えられています。

④ 行動要因

○運動習慣

運動により筋肉の大きさを増やしたり体脂肪を減少させたりすることができます。運動をしないことは，小児肥満をもたらす重大な原因です。

○食習慣

過食や小食，偏食などは，栄養摂取の点から発育に悪影響を及ぼします。

（西島節子）

参考文献

Sinclair, D. & Dangerfield, P., 山口規容子・早川浩（訳）(2011)．ヒトの成長と発達．メディカル・サイエンス・インターナショナル．

五十嵐隆（編）(2011)．小児科学（改訂第10版）．文光堂．

R. S. イリングワース，山口規容子（訳）(1995)．ノーマルチャイルド．メディカル・サイエンス・インターナショナル．

1 新生児の運動機能の発達
──原始反射から始まる生後の運動発達

1 新生児の姿勢と運動

　新生児期は，母胎内で保護されていた胎児が，出産という一大イベントを経て刺激に満ちた世界に現れ，栄養や呼吸も自力で行い，生理的に適応，安定していく激動の時期です。新生児は全身の筋緊張が強く，通常，仰向け（仰臥位）では上肢はW型で両手を握り，下肢はM型の屈曲位をとります。腹ばい（腹臥位）でも同様の肢位でお尻が突き上がり，顔はどちらかに向いたままです。運動は制限されていますが，この時期すでに存在する**反射**[1]を「原始反射（新生児反射）」と呼びます。なかでも探索反射や吸啜反射は，出生直後から哺乳するための，生命維持に関わる重要な機能を担っています。

2 反射の発達

　脳神経系が未熟な新生児期から，脊髄・延髄→橋→中脳→大脳（図Ⅲ-1）と，上位の**中枢神経系**[2]が発達するのに伴い，脊髄・脳幹（橋まで）レベルの原始反射から，4か月頃には中脳レベルの「立ち直り反射」，そして9～10か月以降には大脳皮質レベルの「平衡反応」へと変化していきます（表Ⅲ-1）。新生児期から乳児期の主要な反射を図Ⅲ-2～10に示します。

　このように脳神経系の成熟とともに反射は変化し，反射によって繰り返された運動は，その際に生じた感覚と統合して学習され，反射が消失する頃には随意的運動として獲得されます。つまり，原始反射に始まる反射運動が基盤となり，その後の運動発達が進んでいくと考えられます。そのため，反射が出現すべき時期に出現しない，あるいは消失すべき時期に残存することは，筋肉や脳神経系に問題がある可能性を示し，その後の発達への影響を考慮すると，早期の介入が望まれます。

（岩見美香）

▷1　**反射**（reflex）
特定の感覚刺激に対して，特定の神経回路を介して無意識に素早く引き起こされる一定の反応を指す。これに対し，神経回路に大脳も関わるような，より複雑な反射は反応（reaction）と呼ばれる。

▷2　**中枢神経系**
神経系のうち，脳と脊髄を含む領域を指す。一方，脊髄より末梢は末梢神経系と呼ばれる。

（参考文献）
　栗原まな（2015）．眼で見る小児のリハビリテーション（改訂第3版）．診断と治療社．

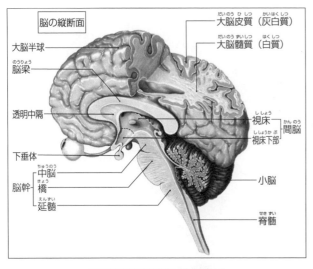

脳の縦断面

大脳皮質（灰白質）
大脳髄質（白質）
大脳半球
脳梁
透明中隔
下垂体
中脳
脳幹　橋
　　　延髄
視床
視床下部　間脳
小脳
脊髄

図Ⅲ-1　中枢神経系の概観

出所：高橋長雄（1989）．からだの地図帳．講談社，p.14.

表Ⅲ-1 中枢神経系の発達からみた反射と運動の発達

中枢神経系の成熟レベル	該当レベルでみられる反射及び反応	運動発達	月齢	反射・反応の発現～消失過程（※横軸は月齢） 1 2 3 4 5 6 7 8 9 10 11 12
脊髄	交差伸展反射	腹臥位 仰臥位	新生児	
	自動歩行（歩行反射）			
	手掌把握反射			
	足底把握反射			
脊髄-橋	Moro（モロー）反射		2か月	
	非対称性緊張性頸反射			
中脳（立ち直り反射）	頸立ち直り反射（分節的回転）	四つ這い 坐位	6か月	
	迷路性立ち直り反射			
	視性立ち直り反射		9～10か月	
	パラシュート反射			
大脳皮質（平衡反応）	仰臥位・腹臥位の傾斜反応	つかまり立ち 伝い歩き	12か月	
	跳躍（ホッピング）反応			

出所：前川喜平・小枝達也（2017）．写真でみる乳幼児健診の神経学的チェック法（改訂9版）．南山堂，p.99．より一部改変。

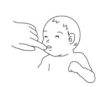

図Ⅲ-2 探索（ルーティング）反射

唇や頬に触れると，口をとがらせ顔を上下左右に動かして口で捕らえようとする。口に捕らえて吸う反射は吸啜（サッキング）反射という。

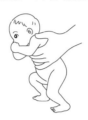

図Ⅲ-3 自動歩行（歩行反射）

起立した姿勢で足を床につけ前傾させると歩行動作をする。

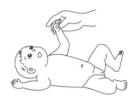

図Ⅲ-4 手掌把握反射

手掌に触れると全指を屈曲して握り返してくる。

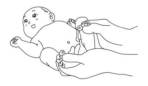

図Ⅲ-5 足底把握反射

足底の趾（ゆび）の付け根に触れると足趾が屈曲する。

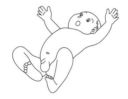

図Ⅲ-6 Moro（モロー）反射

仰臥位で少し持ち上げた頭を急に降ろすと，両腕を伸ばして大きく広げてから，抱きつくような動作をする。

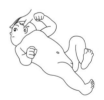

図Ⅲ-7 非対称性緊張性頸反射（ATNR）

仰臥位で頭を一方に向けると顔の向いた側の手足を伸展，後頭部側の手足を屈曲する。

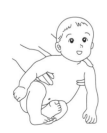

図Ⅲ-8 視性立ち直り反射

座位の乳児の体を左右に傾けると視覚情報により顔が垂直に立ち直る。目を隠しても平衡感覚により立ち直るのを迷路性立ち直り反射という。

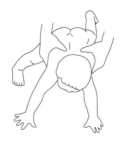

図Ⅲ-9 パラシュート反射

乳児の上体を急に倒すと上肢を伸展し両手を開いて支えようとする。6か月より前方，8か月より側方，10か月より後方でも出現する。

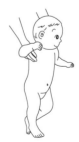

図Ⅲ-10 跳躍（ホッピング）反応

立位の小児を前後に傾けるとどちらかの足，左右に傾けると反対側の足が倒された方に出てバランスをとる。

出所：前川喜平・小枝達也（2017）．写真でみる乳幼児健診の神経学的チェック法（改訂9版）．南山堂，pp.100-107．より一部改変。

乳児の運動機能の発達

▷1　粗大運動
比較的大きな筋群を使う全身の運動。

▷2　パーセンタイル
⇨ Ⅱ-3 参照。

▷3　協　応
身体の複数の部位を関連させ，同時に，あるいはタイミングを合わせて動かすこと。

▷4　前　腕
上肢の肘から手までの部分を指す。

▷5　いざり這い
座位のまま，腰をずらして移動する方法。いざり這いばかりで移動する児はシャフラー（shuffling baby）と呼ばれ，立たせても足をついて支えようとせず，立位が遅れることが多い。

▷6　高這い
手足とも伸ばした高い姿勢でのハイハイ。

▷7　微細運動
手先のコントロールが必要な細やかな運動。巧緻運動（動作）とも呼ばれる。

参考文献
　家森百合子・神田豊子・弓削マリ子（1985）．子どもの姿勢運動発達（別冊発達3）．ミネルヴァ書房.

1　粗大運動の発達 ▷1

　動くことさえ困難な新生児が1年後には歩き出すように，乳児期に運動機能は劇的な発達を遂げます。表Ⅲ-2に乳児の姿勢と運動発達の概要を示します。発達の個人差は大きく，90パーセンタイルの月齢で到達しない場合に遅れがあると判断されますが，一人の子どもにおける発達全体のバランスも重要です。 ▷2

1～2か月：仰臥位ではあやすと微笑み，聴覚・視覚の発達により外界の刺激に反応して左右に顔の向きを変えたり，口-手-目の協応が発達します。腹臥位では前腕での支持により顔を少し上げるようになります。 ▷3 ▷4

3～4か月：仰臥位では手合わせ・足合わせや，上げた足（膝まで）を手で触ったり，おもちゃにも手を伸ばすようになります。腹臥位では両肘支持で顔を45度ほど上げるなど首が安定し，次第に重心の側方移動も可能となります。

5～6か月：仰臥位では両手でおもちゃを持ちかえたり，下肢がさらに上がってつま先まで触るようになり，寝返りも始まります。腹臥位では両手での支持で上体をもち上げます。腰を支えれば座位もとれるようになります。

7～8か月：仰臥位では足をなめることで足先まで認識が明瞭となり，腹臥位では片手支持から四つ這い姿勢，また手で回転，後退するといった移動から，やがて腹這いが始まります。自力で座れるようになり，背筋が伸びて安定します。

9～10か月：座位が安定して両手遊びが充実し，四つ這いで自在に移動して探索活動も広がりますが，四つ這いをしない子や，**いざり這い**をする子もいます。 ▷5

　低いテーブル等でのつかまり立ち，伝い歩きが可能となり，次第に，壁で少し支えるだけでも立位がとれるようになります。

11～12か月：壁での伝い歩きから，一瞬手を離したり，何にも摑まらずに立ち上がったりできれば，ひとり歩きも間近です。**高這い**まで進む子もいます。 ▷6

2　微細運動の発達 ▷7

　乳児の手の機能の発達について表Ⅲ-3に示します。表Ⅲ-2と対比すると，口で舐め，体やおもちゃに触り，ハイハイの変化により手掌から指先で体を支える等，粗大運動での手の使い方に伴って，手全体の大雑把な動きからそれぞれの指を分離した細やかな動きに発達することがわかります。これらの粗大，微細運動の発達には，原動力として知的欲求の発達が必要です。　　　（岩見美香）

表Ⅲ-2　乳児の姿勢と運動の発達

月齢	仰臥位	協応動作	腹臥位		手の機能	移動運動
1か月		口→手	支持なし	一方を向く	手挙	
2か月		手→口 目→手 足←→手（口，胸） 足←→足（床） 前腕支持	中央を向ける 左右へ向きかえる			
3か月	重心の頭側移動	手→目 手←→手（目） 足←→足（内側） 両肘支持 重心の尾側移動	顎がひける 肩が下がる 肘が前に出せる 180°追視	手の把握反射が弱まり始める 尺側把握 手に何かが触れるとその手を見る 手に触れたおもちゃを手を開いてつかむ	
4か月		手→膝 足←→足（足底） 手→口→目 片肘支持 重心の側方移動	骨盤後傾 大腿の外旋 外転	おもちゃを両手で持ち眺める 正中線ではおもちゃに手が出ない 手が正中を越える（4か月半）	寝がえり 重心頭側へ 重心側方へ 上側手正中越す 下側肘支持
5か月		手→足 目→手→口	遊泳運動			
6か月		手→足 目→手→口 手掌支持	前後左右への立ち直り	把握反射消失 橈側把握 正中線でもおもちゃに手を出してつかめる おもちゃを持ちかえる	
7か月		手→足→口 片手支持		熊手把握	ピボット，バック
8か月		四点支持	斜め坐り 自立坐り（不完全）		腹這い
9か月			自立坐り（完全） つかまり立ち（卓） 伝い歩き（卓）	鋏状把握	四つ這い
10か月			つかまり立ち（壁）		
11か月			伝い歩き（壁） 手放し立ち	釘抜つまみ	高這い
12か月					立ち上がり ↓ 歩行

（注）3か月以内の遅れは正常範囲であるが，相互の間に3か月以上の逆転，飛び越し，非対称がある場合に問題となる。

出所：家森百合子（1998）．助産婦のための退院指導マニュアルペリネイタルケア．メディカ出版，**17**，p.46．より一部改変。

表Ⅲ-3　乳児の手の機能の発達

2～3か月	4～5か月	5～6か月	6か月～	8か月～	11か月～
握ませるとしばらく握る（把握反射から随意的把握へ移行する）	手掌把握 手全体で握む	全指把握 指全部で握む	橈側把握 親指側で握む	鋏状把握 （はさみ持ち） 親指と人差し指の腹で挟む	ピンセットつまみ （釘抜つまみ） 親指と人差し指の先を対向してつまむ

出所：鴨下重彦ほか（編）（2003）．ベッドサイドの小児神経の診かた（改訂2版）．南山堂，p.59．より一部改変。

3　幼児の運動機能の発達

1　粗大運動と微細運動のさらなる発達

　幼児期には，歩行の開始により活動がぐんと広がり，全身を協調したダイナミックな運動も，両手を協調して道具を扱う巧緻動作も，さらなる発達を遂げます。この時期は脳重量の変化も著しく，出生時は成人（平均1,350 g）の25%程ですが，3歳で約80%，6歳で約90%に達します。これは主に，ネットワークをつくる神経線維や，それを支えるグリア細胞の増加によるもので[※1]，新たな経験が経路を増やし，試行錯誤しながら学習することで伝達効率が向上します。目覚ましい脳の変化が発達を支えているのです。

　以下に，幼児の運動発達の概要を記すとともに，図Ⅲ-11に，**デンバー発達判定法**[※2] による，粗大・微細運動を含んだ乳幼児の発達の推移を示します。

1歳前半：数m以上転ばないで歩く。片手を持つと階段を上る。指差して物の名前を言う。スプーンを使う。なぐり書きをする。積木を2～3個積む。

1歳後半：走る。階段を両足を揃えて1段ずつ上る。ボールを蹴る。靴の脱ぎ履きをする。ボタンを外す。円をなぐり書きする。積木を4～6個積む。

2歳半：両足で跳ぶ。つま先で歩く。階段を両足を揃えて一人で上り下りする。縦線をまねて書く。積木を8個積む。

3歳：1～2秒間片足立ちをする。三輪車をこぐ。ボタンを掛ける。一人で服を着る。はさみを使う。○をまねて書く。

4歳：ケンケンをする。階段を足を交互に出して下りる。顔を洗って拭く。一人で歯を磨く。□をまねて書く。

5歳：スキップをする。つま先歩きをする。でんぐり返りをする。ブランコを立ってこぐ。はさみで線の上を切る。△をまねて書く。

2　発達の相互作用と総合的理解の重要性

　乳児期同様，幼児期の運動発達も，身体の成長や精神発達と大きく相関します。生活の場が家庭から外へ広がり，家族以外の大人や子どもとの関わりも増え，生活経験を通して知的，情緒的，社会的発達が促され，人格形成が進みます。これらは相互に影響し合うため，発達に気がかりがあれば，なるべく早期の対応が必要です。保育者は発達の**マイルストーン**[※3]をよく知り，子どもを総合的に理解することが求められます。

（岩見美香）

▷1　Mann, M. D.（1984）. The growth of the brain and scull in children. *Develop. Brain. Res.*, **13**, pp. 169-178.

▷2　日本小児保健協会（2003）. DENVER Ⅱ──デンバー発達判定法. 日本小児医事出版社.

▷3　**マイルストーン**
一般的には道路や線路わきにある起点からの距離を記した標識を指し，日本語では里程標，一里塚とも呼ばれる。子どもの発達においては，年齢相応の発達段階の目安となる行動などを指す。

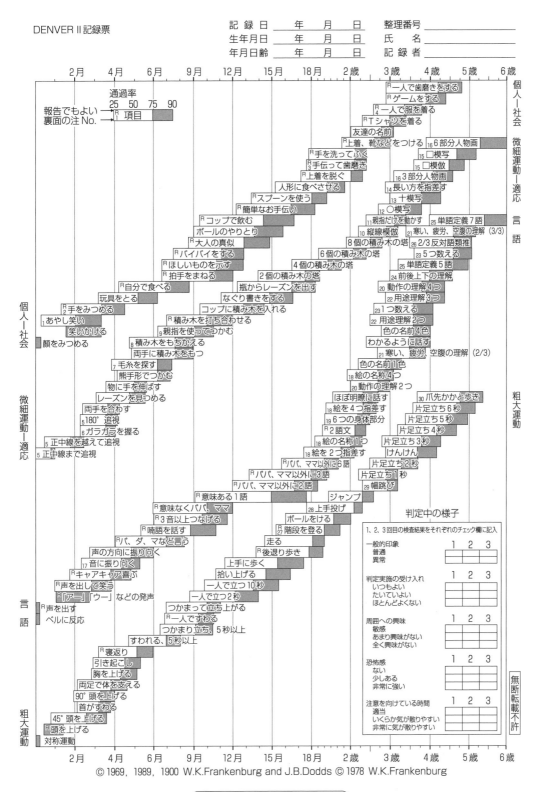

図Ⅲ-11 デンバー発達判定法

出所：日本小児保健協会（2003）．DENVER Ⅱ——デンバー発達判定法．日本小児医事出版社．

4　学童期以降の運動機能の発達

▷1　体力・運動能力調査
1964年の東京オリンピック開催を契機に，競技スポーツの発展とともに，体力増進施策の一貫で体力に関する情報収集を目的に始められた調査。学校でも「体力テスト」として実施され，1999年の改訂で，「新体力テスト」と改称された。
▷2　スポーツ庁．体力・運動能力調査結果の概要（http://www.mext.go.jp/sports/b_menu/toukei/chousa04/tairyoku/kekka/1368159.htm）．
▷3　文部科学省（2012）．幼児期運動指針（http://www.mext.go.jp/a_menu/sports/undousisin/1319771.htm）．
▷4　発達性協調運動症（発達性協調運動障害）
有病率は学童の5〜6%，男女比は2〜7：1と男児に多く，50〜70%で青年期以降にも継続する。
▷5　感覚統合療法
（Sensory Integration；SI）
米国の作業療法士，エアーズ（Ayres, A. J.）が提唱した発達障害児へのリハビリテーションの手法。前庭系，体性感覚系（固有受容覚，触覚）での感覚情報処理を重視し，子どもが自らの意欲で挑戦し，発達を積み上げることを促す。
▷6　ビジョントレーニング
視覚機能による「見る力」の改善・向上を促す訓練。単なる視力ではなく，眼球運動，形態や空間などの視覚認知，身体との協調なども含まれる。

1　基本的運動機能の定着から発展へ

　学童期は，幼児期までと比べると発達の速度がゆるやかになりますが，幼児期に獲得した基本的な運動機能が定着し，学校教育や日常生活のなかでさらに精錬されていく時期です。スポーツや遊びといった社会的活動を通して，身体発育や体力の増進，運動能力の発達が促されます。しかし近年，社会環境の変化に伴う，子どもの体力・運動能力の低下が危惧されています。

　毎年，小学生から成人を対象に，**体力・運動能力調査**[1]が実施され，学校においても「新体力テスト」として行われています。学童期の調査結果の推移を見ると，子どもの基礎的運動能力は1985年頃をピークとして長期的に低下傾向にあり，未だに当時と比べて低い水準のままです。文部科学省に加えて2015年にはスポーツ庁も創設され，「生涯にわたり心身ともに健康で文化的な生活を営むことができる社会」の実現を目指して，さまざまな啓発活動が行われています。毎年，公表される調査の分析結果[2]によると，幼児期からの運動習慣は学童期以降も継続される傾向にあり，運動時間の長さが体力や運動能力だけでなく，運動以外の活動における粘り強さや，ストレス解消能力，生活の充実感など，心の健康にも影響を及ぼすことが報告されています。世界保健機関（WHO）も1週間の総運動時間として420分（＝平均1日1時間）以上を推奨しており，文部科学省も2012年に策定した「幼児期運動指針[3]」のなかで，「毎日，合計60分以上，楽しく体を動かす」ことを目標に掲げるなど，幼少期からの運動習慣の形成が重要視されています。

2　学童期の運動機能の問題

　運動機能の明らかな障害は幼児期までに気づかれることが多いですが，いわゆる「運動オンチ」や「不器用」と呼ばれるような協調運動や巧緻動作の問題は，就学以降に顕在化しやすく，本人が受ける心理的影響も決して少なくありません。その子どもの他の発達水準と比べて明らかに運動機能が拙劣で，そのために不利益を被っている場合，発達障害の一つである**発達性協調運動症**（Developmental Coordination Disorder；**DCD**）と診断されることがあります[4]。診断のために有用な微細神経学的徴候（soft neurological sign）を表Ⅲ-4に示します。体幹機能による姿勢保持能力や，眼球運動，眼と手の協調的運動，手先の

表Ⅲ-4　微細神経学的徴候の検査および評価方法

閉眼片足立ち	閉眼で片足立ちをして秒数を計測する	−	両足とも10秒以上立てる
		＋	少なくともどちらかの足で10秒以上立てない
指対立	第Ⅰ指とそれ以外の指を順に対立させ触れさせていく。第Ⅱ指より，1往復3-4秒の速さで，Ⅲ，Ⅳ，Ⅴ，Ⅵ，Ⅲ，Ⅱと5往復させる	−	少なくとも片側は円滑に行える
		＋	両側とも指を間違えたり，同じ指にふれたりする（3回以上）
回内回外	肘は90°屈曲位で回内回外運動し，反対側上肢はリラックスする。1秒間に4回の速さで15秒間施行する	−	少なくとも片側は回内回外が円滑（肘の動きが5cm以内）で正確
		＋	両側とも回内回外が円滑でない（肘の動きが5cm以上）または下手
回内回外時の連合運動	回内回外時，反対側に認められる不随意運動（上肢）の有無をみる	−	少なくとも片側は鏡像運動・不随意運動や肘の屈曲はみられない
		＋	両側とも鏡像運動・不随意運動，または肘の軽い屈曲を認める
側方注視	正面を向き，45°側方の検者の指を注視。左右方向で20秒ずつ実施，目が動いた回数を数える	−	目が動く合計回数が3回未満
		＋	目が動く合計回数が3回以上

出所：柏木充・鈴木周平（2009）．問診と微細神経学的徴候による不器用さの簡易判定法について（9歳以上13歳未満での検討）——発達性協調運動障害診断の指標として．脳と発達，**41**(5)，pp.343-348．より一部改変。

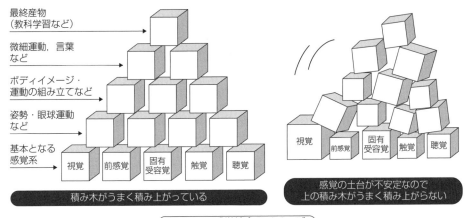

最終産物（教科学習など）
微細運動，言葉など
ボディイメージ・運動の組み立てなど
姿勢・眼球運動など
基本となる感覚系

視覚　前感覚　固有受容覚　触覚　聴覚

積み木がうまく積み上がっている

視覚　前感覚　固有受容覚　触覚　聴覚

感覚の土台が不安定なので上の積み木がうまく積み上がらない

図Ⅲ-12　感覚統合のイメージ

出所：加藤寿宏（監修），高畑脩平・萩原広道・田中佳子・大久保めぐみ（編著）（2019）．子ども理解からはじめる感覚統合遊び——保育者と作業療法士のコラボレーション．クリエイツかもがわ，p.9.

巧緻動作といった運動調節能力は，読み書きなど学習活動への影響も大きく，DCD は他の神経発達症に併存することも多いため，特別支援教育の対象として，配慮や支援の必要性が認められるようになってきました。治療介入方法として，**感覚統合療法**やビジョントレーニングの有効性が知られています。図Ⅲ-12に示す感覚統合のイメージにあるように，運動の土台となる感覚も，幼少期からしっかり使って鍛えておくことが望まれます。将来の学習や集団参加，自己肯定感の基礎となる身体をつくるには，やはり乳幼児期からの積み上げが大切なのです。

（岩見美香）

参考文献

Ayres, A. J., 宮前珠子（訳）(1982)．子どもの発達と感覚統合．協同医書出版社．
岩永竜一郎 (2014)．自閉症スペクトラムの子どもの感覚・運動の問題への対処法．東京書籍．
北出勝也 (2011)．発達障害の子のビジョン・トレーニング——視覚を鍛えて読み書き・運動上手に！　講談社．
奥村智人・三浦朋子・茅野晶敬 (2018)．学びにくい子どもと教室でできる！プチビジョントレーニング．明治図書出版．

自律神経

1　自律神経の働き

　自律神経は，循環，呼吸，消化，排泄，代謝など生命維持に大きく関わる神経系です。からだの内外の環境は変動するため，それに応じてからだの活動状態も常に変動しています（表Ⅳ-1）。自律神経は，**ホルモン**を分泌する内分泌器官と一緒に調節を行っています。

▷1　ホルモン
内分泌器官で合成されて血液中に放出される微量な蛋白質。血液中を流れて標的組織に到達して情報を伝えることによりその働きを調節する。

　自律神経とホルモンによる調節はお互いの働きを補っています。自律神経による調節は，迅速かつ強力に効果が出ますが持続は短時間です。一方，ホルモンによる調節の効果はゆっくり起こってきますが，長時間持続します。自律神経は常に内部環境の微調整を行っていますが，ホルモンは成長や妊娠などに伴う内部環境の基本レベルを変化させるものが多いのです。また，自律神経は内臓や組織に分布していますが，流れている血液には影響を与えることができません。そのため血液中の電解質などはホルモンが調節しています。

2　自律神経の特徴

　自律神経が目的とする内臓や組織の働きを調節する方法にはいくつかの特徴があります。

○自律支配
　自分の意思とは無関係に反射や感情によって自動的に調節を行っています。

○二重支配
　交感神経と副交感神経の2つの神経系があり，大半の内臓や組織はこの両方の調節を受けています。例外的に汗腺やほとんどの血管などは交感神経だけが調節を行っています。

○拮抗支配
　相反支配とも言いますが，交感神経と副交感神経は逆の効果を引き起こすような調節を行っています。

○持続支配
　常に内臓や組織に情報を送り続けて微調整を行っています。

3　自律神経系の高次中枢

　自律神経系の最上位の中枢は，視床下部にあります。視床下部は，成人でも

表Ⅳ-1　自律神経の働き

		交感神経	副交感神経
眼	瞳孔	散大	縮小
	毛様体筋	遠くを見る	近くを見る
心　臓	心拍数	増加	減少
	心収縮力	増加	減少
気管支		拡張	収縮
消化器	動き	低下	亢進
	消化液		分泌増加
	肝臓	ブドウ糖をつくる	グリコーゲン合成
排　尿		抑制	促進

出所：馬場（2009），及びジョン・E・ホール（2018），などを参考に作成。

わずか数 cm^{3}しかありませんが，**大脳辺縁系**の最も重要な制御経路の一つです。体温調節中枢，摂食中枢（空腹や満腹感を調節），血糖調節中枢，水分調節中枢，下垂体機能調節中枢（下垂体から分泌される一部のホルモン量を調節），日内周期調節中枢と本能行動を統合する部位があります。

▷2　**大脳辺縁系**
感覚情報の通路であり生存本能や好き嫌いに関わる原始的な脳。

脳幹にある自律神経中枢

　中脳，橋，延髄からなる脳幹には，循環（血圧の上昇や下降，心拍数や心臓の動く力加減の調節），呼吸（息を吐くタイミングの調節や，酸素や二酸化炭素の濃度を感知して息を吸う量と呼吸回数の増減），嚥下中枢（ものを飲み込む），嘔吐反射，排尿反射を調節する中枢があります。外部情報を集めて，交感神経と副交感神経を通じて生命維持に重要な働きを調節しています。

末梢の自律神経系

○交感神経

　交感神経は，胸腹部の脊髄神経と一緒に脊髄から分かれて末梢に出ていきます。脊髄に並行して下降する左右一対の交感神経節幹や無対の交感神経節などを経由して内臓や組織に広がっていきます（図Ⅳ-1）。交感神経の一部は副腎髄質に入り，ホルモンであるアドレナリンやノルアドレナリンを分泌させます。交感神経系は「闘争か逃走」と言われる活動をする時や，精神的に興奮したり不安があったりする時に活発に働きます。交感神経が働くと，心拍数や呼吸数が速くなり，心臓の動く力が強くなり血圧を上げて酸素やエネルギーを組織により多く送れるようにします。消化機能は休止し，肝臓に貯蔵されているグリコーゲンを分解してブドウ糖をつくります。ブドウ糖は血中に入って活動のエネルギー源になります。また瞳孔を開いて，より多く・より遠くの情報が得られる状態に調節します。

○副交感神経

　副交感神経は，中脳・延髄から顔面神経や迷走神経などの脳神経として出て

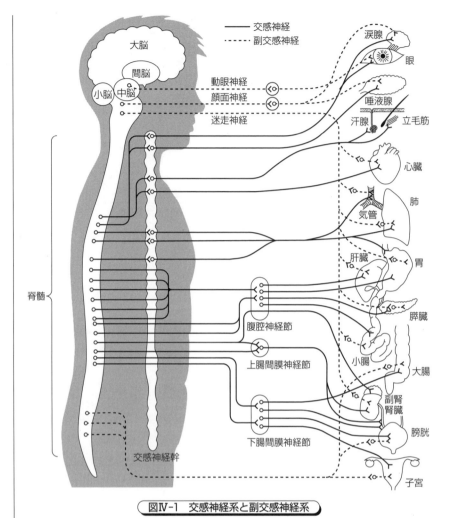

凡例：
── 交感神経
┈┈ 副交感神経

大脳
間脳
小脳　中脳
動眼神経
顔面神経
迷走神経
脊髄
腹腔神経節
上腸間膜神経節
下腸間膜神経節
交感神経幹

涙腺
眼
唾液腺
汗腺　立毛筋
心臓
肺
気管
肝臓　胃
膵臓
小腸
大腸
副腎
腎臓
膀胱
子宮

図Ⅳ-1　交感神経系と副交感神経系

出所：馬場（2011）．及びジョン・E・ホール（2018）．より作成。

いくものと，おしりに広がる脊髄神経と一緒に出ていくものがあります。副交感神経の75％は迷走神経に含まれます。副交感神経系は，組織の回復と省エネルギー化を行うように調節しています。血圧や心拍数を下げてからだをリラックスした状態にし，腸を動かしたり消化液を出したりして消化・吸収を行います。また余ったブドウ糖をグリコーゲンに合成して肝臓にためます。

○化学伝達物質

　末梢の自律神経系は，その情報を伝えるために化学伝達物質を使っています。その物質とは，交感神経ではアセチルコリンとノルアドレナリン，副交感神経ではアセチルコリンです。自律神経系の関係する病気の治療やショック状態で低血圧になった時などには，これらの化学伝達物質やそれらに似た働きをもつ物質を薬として使って自律神経系の作用を強めたり弱めたりすることで治療を行うことができます。

6 自律神経系の発達

　自然界の生き物は，子ども時代には親の与えてくれる食事を消化・吸収して成長します。その間は親が危険から守ってくれます。しかし，おとなになると自分で食物を探し，敵から身を守り，子どもを育てる緊張の連続した生活になります。人間も同じで子どもの時には，成長を促す副交感神経の調節が優位ですが，自立していく学童期後半からは交感神経の調節が優位になります。この交代がうまくいかないことでさまざまな症状が起こります。また成人になってからも自律神経系の不調が病気の原因や悪化させる要因になります。

7 自律神経系の調節異常

　自律神経の調子が悪いと起こる症状として，繰り返す朝の腹痛・嘔吐などの消化器症状や，手足の冷感・頭痛・めまい・失神などの循環器症状，倦怠感・脱力感・発熱などがあります。しかし，検査やからだの所見に具体的な異常を認めることが少なく**心身症**や過敏性体質と診断されていることも多いようです。

▷3 心身症
⇨ VI-6 参照。

❍ケトン性低血糖，周期性嘔吐，アセトン血性嘔吐症

　遠足などのイベント，運動，発熱などで空腹が続くと交感神経系の働きでグリコーゲンからブドウ糖をつくりますが，十分なブドウ糖がつくれないと不機嫌や元気がないなどの低血糖症状が起こります。脂肪をエネルギー源として不足を補おうとしますが同時に産生されたケトン体（アセトンやアセト酢酸など）が血中や尿中に増えます。またストレス自体が嘔吐中枢を刺激して嘔吐を繰り返すようになるといっそう症状が悪くなります。

❍起立性調節障害

　立ちくらみ，めまい，立っている時の気分不良や失神，入浴時や嫌なことを聞いた時の気分不良，軽い動きでの動悸や息切れ，朝起き不良や午前中の不調などの複数の症状が組み合わさって見られることがあります。成長期に多く，交感神経系の働きが悪い時に起こしやすい症状です。一時的に薬が必要なこともありますが，成長すると徐々に改善していきます。

❍反復性腹痛，過敏性腸症候群

　精神的な負担や体の不調が副交感神経系の働きを異常に強めるために繰り返す腹痛（反復性腹痛）を起こすと考えられています。過敏性腸症候群は，腹痛のほかに便秘や下痢を合併することが多く，消化剤や精神安定剤などの治療以外に環境調整などが効果を上げることもあります。

（西島節子）

参考文献
　田所衛（監修）（2007）.
わかりやすい人体の仕組み
――主な疾患へのアプローチ. 日本医学館.
　五十嵐隆（編集）（2019）.
小児科診療ガイドライン
――最新の診療指針（第4版）. 総合医学社.
　馬場一雄（監修）（2009）.
新版小児生理学. へるす出版.
ジョン・E・ホール，石川義弘ほか（訳）（2018）. ガイトン生理学（原著第13版）.
エアセビア・ジャパン.
　日本小児心身医学会（編）（2015）. 小児心身医学会ガイドライン集（改訂第2版）. 南江堂.

2 体　温

1 体温の調節

　人の体温は，生体内の活動が最も有効に働くように外気温や運動にかかわらずほぼ一定に保たれています。温度情報は，主に皮膚で感知されると視床下部にある体温調節中枢に伝えられ，体温の調節が行われます。体温を一定に保つためには，体内で産生される熱と外部に放散される熱がつり合っていることが必要です（図Ⅳ-2）。

○熱産生

　安静時の熱産生の70〜75％は食物摂取により肝臓や脳，心臓，消化管などの内臓で行っています。しかし運動時には，筋肉による産生が70〜90％程度に増えます。生命維持に必要な最低限のエネルギーを**基礎代謝**[1]と言います。気温が下ると筋肉のふるえなどで熱が産生されます。ふるえによる熱産生は，基礎代謝の2〜3倍になります。身体活動や食事，各種ホルモンやアドレナリンの作用などでも熱産生は増えます。新生児には**褐色脂肪組織**[2]があり熱を産生するこ

▷1　**基礎代謝**
安静，空腹で寝ている時の生命維持に必要なエネルギー量のこと。成人では，1日に体重1kgあたりほぼ20kcalが必要だが，年齢が低いほど体重あたりの量は多く（1.5〜2倍程度）必要になる。

▷2　**褐色脂肪組織**
熱産生を行う脂肪組織。人の新生児では肩甲骨部から腋窩，腎臓周囲や脊髄・大動脈周囲にある。生後間もなく体深部の一部を残して白色脂肪組織に置き換わる。

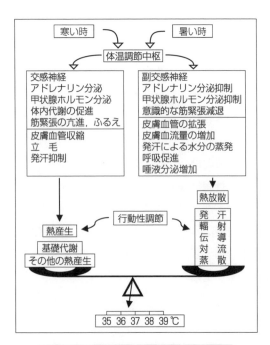

図Ⅳ-2　体温の調節と維持を行う仕組み

出所：中野（2000），及び中野（2001），より作成。

とができます。

○熱放散

輻射は皮膚から空気や壁などに熱が逃げていくことです。伝導は体と触れている物の間に，対流は皮膚と周囲の空気の間に起こります。皮膚への血流が増えると熱放散が増えます。呼吸や発汗により水分の蒸散が起こり熱は放散されていきます。発汗は，気温が体温より高くなった時に熱放散を増加させる唯一の方法です。

○調節の仕組み

体温調節の仕組みには，行動性体温調節と自律性体温調節があります。行動性調節とは，暑くなると薄着になったり，寒くなると暖房をつけたりする方法です。自律性調節とは，体温調節中枢を介して自律神経による調節や，**甲状腺ホルモン**，**アドレナリン**の分泌などで調節する方法です。

2 核心温度と外殻温度

体の中心部の温度を核心温度と言い，肝臓や筋肉ではほぼ一定の37℃に保たれています。皮膚など体の表面の外殻温度は低く，中心部から段階的に低くなっています。体温は，核心温度を測定することが望ましいのですが実際上は困難です。一般的には，腋窩（脇の下），口腔内，直腸の３か所で測定することが多いです。

3 体温の日内変動

体温は，ほぼ24時間周期で変動します。夜間睡眠中に徐々に低くなり，早朝の４〜６時頃が最低になります。目覚めると上昇し朝食後に急激に上昇します。その後はゆるやかな上昇が続き夕方に最高になった後，徐々に下降し夜中に急激に低下します。変動の幅は0.6〜1.0℃です。この変動は，睡眠や活動，食事などに影響されるものではなく**概日リズム**によるものです。

4 子どもの体温の特徴

乳幼児期は体温調節機能が未熟なため，外気温の影響を大きく受けます。生後４か月頃になると体温はほぼ安定し，２歳頃から生理的な日内変動が見られるようになります。

子どもは基礎代謝が高く熱の産生量が増大しているため，普段からおとなより高めの体温を保っています。14〜16歳頃におとなのレベルになります。

また，子どもの体温はおとなに比べ簡単に変動します。体温調節機能が未熟，体表面積に対し循環機能が未熟，筋肉や体脂肪が薄くそれに対して体表面積が大きいなどがその理由です。また，感染症にかかる機会もおとなより多く，すぐ**発熱**します。

（西島節子）

▷3　甲状腺ホルモン
⇒ Ⅶ-8 参照。

▷4　アドレナリン
⇒ Ⅳ-1 参照。

▷5　概日リズム
周日性リズムとも言う。体温やホルモン分泌などのからだの機能は，約24時間前後の周期的な変動が見られる。視床下部にある日内周期調節中枢（生物時計）が調節している。

▷6　発　熱
⇒ Ⅳ-3 参照。

参考文献

馬場一雄（監修）（2009）．新版小児生理学．へるす出版．

ジョン・E・ホール，石川義弘ほか（訳）（2018）．ガイトン生理学（原著第13版）．エルセビア・ジャパン．

中野昭一（編）（2000）．図解　生理学（第２版）．医学書院．

中野昭一（編）（2001）．図説　からだの仕組みと働き．医歯薬出版．

3　水分代謝と発熱

① 水分代謝

　体を構成する水分は特別な電解質組成をしており，浸透圧やpH[※1]，温度もほぼ一定に保たれています。体の細胞が正常に働くためには，これらの調節が重要です。

○発育に伴う構成水分量の変化（表Ⅳ-2）

　全体重の30〜80％が水分で，脂肪が多いほど全体の水分量は少なくなります。水分は，細胞の内にある細胞内液と外にある細胞外液に分けられます。全てのからだの細胞は，細胞外液に浸っています。その組成は，生命の源と思われる原始海水[※2]に似ています。細胞外液のうち1/4は血液の液体成分である血漿，3/4は間質液です。細胞内液は，細胞外液に比較してカリウムが多く含まれています。全水分量と細胞外液量は，成長とともに減少しますが，細胞内液量はほぼ一定です。乳児や新生児がおとなに比べて細胞外液量が多いのは，細胞外液に富む皮膚組織が多く，かつ細胞内液に富む筋肉組織が少ないためです。

○からだの水分量の調節（表Ⅳ-3）

　からだの水分量，主に細胞外液量は体内に入る水分量と体外に失われる水分量がほぼ等しくなるように調節されます。水分の摂取は，水などの飲み物のほかに食品からも行われます。また栄養素が体内で消化される時に水が発生します。一方失われる水分は，まず便とともに排泄される水分があります。さらに皮膚や呼吸からの蒸発があり，これは感じることができない蒸発なので不感蒸泄と呼ばれ乳児や幼児では体重あたりにするとおとなの2〜3倍近くになります。残りが尿として排泄されます。腎臓がこの尿量を調節します。

▷1　pH
水素イオン指数とも言い，酸性・アルカリ性の程度を示す指標。pH7が中性で，数字が小さくなると酸性，大きくなるとアルカリ性を示す。

▷2　原始海水
細胞外液の塩分濃度は約0.9％，それに対して海水の塩分濃度は約3.4％。細胞外液は，生命が海から陸上に上がって生活を始めた頃の原始海水の塩分濃度と考えられている。

表Ⅳ-2　構成水分量（体重あたり：％）			
	全体水分量	細胞外液	細胞内液
新生児	74-78	40-45	32-34
乳　児	60-72	25-30	33-43
幼　児	59-62	20-26	34-46
学　童	57-62	19-22	32-47
成　人	30-68	15-20	35-40

出所：五十嵐隆（編）（2011）．小児科学（改訂第10版）．文光堂．

表Ⅳ-3　水分必要量（体重1kgあたり1日に必要な量：ml）		
	必要量	不感蒸泄量
新生児	80-100	30
乳　児	120-150	50-60
幼　児	100-120	40
学　童	60-80	30
成　人	40-50	20

出所：澤田淳（編）（2007）．最新小児保健（第3版）．日本小児医事出版社．

　血漿のpHは，7.4前後のきわめてせまい範囲で一定に保たれていますが，生命機能を維持する代謝の働きがこの値で最大になるためです。腎臓や呼吸によって調節されています。

　血漿中のナトリウムやカリウムなどの主要な電解質の濃度は，ホルモンの影響を受けた腎臓がその排泄量を調節することで保っています。

○子どもの水分代謝の特徴

　1日の水分摂取量と排泄量は，体重あたりでは子どもはおとなの約3倍になります。また不感蒸泄による水分喪失量もおとなより多くの割合を占めます。そのため吐いたり，下痢をしたり，発熱したりすると脱水症状を起こします。腎臓の濃縮力も未熟なため，からだの水分が不足していても不要物の排泄に水分が多く必要となります。そのうえ，乳幼児はのどの渇きを訴えられず水分不足が悪化するため，十分な水分の摂取をさせる必要があります。

発　熱

　発熱物質によって体温が正常以上に上昇することを発熱と言います。細菌の破壊によって出された毒素や，腫瘍などによって壊されたからだの組織から遊離されたものを外因性発熱物質と言います。また細菌や死んだからだの組織を食べた白血球から遊離される内因性発熱物質があります。これらの発熱物質は，体温調節中枢に作用して体温の基準値を高温側に移動させます。体温が下降する時には，逆に基準値を健康な時のレベルに下げます。発熱は，細菌などの増殖を抑える**防御機構の一部**です。

高体温と低体温

○高体温

　熱産生が異常に増加した場合や，熱中症のように熱放散が十分にできない場合に起こる体温の上昇を高体温と言います。高体温では，無制限に体温が上昇し，42℃を超えると重い障害を起こし死に至ります。この状態になると解熱剤は効きません。涼しい環境に移したり，皮膚をぬらして熱放散を増やしたり首や腋窩などを冷やしたりして物理的手段で体温を下げる必要があります。

○低体温

　外気温が低下すると熱放散量が増えるため，体は熱産生量を増やして対応します。しかし産生が放散に追いつかないと次第に体温は下降します。体温調節機能は，からだの中心温度が35℃以下になると傷害され，30〜33℃以下になると完全に失われて呼吸中枢の麻痺や不整脈で死亡します。

　また心臓手術の時の人工的低体温や脳損傷時や心臓蘇生後に行う脳低体温療法は，脳などの機能を保護する方法として有用と考えられます。

（西島節子）

▷3　防御機構の一部
防御機構としての発熱は，からだが能動的に体温の基準値を調節して設定している。発熱そのもので害を起こすことはないので，すぐに解熱剤を使うことは避けたほうがよい。

（参考文献）
　五十嵐隆（編）（2011）.小児科学（改訂第10版）.文光堂.
　馬場一雄（監修）（2009）.新版小児生理学. へるす出版.
　ジョン・E・ホール, 石川義弘ほか（訳）（2018）.ガイトン生理学（原著第13版）. エルセビア・ジャパン.
　西村昻三（編）（2006）.新訂版　わかりやすい小児保健（新訂2版）. 同文書院.

4 循　環

1 循環器系の働き

　循環器系の働きは，酸素や栄養分を各組織に運び，代わりに組織から二酸化炭素や老廃物を運んでくることです。循環器系には，血管系と**リンパ管系**[41]の2種類があります。リンパ管系は免疫を担当する働きが主であり，ここでは血液循環について述べます。

　心臓は全身に血液を送り出すポンプの働きをしています。つまり心臓が収縮した時に血液が送り出されていきます。左心室から出る大動脈は，多くの動脈に枝分かれして脳や消化管などの内臓組織に到達します。末梢では毛細血管になって組織に入りこみ酸素や栄養の受け渡しをします。その後，静脈になって心臓に戻ってきます。これを体循環と呼びます。一方，右心房に戻ってきた血液は，右心室から肺動脈を通って肺に達します。肺で**ガス交換**[42]を行った後，酸素を多く取り込んだ血液は再び心臓に戻る肺循環を形成します。その後，左心房・左心室を経て再び全身に送り出されます（図Ⅳ-3）。心臓自身は，大動脈から最初に枝分かれした冠動脈から酸素や栄養を受け取っています。

2 胎児循環の特徴

　胎児期には，酸素や栄養は胎盤を通して母親からもらい，二酸化炭素や老廃物は母親の循環器系に戻しています。そのため肺や肝臓をほとんど通らない胎児循環があります。血液は胎盤につながる臍静脈から，一部は肝臓に入り，残りは静脈管を通って右心房に到達します。右心房から，左右の心房の間の壁（心房中隔）にあいている卵円孔を経由して，肺を通らずに左心房に流れ左心室，大動脈，上半身へと行きます。こうして酸素濃度の高い血液が冠動脈と頭に流れます。また右心房から右心室を通って肺動脈に流れる血液の大半も肺を通らずに動脈管から大動脈に流れます（図Ⅳ-4）。大動脈に流れてきた血液の約40％は臍動脈から胎盤に戻り，残りが下半身に行きます。

▷1　リンパ管系
体液を間質腔から血液に戻す側副路。最も重要な働きは毛細血管で直接吸収できなかった蛋白質などを組織から搬出することである。

▷2　ガス交換
ガス交換には，肺胞で行われるものと組織で行われるものの2種類がある。前者は，血液と体外の空気の間で酸素や二酸化炭素の交換を行うことを指す。一方，後者は血液中の酸素・二酸化炭素を末梢の組織で交換することを指している。

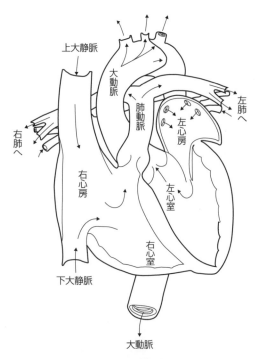

右肺へ

右肺へ

上大静脈

大動脈

肺動脈

左肺へ

左心房

左心室

右心房

下大静脈

右心室

大動脈

図Ⅳ-3　心臓のなかの血液の流れ

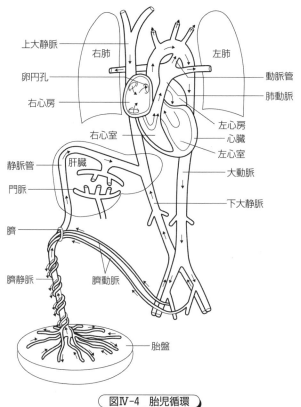

上大静脈
卵円孔
右心房
右心室
静脈管
肝臓
門脈
臍
臍静脈
臍動脈
右肺
左肺
動脈管
肺動脈
左心房
心臓
左心室
大動脈
下大静脈
胎盤

図Ⅳ-4　胎児循環

　胎児は，自ら循環機能の調節をすることはなく，運動も少ししかしないため，心臓は最低限の働きしかもたず，予備能力はほとんどありません。

③ 胎児循環から成人循環への移行

　出生後，胎盤からの血流がなくなると臍動脈及び静脈が閉鎖し，これによって静脈管も閉鎖します。また肺呼吸が始まり肺血管への血流が増加するに従って卵円孔と動脈管が閉じ，よりいっそう肺への血流を増やします。こうして，全身→右心房→右心室→肺動脈→肺→肺静脈→左心房→左心室→全身，という成人循環の流れに切り替わります。予定日より早く生まれた未熟児では，動脈管の閉じるのが遅れ，問題となることがあります。

④ 成長による機能変化

　胎児期には，右心室も左心室も全身に血液を送り出す働きを担当しています。そのため，どちらの心室の筋肉も同じような厚さをしています。しかし，出生後は，肺に血液を送るだけの右心室に比べて左心室は運動量が多いため，より筋肉が厚くなり血液を送り出す力（血圧）も強くなっていきます。成長に伴って心室の大きさが増加するため1回に送り出す血液量（心拍出量）が増えます。そのため心臓の動く回数（心拍数）は少なくてすむため，次第に減少します。血管の筋層が厚くなるため血圧は次第に上昇します。　　　　　（西島節子）

参考文献

　馬場一雄（監修）（2009）.　新版小児生理学.　へるす出版.

　ジョン・E・ホール，石川義弘ほか（訳）（2018）.　ガイトン生理学（原著第13版）.　エルセビア・ジャパン.

　高尾篤良・門間和夫ほか（編）（2001）.　臨床発達心臓病学（第3版）.　中外医学社.

　中澤誠（編）（2014）.　先天性心疾患.　メジカルビュー社.

5 呼吸，心拍，血圧

1 呼　吸

○呼吸器系の働き

呼吸器系は，気道（鼻腔，咽頭，喉頭，気管，気管支，細気管支）と，肺胞からなります。空気は気道を通って肺胞に達し，そこで空気中の酸素を血管のなかに取り込み，代わりに二酸化炭素を排出する**ガス交換**[*1]を行います。酸素の多い動脈血はそれぞれの組織に運ばれてガス交換をし，二酸化炭素の多い静脈血になり肺に戻ってきます。呼吸は，動脈血の酸素及び二酸化炭素濃度を最適な状態に保つために調節されます。血液中の酸素濃度の低下・二酸化炭素濃度の上昇・**pH**[*2]低下（酸性に傾く）があると呼吸は促進します。

▷1　ガス交換
⇨ Ⅳ-4 参照。

▷2　pH
⇨ Ⅳ-3 参照。

呼吸運動は主に横隔膜と肋間筋の動きで行われます。その他の胸の筋肉も呼吸筋として働きますが，これらは大きな呼吸運動や呼吸困難の時に使われます。息を吸う時には，横隔膜を下げるとともに外肋間筋によって肋骨を持ち上げて胸の体積を増加させて空気を入れます。吐く時には，胸自身の重みと弾力のため，自然に体積が小さくなり横隔膜も腹圧によって押し上げられます。同時に内肋間筋の働きで肋骨を下げて空気を吐き出します。

呼吸器系は，発声とも関係しており，吐き出す空気が喉頭にある声帯を振動させることで声を出します。

○呼吸器系の発達（表Ⅳ-4）

胎児期には，酸素は胎盤から供給されるため，肺はガス交換を行わず出生後の肺呼吸に備えて機能を完成させていきます。出生後に初めて肺に空気が入ることで呼吸が始まります。

出生後から 2 歳頃までは，肋骨は軟らかくしなやかで，その走行は水平方向なので胸の断面はほぼ円形をしています（図Ⅳ-5）。横隔膜は比較的発達しているため，横隔膜運動が中心の腹式呼吸をしています。成長とともに肋間筋などの呼吸筋が発達し，肺の重さも増えてくるため，胸を前や左右に広げることができるようになります。肋骨の走行も斜めになり，胸の断面は横に広い楕円形になります。学童期には胸式呼吸が中心となります。

気道の直径は年齢とともに増加し，周囲の軟骨や筋層も丈夫になっていきます。肺の大きさや肺胞の数は成長に伴って増加しま

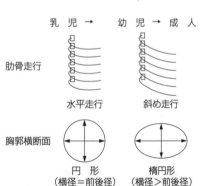

図Ⅳ-5　胸の発達

出所：澤田淳（編）(2007). 最新小児保健（第 3 版）.
日本小児医事出版社. を参考に作成。

表Ⅳ-4　年齢によるバイタルサインの正常値

	体温（℃）安静時，腋窩	呼吸数（回／分）	心拍数（回／分）	血　圧	
				収縮期（mmHg）	拡張期（mmHg）
新生児	36.3〜37.5	40〜50	100〜140	60〜88	45〜60
乳　児	36.3〜37.5	25〜45	90〜130	80〜100	50〜60
幼　児	35.9〜37.3	20〜30	80〜110	80〜100	60〜65
学　童	35.8〜37.3	15〜25	80〜100	95〜100	60〜70
成　人	36.0〜37.0	15〜18	75〜80	100〜110	60〜80

出所：山中龍宏（2005）．数値から見る小児の成長と発達．小児科46別冊，pp.3-7．及び五十嵐隆（編）（2011）．小児科学（改訂第10版）．文光堂，p.54．より作成。

す。肺の機能を評価する代表的な数値には肺活量と呼吸数があります。肺活量とは1回の吸入あるいは呼出により肺から出入りし得る最大のガス量を言います。協力の得られる4，5歳以上でないと測定できませんが，簡単で実用価値の大きな方法です。肺活量の増大に伴って呼吸回数は徐々に減っていきます。呼吸数は一般に呼吸機能の低下や低酸素血症があると増加します。世界保健機関（WHO）では，小さな子どもの肺炎の診断には呼吸数が最も有用な指標（呼吸数が多いほど重症）になるとしています。

　乳児は，主に鼻呼吸をしているため鼻水が多い時や鼻づまりがある時でも口呼吸がうまくできず呼吸困難になるおそれがあります。

2　心　拍（表Ⅳ-4）

　心臓が1分間に拍動する（収縮する）回数を心拍数と言います。心臓から血液が送り出されると血管も伸び縮みしますが，これを皮膚の上から触れたものを脈拍と言います。心拍数と脈拍数は，ある種の不整脈がある時を除き同じ回数です。心臓から送り出される血液量（心拍出量）は成長とともに増加するので，心拍数は少なくなります。心拍数は，運動や体温の変動，感情などによって変動します。

3　血　圧（表Ⅳ-4）

　血液が流れる時に血管壁にかかる圧力を血圧と言います。左心室が収縮し大動脈に流れ込んだ時の圧が収縮期血圧（最高血圧）です。左心室が拡張する時には血流はほとんどなく，血管内の抵抗だけになります。これを拡張期血圧（最低血圧）と言います。血圧は年齢が上がるほど高くなります。朝と夕方，食事，入浴，排泄の前後，興奮した時などにも変動します。

（西島節子）

▷3　肺活量の測定は，マウスピースをくわえて思いきり呼吸をすることで行う。最近は乳幼児に使用する特別な装置も考案されている。

参考文献
　馬場一雄（監修）（2011）．新版小児生理学．ヘルス出版．
　ジョン・E・ホール，石川義弘ほか（訳）（2018）．ガイトン生理学（原著第13版）．エルセビア・ジャパン．

消化吸収

▷1　唾液腺
唾液腺には，耳の前から下
にかけて存在する耳下腺や，
下あごにある顎下腺や舌下
腺などがある。おたふくか
ぜは，耳下腺などの唾液腺
が炎症を起こしその部位の
顔がはれる病気。

消化器系は，口腔，咽頭，食道，胃，小腸（十二指腸，空腸，回腸），大腸（盲腸，結腸，直腸）と**唾液腺**，肝臓，膵臓，胆囊からなります（図Ⅳ-6）。食物を消化吸収するほかに病原微生物などの侵入を防ぐ役目もあります。

口腔及び咽頭・食道の働き

食物は，口腔のなかで，歯によって嚙み砕かれ唾液腺から分泌された唾液と混ざります。唾液は食物に粘り気を与え，殺菌作用ももっています。唾液は離乳食が開始される 5 ～ 6 か月頃から分泌量が増えます。砕かれた食物はむせないように飲み込まれて咽頭と食道を経由し胃に達します。

2 胃の働き

胃の大きさは，新生児では50 ml，2 歳で500 ml，成人では3,000 ml です。胃の役割は，食物を消化するとともに少しずつ腸に送り出すこと，蛋白質を消化すること，胃酸による殺菌作用や酵素の活性化を行うことなどです。

3 小腸・大腸の働き

食物は，十二指腸で肝臓からの胆汁や膵臓からの膵液と混じって消化されます。そして空腸と回腸で大半の栄養素が吸収され血管内に移動します。

そのあと，大腸に入って水分と電解質が吸収されます。大腸には腸内細菌叢（腸内フローラ）と呼ばれる多数の菌が住んでおり，乳児期にはビフィズス菌が中心ですが，成長とともに大腸菌などが増えます。ビタミン K やビタミン B などの合成に関わったり，感染防御の役目を果たしたりしています。

4 膵臓・肝臓・胆囊の働き

膵臓は，多くの消化酵素を含む膵液とインスリンなどを分泌しています。

肝臓は，出生時は130 g ですが，成人になると 1 ～1.5 kg になる人体最大の臓器です。血管内に吸収された栄養素は，肝臓に運ばれ，ここで合成・分解・貯蔵・解毒などを受けます。さらに，有害な物質を毒性の低い物質に変えて尿や胆汁のなかに排泄する重要な役割ももっています。肝臓には，血液や，赤血球産生のために必要な鉄，ビタミン A，B_{12}，D などが貯蔵されています。

胆囊は，胆汁を一時貯蔵し，食事を摂った時に十二指腸に排出します。

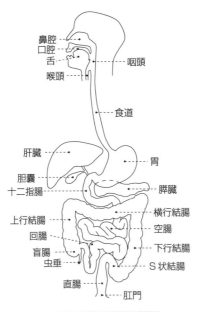

鼻腔
口腔
舌
喉頭
咽頭
食道
肝臓
胃
胆嚢
十二指腸
膵臓
上行結腸
横行結腸
空腸
回腸
下行結腸
盲腸
虫垂
S状結腸
直腸
肛門

図Ⅳ-6　消化器系の器官

（注）頭を右に向けた状態で前方から見たところ。

5 栄養素の吸収と代謝

○糖　質

炭水化物は，唾液や膵液中のアミラーゼで分解され，さらに小腸の**ラクターゼ**▷2，マルターゼなどで糖質の基本単位である単糖類（ブドウ糖や果糖など）に分解され吸収されます。

糖質の分解産物であるブドウ糖は，多くの組織でエネルギー源として使われます。余ったブドウ糖は，膵臓から分泌されたインスリンの指令でグリコーゲンに変えて肝臓に貯蔵します。

○蛋白質

胃液中のペプシンや膵液中のトリプシン，小腸のアミノペプチダーゼなどでアミノ酸に分解されます。吸収されたアミノ酸は，肝臓でアルブミンやグロブリンなどの蛋白質や血液凝固因子などに合成されます。アミノ酸の吸収能は，出生時から成人と同じ程度あります。

○脂　肪

胆汁と膵液中のリパーゼなどで分解され，リンパ管に吸収された後，静脈に入ります。その後，肝臓でコレステロールや中性脂肪などに合成されます。

○電解質，ビタミン

ナトリウムやカリウム，カルシウムなどの電解質の大部分は小腸で吸収されます。水溶性ビタミン（B群，C，葉酸など），脂溶性ビタミン（A，D，E，Kなど）も小腸で吸収されます。

（西島節子）

▷2　ラクターゼ
ラクターゼは乳糖を分解する働きがあるが，出生時に最も多く，年齢とともに減少する。そのため，子どもの時には牛乳を飲めたが成人してからは下痢をする乳糖不耐症になることがある。

参考文献

馬場一雄（監修）（2009）．新版小児生理学．へるす出版．

ジョン・E・ホール，石川義弘ほか（訳）（2018）．ガイトン生理学（原著第13版）．エルセビア・ジャパン．

坂井達夫（2005）．系統看護学講座――人体の構造と機能(1)解剖生理学．医学書院．

西村昂三（編）（2006）．新訂版　わかりやすい小児保健（新訂2版）．同文書院．

　排　泄

1　排便・排尿の仕組み

　体内で生じた有害・不要な物質が腎臓で濾過され，尿となります。尿は腎臓から輸尿管を経て，膀胱に蓄えられます。便は胃や腸などで消化吸収された後の食物残渣や腸粘膜の分泌物などからつくられ，肛門に近い直腸に貯留します。一定量以上の尿や便の貯留による膀胱・直腸内圧の上昇が刺激となり，脊髄にある排泄中枢を経由し，脳幹部にある排泄中枢へと伝わります。脳幹部へ伝わった刺激が，**膀胱括約筋**や**肛門括約筋**の緊張を緩める方向に働きます。同時に大脳皮質に伝わった刺激により，尿意・便意が自覚され，意識的に膀胱括約筋・肛門括約筋を開きます。このように排泄行為は無意識な作業と意識的な作業からなっています。

2　排泄機能の発達

○新生児・乳幼児期

　月齢の低いうちは排泄機能が未熟なため，尿・便とも１回の量は少なく，回数が多いのが特徴です。生後２～３か月頃までは，膀胱・直腸内圧の上昇が脊髄を経由して延髄に伝わるとすぐ反射的に排泄します。排尿のリズムは個人差があり，授乳・食事量によっても異なりますが，生後３か月までは１日あたり15～20回くらいで，６～12か月頃になると10～16回前後になります（表Ⅳ-5）。

▷1　膀胱括約筋
尿を漏れなくするために膀胱の出口付近を締めている筋肉。

▷2　肛門括約筋
便を漏れなくするために肛門付近を締めている筋肉。

<table>
<tr><td colspan="2">月齢（か月）</td><td>出生時</td><td>1</td><td>3</td><td>6</td><td>9</td><td>12</td><td>18</td><td>24</td></tr>
<tr><td rowspan="3">尿</td><td>1日の尿量（ml/日）</td><td>100
〜
200</td><td colspan="2">250～400</td><td colspan="2">400～500</td><td colspan="3">500～600</td></tr>
<tr><td>1回の尿量（ml/回）</td><td>5
〜
10</td><td colspan="2">15～30</td><td colspan="2">25～50</td><td colspan="3">40～75</td></tr>
<tr><td>1日の尿回数（回）</td><td></td><td colspan="2">15～20</td><td colspan="2">10～16</td><td colspan="3">8～12</td></tr>
<tr><td rowspan="4">便</td><td rowspan="2">1日の便量
（g/日）</td><td>母乳栄養児</td><td colspan="2">20～30</td><td colspan="5" rowspan="2">60～100</td></tr>
<tr><td>人工栄養児</td><td colspan="2">40～60</td><td colspan="2">60～80</td></tr>
<tr><td rowspan="2">1日の便回数
（回）</td><td>母乳栄養児</td><td colspan="2">7～10</td><td colspan="2">3～5</td><td colspan="3" rowspan="2">1～2</td></tr>
<tr><td>人工栄養児</td><td colspan="4">2～3</td></tr>
</table>

表Ⅳ-5　小児における排尿・排便の回数と量の変化

出所：日本衛生材料工業連合会（JHPIA）ホームページ
　　　（http://www.jhpia.or.jp/product/diaper/baby/physical.html）.

表Ⅳ-6　乳幼児の排尿・排便の実態（保育所での観察）

10か月頃	小便：便器（おまる）での排泄はできない。大便：おむつの中。
1歳6か月	小便：出てから保育士に知らせる。一人でおまるに座って排泄できることもある。大便：おむつの中に食後，排泄することが多い。
1歳9か月	小便：出る前に保育士に知らせるが，まだ大・小の区別はつかない。大便：おむつの中。タイミングよく保育士が促すと偶然おまるでできることもある。食事後の排泄が多い。
2歳前半	小便：十分な尿意があれば，おまるに嫌がらずに座る。大便：おむつの中が多い。保育士がしぐさをみて促せばおまるに座って排泄できる。おむつからパンツに替える子もでてくる。
2歳後半	小便：トイレでできるようになる。出る前に教える。夜のおむつが不要になる子もいる。大便：おむつに出ても教えない子が多い。促すタイミングが合えば，おまるでできる子もいる。
3歳前半	小便：一人でトイレに行くが，間に合わないこともある。大便：保育士が促せばおまるで排泄できるが，パンツの中にはさんだまま遊んでいることもある。
3歳後半	小便：自立する。夜もらすこともある。大便：下痢等の体調不良時にもらすことがある。
4～5歳未満	小便：自立する。時に夜もらすこともある。大便：済むと保育士に知らせる。後始末は介助が必要。
5～6歳未満	小便：時に夜もらすこともある。夜一人で起きて済ませる。大便：自立する。紙で後始末ができるようになる。
6～7歳未満	排便は遊びの途中でも抜けてトイレで済ませられる。一人で後始末もできる。

出所：川瀬昌宏（2003）. 排泄と排泄行動. 小児科臨床, **56**, p.610.

便の形態は新生児では泥状で，離乳食から固形食に進むにつれて，有形便になります。精神運動発達の影響から個人差がありますが，2歳頃には尿意や便意を自覚し，周囲の人に言葉で伝えることが可能となり，3歳前後に排泄の自立が完成する場合が多いです（表Ⅳ-6）。

○幼児期

尿量は年齢とともに飲水量が増えるにしたがって増加します。膀胱容積も年齢とともに増加し，抗利尿ホルモンの作用で夜間の尿生産量は次第に少なくなり，3～6歳で夜間の排尿調節が完成します（表Ⅳ-6）。

○学童期

4～5歳になると1日あたり5～6回の排尿となります。朝食が排便反射の引き金となるため，朝食を欠かさないことが大切です。集団生活のなかで，繰り返し便意を我慢するために，便秘が悪化する場合もあり，朝食後から登校までにゆったりした気持ちで排便できる環境を整えていきたいものです。

（阪上由子）

8　睡　眠

▷1　視交叉上核
視交叉の直上の視床下部に
ある神経細胞の集団からな
る小さな核。サーカディア
ンリズムを刻む体内時計の
機能をもっている。

1　睡眠が発達に及ぼす影響

　人の生体リズムは1日24.5時間周期ですが，脳内の**視交叉上核**にある生体時[注1]
計の働きで，1日24時間周期の生体リズム（サーカディアンリズム）に調整され
ています。

　朝の太陽光を浴びることで調整されており，生体時計でつくられた基本的な
リズムは睡眠と覚醒以外に体温やホルモンの分泌リズムなどにも関係します。
骨や筋肉の成長や代謝の調節に必要な成長ホルモンは，入眠初期の深い眠りに
同期して分泌され，ストレス時に不可欠な副腎皮質ホルモンは朝にピークを迎
え，午後から低下します。1980年から2000年にかけて夜10時以降に就寝する乳
幼児の割合は急増しましたが，2000年から2010年にかけてその割合が顕著に低
下しています（図Ⅳ-7）。①朝の光を浴びること，②昼間に活動すること，③規
則的な食事をとること，④夜は暗いところで休むことを基本方針とする「**早寝
早起き朝ごはん」運動**[注2]が推進されています。

▷2　「早寝早起き朝ごは
ん」運動
文部科学省が2006年度より
「早寝早起き朝ごはん」全
国協議会や民間団体と連携
して推進している国民運動。

2　睡眠の発達

○新生児期

　新生児は授乳や排泄で覚醒する以外は1日の大半を眠っており，明確な睡眠

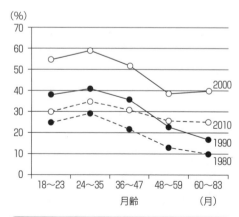

図Ⅳ-7　夜10時以降に就寝する乳幼児の割合

出所：日本小児保健協会（2011）．平成22年度幼児健康度調査
　　　速報版．小児保健研究，**70**(3)，pp. 448-457．より作成．

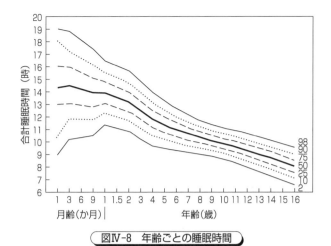

図Ⅳ-8 年齢ごとの睡眠時間

出所：Iglowstein, I. et al.（2003）. Sleep duration from infancy to adolescence: Reference values and generational trends. *Pediatrics*, **111**, pp. 302-307.

覚醒リズムは認めません。これは生後1か月までは視交叉上核にある生体時計が機能しておらず，約25時間周期で生体リズムが少しずつ後ろにずれていくためです。これはフリーラン現象と呼ばれます。

○乳児期

生後1か月を過ぎると生体時計が徐々に働き始めます。その結果，朝に太陽の光を浴びることで約24.5時間周期の生体リズムを地球時刻の24時間周期に同調させることが可能となり，生後2〜3か月以降は朝の起床時刻と夜の就寝時刻がほぼ一定となります。

○幼児期

松果体より分泌されるメラトニンの量は1〜5歳にピークを迎えます。起床後14〜16時間経過し，暗くなると分泌されるメラトニンには睡眠誘発作用やリズム調整作用のほかにもさまざまな働きをもっていることが知られています。夜更かしにより夜間に光を浴びる時間帯が増すことでメラトニンの分泌が低下する傾向が指摘されており，心身の健やかな発達のために適切な睡眠衛生を保つことが重要です。年齢ごとの睡眠時間の調査結果より，睡眠時間の分布は極めて幅広く，個人差が大きいことが明らかとなっています（図Ⅳ-8）。午前10〜12時頃に活発に過ごせている場合は眠りの質，生活リズムに大きな問題点がないと判断できます。

○学童期

乳幼児期と同様，就寝時刻が諸外国に比べて遅く，寝不足を自覚する児童の割合が過半数を超える等の睡眠衛生の悪化がここ30年で急速に進行しています。就寝・起床時間が遅く不規則なほど，問題行動を認めやすいことも示唆されており，睡眠衛生の改善が望まれます。

（阪上由子）

▷3 Kohyama, J. (2002). Late nocturnal sleep onset impairs a melatonin shower in young children. *Neuro Endocrional Lett*, **23**, pp. 385-386.

▷4 Liu, X. et al. (2005). Sleep patterns and sleep problems among school-children in the United States and China. *Pediatrics*, **115**, pp. 241-249.

▷5 全国養護教員会 (2007). 児童・生徒の生活と睡眠に関する調査（平成18年度）. 全国養護教員会事務局.

▷6 Yokomaku, A. et al. (2008). A study of the association between sleep habits and problematic behaviors in preschool children. *Cronobilo Int*, **25**, pp. 549-564.

9　感覚器官

 視　覚

○赤ちゃんはいつから「見えて」いる？

　実は「見える」というのは眼球の発達だけが関係しているのではありません。眼球でとらえた光は目の一番奥にある網膜に映り，そこから視神経を伝わって脳で認識してはじめて「見えた」と感じます。眼球だけではなく，見えたものを認識する脳の発達とも大きく関わっています。

　新生児でも光を感じることはできます。光を目に当てると瞳孔（黒目の中心にある丸い部分）が小さくなる対光反射は新生児から見られます。まぶしい光を急に当てるとまばたきもします。生後数週間から2か月頃には，人の顔や動く物など何かを短時間見つめることができるようになり，生後3か月頃になると，興味をもったものに対し目で追う「追視」が見られます。視力の発達は精神発達とも大きく関わっていますから，生後3か月を過ぎたのに目が合わない，目の前で顔を動かしても全く目で追わないと感じる時は，何か異常がないか病院を受診する必要があります。

○視力検査

　私たちになじみのある「視力」の数値は検査法によって異なります。おおまかな目安としては，生後1か月で0.03，生後3か月で0.1，1歳で0.3〜0.4，3歳でほぼ1.0となると言われています。最も一般的な検査はランドルト環視力です。丸の一部に切れ目の入った，「C」のような形のランドルト環と呼ばれるものを見せて，切れ目の方向を答えてもらう検査です（図Ⅳ-9）。3歳児健診ではランドルト環と同じ形をしたハンドルを持たせて，同じ方向に切れ目が来るように回して答えてもらうなどの工夫がされ，9割くらいの子どもで検査は成功します。

　ランドルト環による検査を理解できないもっと小さい子どもについては，絵カードを使ったり，しま模様を目の前で動かして反応の仕方を観察したり，電極を頭にはりつけて，図形を見せた時の脳の電気的活動を観察する方法などがあり，乳児でもある程度の検査をすることができます。

○近　視

　私たちの目には水晶体というレンズがあり，光はそのレンズを通し

0.1	C	O	O
0.2	O	C	C
0.3	O	O	C
0.4	O	O	O
0.5	O	O	O
0.6	C	O	O
0.7	O	O	O
0.8	o	C	o
0.9	o	o	c
1.0	o	o	o
1.2	c	o	o
1.5	o	o	o

図Ⅳ-9　ランドルト環

て目のなかに入ってきます。周りの筋肉でレンズの厚みを調節することによって，網膜（目の奥にはりめぐらされた光を感じる神経の膜）の上でぴったり焦点を合わせ鮮明な画像を受け取ることができています。レンズの厚みを調整する力が落ちて，焦点を結ぶ位置が網膜の上ではなく，少し前の方にずれてしまった状態を「近視」と言います（図IV-10）。近くの物ははっきり見えますが，遠くの物がぼやけて見えます。遺伝的な要因と環境的な要因の両方が関わっていると言われています。メガネやコンタクトレンズで光の入る角度を調整して網膜の上で合うようにすることで矯正します。最近ではレーザー光線で角膜の屈折率を変える屈折矯正手術も行われています。

○遠　視

「遠視」では，近視とは逆で，焦点を結ぶ位置が網膜よりも遠いところにずれることで，近くの物も遠くもはっきり見えにくくなります（図IV-10）。凸レンズで矯正します。

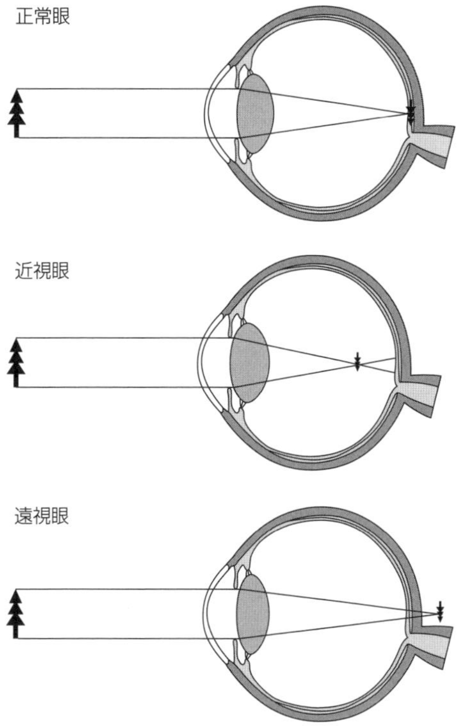

○弱　視

「弱視」とは簡単に言うとメガネをかけても視力があげられない状態のことを言います。「近視」のところで述べたように私たちの目は水晶体というレンズを通して見たものの光を眼球に入れ，網膜で焦点が合うようにレンズの厚みを調節して鮮明な画像を受け取っています。そして2つの目を使って，少しずれた角度から入ってくるクリアな2つの像の情報を同時に脳で一つの像として結びつけ，立体感のあるものとして感じています（立体視）。生後まもなくからさまざまなものを見るという経験を積み重ねて目と脳が発達していき，6〜8歳頃までで発達が終わります。この時期までにピントの合ったクリアな画像が目の奥の網膜で像を結ぶという体験を積み重ねないと，視力を発達させることが難しくなります。何かの原因でどちらかの（または両方の）目からクリアな像が届かないことが続くと，脳の視力をつかさどる部分の感受性が高い時期に成熟することができず，眼の治療をしても，メガネをかけても視力があがらなくなるのです。角膜がにごる病気などで目に入る情報が妨げられたり，斜視（後述）でずれているほうの目を使わなかったり，極端な遠視があったり，左右の視力の差がありすぎたりすることなどが原因となりやすいです。

見逃してしまうと視力をつかさどる脳の発達の大事な時期を逃して治療できなくなる可能性があるため，できるだけ早く原因を探して適切な治療をしなければなりません。小学校に入ってからでは遅いため，多くの自治体で3歳児健診と就学前に視力検査が行われ，重要な役割を果たしています。日常生活でも，

正常眼

近視眼

遠視眼

図IV-10　近視と遠視

出所：日本眼科学会ホームページより。

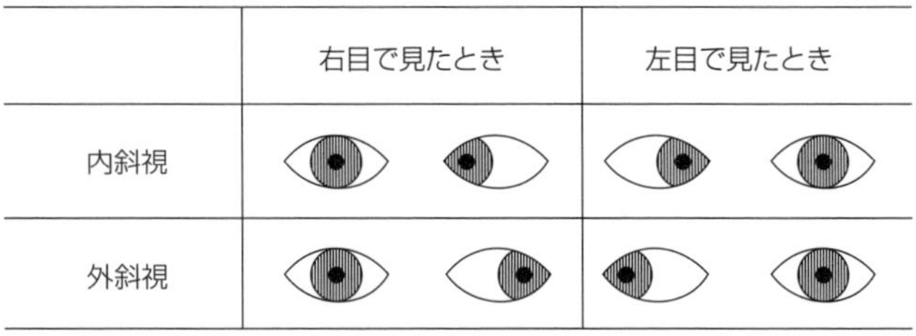

	右目で見たとき		左目で見たとき	
内斜視				
外斜視				

図Ⅳ-11　斜視

出所：日本眼科医会ホームページより。

目を細めてものを見る，顔をかたむけてものを見る，片目をつむるなど気になる動作がある時は眼科を受診する必要があります。

◯斜　視

斜視とは，片方の目が物を見ている時，もう片方の目の向きが外側，または内側にずれてしまうことを言います（図Ⅳ-11）。物をしっかり見ている時に目の向きがずれていると2重に見えてしまい不都合なので，脳はずれているほうからの情報を無視して，片目だけで見ている状態になります。このままでは使っていないほうの視力が上がらず，そのまま6〜8歳を超えてしまえば弱視の原因となるため，手術などの治療が必要になる場合があります。目の向きのずれが気になる時は，ずれているタイミングで撮った写真や動画を持って眼科を受診するとよいでしょう。なお，乳児では偽内斜視といって，鼻の付け根が大人よりも低く幅が広いために，両方の目が内側によっているように見える場合があります。これは成長して顔つきが変わると改善します。

2　聴　覚

◯聴力の発達

聴力はお母さんのお腹のなかですでに存在し，妊娠7か月頃には外の世界の音を聞いていると言われています。新生児は大きな音に反応しビクッとしたりします。その後，音の強さ，種類，高低，リズムなどを認知する能力が発達していき，3か月頃になると音のするほうを向いたり話しかけると喜んでアーウーと声を出したり，4〜5か月頃になると母や父の声を聞き分けたりするようになります。

◯難　聴

子どもの難聴は，音に反応しない，言葉の発達が遅れる，発音がはっきりしないといったことで発見されます。軽度の場合，テレビの音量を異常に大きくしたり，聞き返しが多いことで気づかれる場合もあります。乳幼児の難聴は言葉の能力を獲得する大切な時期であるため，放置してしまうと言葉の発達が遅れ，その他の発達にも支障をきたす場合があるので，早期に発見して対策をねることが必要です。早期発見のため新生児聴覚スクリーニング検査という聴力

検査が，生まれたばかりの赤ちゃんを対象に産院で行われています。また軽度の難聴を発見するために3歳児健診では耳の聞こえに対する質問項目が入れられており，1歳6か月児健診でも検査を行う自治体が増えています。生まれつきのものだけでなく，中耳炎の後やおたふくかぜの後に難聴になる場合もあり，片耳だけの難聴であると見逃されやすいので注意が必要です。

❸ 味　覚

舌の上にある味を感じる器官である味蕾は，生まれる前から乳児期にかけて多く存在し，成人にかけて約半分に減ってしまいます。味覚に関しては乳児期までが最も敏感な時期です。「甘味」「塩味」「酸味」「苦味」「うま味」の5種類が基本的味覚とされ，基本的には自然界でエネルギーを得られる食べ物とつながりの深い「甘味」「うま味」を好み，毒物や腐敗を意味する「苦味」「酸味」を嫌がる傾向があります。離乳期から幼児期にかけての味の体験をベースに，大人になるまでにさまざまな嗜好が加わり味の好みができあがっていくため，小さい頃のよくない食習慣は，大人になってからの肥満や高血圧などの生活習慣病につながる可能性があり注意が必要です。また，亜鉛などの微量なミネラルの不足は味覚障害をまねくことがあるため，アレルギーや信仰などで極端な食事制限をしている場合は注意が必要です。

❹ 嗅　覚

生まれた時からにおいを感じる能力はあり，新生児は母親の母乳のにおいのする方向を向くと言われています。においの刺激は鼻の粘膜に存在する受容体から嗅神経を通して脳へ伝えられます。においを感じにくい病気として多いのは蓄膿症や鼻炎などによる一時的なものですが，薬物や栄養障害によるもの，生まれつきの嗅覚障害というものもあります。

❺ 感覚過敏

一般的には特に気にならないような光や音，味や肌ざわりなどに敏感に反応してしまいとても辛く感じる人がいます。特に発達障害をもつお子さんに多く，苦痛をさけるために特定のものしか食べなかったり，いつもと違う肌触りの服を嫌がったり，大きな音でパニックになったりするなど困った行動と受け止められることがあります。通常の何倍もの強さの光や音，感触にさらされ刺激を受け続ける苦痛を想像してみてください。わがままと決めつけず苦手があるなら原因を一緒に探し，代わりになるものを工夫することが大切です。

（三村由卯）

参考文献

高橋由嗣・新井田孝裕（2017）．視力の発達．小児内科，**49**(5)，pp. 762-766.

益田慎（2018）．難聴を見逃さないために．小児内科，**50**(6)，pp. 942-946.

10 免　疫

 ①　免疫とは

　人間の体の表面は，皮膚や粘膜で覆われていて，細菌やウイルス，カビなどの病原体が侵入するのを防いでいます。また，手洗いをしたりマスクを付けたりすることによって，体の表面にいる病原体を減らすこともできます。こういった防御をかいくぐって病原体が体内に侵入し増殖し始める（感染）と，体はその病原体と戦って排除する必要が出てきます。

　この病原体を排除しようとする働きを免疫と言い，主に血液のなかの白血球という細胞がその役割を担っています。

◯自然免疫と獲得免疫

　免疫には，病原体が入ってきた時にすぐに反応して病原体の増殖を防ぐ自然免疫と，それぞれの病原体に適した「抗体」という強力な武器を使って病原体を殺す獲得免疫の2種類があります（図Ⅳ-12，図Ⅳ-13）。抗体は別名「免疫グロブリン」とも呼ばれ，IgG，IgA，IgM，IgE，IgDの5種類があります。IgGは最も重要な抗体で，獲得免疫のなかで中心的な役割を果たします。

　自然免疫は生まれながらに備わっている免疫です。風邪のウイルスが体のなかに入ってきた時に熱を出してウイルスの増殖を防いだり，鼻水や咳でウイルスを追い出そうとしたりするのは自然免疫の働きです。腸炎のウイルスが胃や腸に侵入すると，体は嘔吐や下痢をして追い出そうとします。白血球のなかでは，好中球やマクロファージが，自分に触れた病原体をつぎつぎと食べていって病原体を殺して数を減らしてくれます。自然免疫はいろいろな病原体に対してパターン化された同じ反応をするので，病原体の侵入に対して素早く対応することができます。

▷1　外から侵入する病原体と戦う力が本来の免疫の働きであるが，その矛先が自分の体に向かうことがあり，自己免疫疾患と呼ばれる。関節リウマチ，全身性エリテマトーデス，1型糖尿病など，子どもには比較的稀であるが，罹患すると重篤で，病気や治療によっては日常生活や発達に影響が出るため注意が必要である。

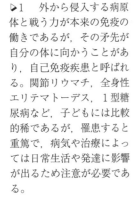

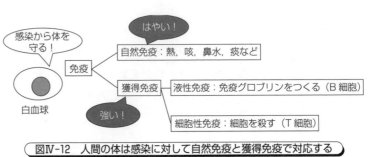

図Ⅳ-12　人間の体は感染に対して自然免疫と獲得免疫で対応する

出所：筆者作成。

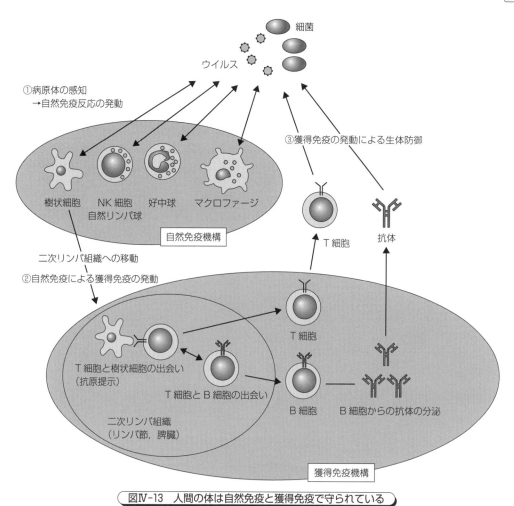

①病原体の感知
→自然免疫反応の発動

③獲得免疫の発動による生体防御

細菌

ウイルス

樹状細胞　NK細胞　好中球　マクロファージ
　　　　自然リンパ球

自然免疫機構

二次リンパ組織への移動

②自然免疫による獲得免疫の発動

T細胞　　抗体

T細胞と樹状細胞の出会い
（抗原提示）

T細胞とB細胞の出会い

T細胞

B細胞　　B細胞からの抗体の分泌

二次リンパ組織
（リンパ節，脾臓）

獲得免疫機構

図Ⅳ-13　人間の体は自然免疫と獲得免疫で守られている

出所：谷口克（監修），宮坂昌之・小安重夫（編）（2013）．標準免疫学（第3版）．医学書院．

○獲得免疫には液性免疫と細胞性免疫の2種類がある

　自然免疫だけでは病原体の侵入は防ぎきれません。次に働く獲得免疫では，入ってきた病原体に合わせて抗体をつくり，病原体を殺すことができます。侵入してきた風邪のウイルスに対応した抗体が産生されると，ウイルスは速やかに殺されていなくなり，熱が下がって鼻水や咳も必要がなくなって，風邪は治ります。獲得免疫はとても強力ですが，初めて出会った病原体に働くのには少し時間がかかるので，その間は自然免疫が病原体から体を守ってくれているのです。また，自然免疫を担っている好中球やマクロファージが出すサイトカインは，これから働く獲得免疫を強くする働きがあります。病原体が体に入って，自然免疫が始まった時点で，すでに獲得免疫を働せるための準備が始められているのです。

　獲得免疫を行う白血球はリンパ球と呼ばれていて，B細胞とT細胞の2種類があります。B細胞は抗体をつくるリンパ球で，B細胞による免疫を液性免疫

と呼びます。抗体はとても強力な分子で，病原体を覆いつくしてマクロファージや好中球が食べやすくして死滅させたり，病原体のばらまく毒素を中和して無効化したりことができます。Ｔ細胞はＢ細胞を助けたり病原体に感染した細胞を殺したりすることができるのでＴ細胞による免疫は細胞性免疫と呼ばれています。いずれも病原体を完全に排除するためにとても大切な働きです。

② 子どもの免疫

○赤ちゃんの免疫：受動免疫から能動免疫へ

　獲得免疫でつくられる免疫グロブリンは病原体に出会ってからつくられるため，生まれたばかりの赤ちゃんは自分でつくった免疫グロブリンをもっていません。お母さんのお腹のなかは清潔で守られていますが，生まれてきた瞬間から赤ちゃんは色々な病原体にさらされます。そこで赤ちゃんは，お母さんのお腹のなかにいる間に，胎盤からへその緒を通じてお母さんの免疫グロブリンをたくさんもらってから生まれてきます。おおよそ妊娠34週ぐらいまでに胎盤を通じた免疫グロブリンの移行が終了すると言われていて，これより早産の赤ちゃんは免疫力が弱くなると考えられます。お母さんからもらった免疫グロブリンは生まれてから最初の４〜６か月くらいは消えずに残り赤ちゃんを感染から守ってくれます。そのため，生まれてから最初の４〜６か月はほとんど風邪もひかず熱も出しません。

　また，お母さんが赤ちゃんに与える母乳のなかにはIgAという特別な免疫グロブリンが含まれていて，赤ちゃんが母乳を飲むことによって，口のなかや腸管などにたくさんのIgAがコーティングされます。IgAは粘膜の表面からの感染を防ぐので，母乳を飲んでいる赤ちゃんは，そうでない赤ちゃんよりも風邪を引いたり胃腸炎になったりしにくいと言われています。特に，生まれた直後の初乳にはIgAがたくさん含まれていて，生まれたての赤ちゃんを守ってくれます。こういった，胎盤や母乳を通じて，お母さんの免疫グロブリンを受け取って病原体に備える免疫を「受動免疫」と言います。

　しかし，６か月から１歳あたりにはお母さんの胎盤からもらった免疫グロブリンが消失し，母乳に含まれるIgAも減少するので，赤ちゃんは熱を出したり風邪をもらったりしやすくなります。出会った病原体一つ一つに対して赤ちゃんは自分自身で免疫グロブリンをつくる必要が出てくるのです。

　胎盤や母乳を通じてお母さんからもらった免疫を「受動免疫」と言うのに対して，自分で免疫グロブリンをつくって病原体と戦うことを「能動免疫」と呼びます。赤ちゃんが成長して自分で能動的に免疫グロブリンをつくれるようになるまで，お母さんからの免疫グロブリンが赤ちゃんを守ってくれているのです。

○**免疫の発達：同じ感染症に 2 回かからないのは免疫グロブリンのおかげ**

　免疫の素晴らしいところは，一度覚えた病原体の「顔」を忘れないことです。一度目は免疫グロブリンをつくるのに 3，4 日かかりますが，体はその免疫グロブリンのつくり方をよく覚えていて，二度目に同じ病原体が体に侵入してきた時にはすぐにその病原体に合った免疫グロブリンを産生することができ，感染が成立せずに病原体は体から追い出されます。1 歳台の子どもは，ほとんど全ての病原体に対して「はじめまして」なのでよく感染して熱を出しますが，その後は一度出会ったことのある病原体の種類が増えるので，いちいち感染せずに病原体を追い出すことができるのです。小学校に上がる頃にはすでにたくさんの病原体に出会っていてほとんど熱を出すことがなくなり，小学校高学年から中学校の間には，大人と同じくらいの免疫力が備わると言われています。

③ ワクチンによる免疫の獲得

　麻疹や水痘，風疹，ムンプスなどは，一度かかると二度はかからないことは昔からよく知られていました[2]。これは，前項で述べた通り，体が一度かかった病原体をよく覚えていて，二度目に同じ病原体が体に入ってきた時には直ちにそのウイルスに有効な免疫グロブリンをつくって，感染が成立する前に病原体を殺すことができるからです（二度なし現象）。

　しかしながら，このような病原体は一度目にかかった時に命に関わったり，後遺症を残したりする恐ろしい病原体です。一度目の感染を乗り切れない可能性があるのです。ワクチンは，そのような病原体を弱らせて安全にしたもの（生ワクチン）や，病原体の体の一部（不活化ワクチン）を体に入れて一度目の感染を安全に行い（感染の疑似体験とも言えます），かつ二度目以降の感染を起こさないようにさせる（体のなかに十分な免疫グロブリンをつくらせる）ための人類の知恵です[3]。

　ワクチンが人間の体に上手く免疫グロブリンをつくらせることができると，次に病原体に出会った時に直ちに免疫グロブリンをつくって病原体を排除することができ，病原体に感染せずにすむのです。インフルエンザウイルスは，毎年「顔」を変えて現れるので，去年つくった免疫グロブリンでは対応できず毎年かかってしまう可能性があり，その年に流行るインフルエンザウイルスに合わせたワクチンを毎年打つ必要があります。子どもを恐ろしい感染症から守るため，決められたワクチンは必ず受けさせる必要があります。

（佐藤知実）

▷2　感染症については，Ⅶ-2 参照。

▷3　ワクチン（予防接種）については，Ⅶ-14 参照。

（参考文献）

　谷口克（監修），宮坂昌之・小安重夫（編）(2013). 標準免疫学（第 3 版）. 医学書院.

　森川昭廣（監修），内山聖・原寿郎・高橋孝雄（編）(2009). 標準小児科学（第 7 版）. 医学書院.

子どもの心の育ち

▷1　大脳の仕組みについては Ⅲ-1 参照。

1　「心」とは何だろう

心は「知性」「感情」「意欲」からなる精神活動と考えられています。精神活動を営むのは大脳です。大脳皮質は知性に関わる部位で，色や形の判断，言葉の理解，記憶などの役割を担います。その一部である前頭葉は，複雑な思考や感情，総合的な判断に基づく意思など，人間らしさを司ります。大脳辺縁系は，感情の動きや本能的な活動の中枢です。

心は脳の働きが生み出すものであり，心の病気は脳の働きに異常が生じた状態と考えられます。

2　子どもの心の育ち

○乳幼児期の心

心の育ちは，言葉や行動を通して見えてきます。乳児期は人間関係の基礎を育む時期です。お腹がすいた，オムツが濡れたなど不快な状態は，赤ちゃんが泣くことで取り除いてもらえます。この繰り返しによって，赤ちゃんには養育者との**愛着関係**が生まれ，他者への基本的な信頼感を得ることができます。

2歳を過ぎると「イヤ」「ジブンデ，スルノ！」と要求が明確になり，かんしゃくを起こしたり，自分中心の行動が増えてきます。自我が出てきたと言われますが，これは自立心が高まり，自分の存在を意識し始めた大切なサインです。手強い時期ですが，大人が落ち着いて，子どもにやらせてみる，待ってみる，選択肢を示してみるなど試行錯誤しながら取り組んでいきましょう。幼児期後期には，ごっこ遊びやルールのある遊びを経験しながら，自分の気持ちを調整したり，周りの人と協力する力が培われていきます。

▷2　愛着関係
ボウルビー（Bowlby, J.）が提唱した，赤ちゃんが生き延びるための生得的にもっている，特定の人と築かれる信頼と安心感を示す関係。
⇨ V-3，V-4 参照。

○学童期の心

就学を迎えると，学校やクラス集団に参加することになります。勉学やスポーツに勤しみ，達成感を得る一方で，不全感が増すこともあります。友人関係も深まりますが，周りに受け入れられるかを気にすることもあります。前思春期と呼ばれる小学中学年からは，同性の仲間集団との一体感を重視し，群れる体験を好む時期で，ギャングエイジと呼ばれます。

親との関係では，心理的な親離れが始まり，「自分で決めたい」と親からの口出しを嫌がる一方で，まだまだ依存したい気持ちもあり，心は揺れ動きます。

○思春期の心

思春期には二次性徴が起こります[3]。女子では9〜12歳から始まり，乳房の膨らみ，皮下脂肪の増加，初潮を迎えます。男子では10〜13歳から始まり，外性器の発育や精通，変声が起こります。この間，身長は15〜30 cm伸び，体重も20〜30 kg増えます。子どもはこの大きな変化に戸惑いながら成長していきます。

小学高学年から中学生は思春期の前半ですが，自分がどう見られるかを気にしたり，異性への興味が増したり，外見への関心や他者への羨望が生まれやすくなります。その心許なさをカバーするために，特定の同性の友人間で秘密を共有したり，親密さへの欲求が増してきます。この関係をチャムと呼びます[4]。一緒に行動することで安心感を得ることができますが，仲間集団から被るプレッシャーも大きくなります。周囲と合わせることを重視しすぎて過剰適応になったり，そこから離れることで不安になることもあります。近年はSNS[5]の普及によって，仲間集団と24時間つながることが可能となり，その関係性に息苦しさを訴える子どももいます。

中学の後半から高校生になると思春期も後半となり，友人関係では互いの価値観や違いを認めることができるようになってきます。同質な仲間でなくとも自分の居場所と感じられる関係は，ピアグループと呼ばれます。この時期は，大人として社会に出て行く前の最終段階となり，「自分とは何者か」「何のために生きているのか」という問いを繰り返します。現実と理想の自分のギャップに悩みながら，やがて「自分はこういう人間である」「社会のなかで，このように存在している」という答えを見つけていきます。これをアイデンティティ（自我同一性）の確立と言います。自分も親をも一人の個人として捉えることができるようになると，親からの自立と言えるでしょう。

③　子どもの心がつまずく時

子どもの心の問題の多くは，発達段階と関わっています。幼児期には愛着関係の不安定さが，外界への不安に結びつくことがあります。できるようになりたい思いが，かえって拒否として現れることもあります。言葉で表現することが難しい時期は，チックや腹痛，失禁など体に症状が出ることもあります。

思春期になると，二次性徴や成熟への否認が痩せた体型へのこだわりとなることがあります。他人を信頼できず，理解されないという思いが激しい反発や自傷として現れたり，勉学や友人関係での劣等感や孤立感が増すと，疲れ切ってひきこもることもあります。

それでも子どもには「育つ力」が備わっています。手応えを得る経験を増やし，小さな自信を重ねることは大切です。周囲の人たちがその子の存在を認め，力を伸ばす手助けをしていくうちに，子ども自身の力で乗りこえていくことは多くあります。

（澤井ちひろ）

▷3　⇨ Ⅱ-1，Ⅶ-8 参照。

▷4　Sullivan, H. S. (1953). The Interpersonal Theory of Psychiatry. (中井久夫ほか（訳）(1990). 精神医学は対人関係論である. みすず書房.)

▷5　SNS
⇨ Ⅰ-6 参照。

（参考文献）
市川宏伸（2004）. 子どもの心の病気がわかる本. 講談社.
齊藤万比古（2009）. 子どもの心の診療入門. 中山書店.
本城秀次（編）(2009). よくわかる子どもの精神保健. ミネルヴァ書房.

2　言語の発達

1　言葉のなりたち

　人間は言葉を用いることによって，自分の意思を伝え，互いの思いを理解し合い，考えを深めたり，文字を記録することが可能となりました。幼い子どもたちの言葉は，どんな要素からできているのでしょうか。言葉は以下の三つがお互い影響し合いながら発達していきます。

○音声言語（話し言葉）

　たとえば「バナナ」のように，音になって口から出る発語です。語彙数やその内容を「表出言語」として評価します。

○言語理解（わかる言葉）

　バナナを見て「バナナ」と言えるのは，「これは黄色くて甘い果物で名前はバナナだ」と理解しているからです。言われたことがわかるかどうかは，言葉の発達にはかかせません。

○コミュニケーション意欲

　相手に伝えたいと思う気持ちのことで，身振り手振りの利用も含まれます。

2　言葉の始まりとその広がり

　赤ちゃんはいきなり言葉を話し始めるのではありません。生後2か月頃には，泣き声のほかに「アウー」などと**クーイング**▶1と呼ばれる声を出します。それに対して大人が「おはよう」「おなかすいたの？」と応えることで，子どもの内面には周囲に働きかけようとするコミュニケーションの基礎が芽生えます。生後6か月頃から「マンマン」「バブバブ」などの**喃語**▶2が出てきます。自分の思いが満たされると喜ぶというように，相手の関わりを引き出すことも増え，相互関係が確立します。生後10か月を過ぎると，バイバイなど身振りをまねしたり，指さしのジェスチャーを用いて要求や主張を伝え始めます。「ムニャムニャ」と不明瞭な発音ながら，まるで話し言葉のような声も出します。

○初めての言葉

　生後10か月頃になると，食事は「マンマ」，身近な大人の呼び名が「ママ」「パパ」であることに気づき，尋ねるとそちらを向く，指さすことが出てきます。子どもが初めて話す，意味のある言葉を初語と言います。「ネンネ（寝る，寝たい）」のように一つの言葉で意味を表現するので「一語文」とも呼ばれ，生後10

▶1　**クーイング**（cooing）
生後2か月頃より認められる泣き声以外の声で，鳩がさえずるような優しい声を機嫌のよい時に出すことが多い。赤ちゃんが発声しやすい母音が主である。

▶2　**喃　語**
生後6か月頃から増える意図的な発声で，子音と母音の重なりを繰り返す音が多い。バブリング（babbling）とも呼ばれる。クーイングを含めて喃語ということもある。

～13か月の間に出てくることが多いと観察されています。

子どもは話しかけられた言葉を覚えながら，物との結びつきや概念を理解します。言葉と指さしや首の横振りなどのジェスチャーを用いることで，コミュニケーション能力を高めていきます。この時期には「ワンワン」の言葉は，4本足の動物全てを示したり，逆に自分の家のペットのみを表すような用い方をすることが特徴的です。

1歳前半には「こっちおいで」「それちょうだい」などの命令や要求を理解し，「ブーブー（車）どれ？」などの簡単な質問に指さしで答えるようになります。

○言葉の獲得

子どもの興味によって，覚える言葉は異なっています。挨拶や声かけから覚えて人との関わりに使う子や，物の名前を次々に覚えて名づけていく子もいます。概ね50語ほど覚えたあとは急速に語彙が増えていきます。言葉の発達にはかなり個人差がありますが，年齢ごとのおおまかな目安を以下に示します。

1歳後半になると，経験からの意味づけが増えて「手（オテテ）」「足（アンヨ）」などの身体概念や「ココ」「アッチ」という位置関係を理解します。また「パパ，ネンネ」「ママ，クック」と語をつなげる「二語文」を話し始めます。

2歳以降になると，名詞中心の語彙が著しく増え，「ナアニ？」と物の名前を聞きたがります。主語－述語，目的語－動詞，所有格などの規則性に気づき，大人の真似だけでなく，知っている単語を並べて話します。大小の比較や同じ種類がわかり，語彙数は300ほどになります。

3歳以降になると男女の区別を認識し，姓名が言えるようになります。簡単な問いかけに答えたり，「ナンデ？」「ドウスルノ？」と質問が多くなります。助詞や接続詞を用いて「……ダカラ……スル」「……シテカラ……シタ」と文章を構成して，日常生活での会話が可能になります。

4歳を過ぎると「昨日，明日」「今」の時間感覚がわかります。お話を好み，登場人物の感情を理解します。幼児語が徐々に消え，「ボク，ワタシ」を用いて経験を話したり，相手に合わせて内容を変えたりするようになります。

③ 言葉の遅れについて

運動発達や物事の理解，社会的な行動は年齢相応な子どもであり，言葉のみが遅れている場合は，生理的な範囲の遅れ，個人差と評価します。言葉は2歳で意味のある単語を用いて，3歳までに二語文が出ることが一般的な目安です。これ以上の遅れは，知的障害，コミュニケーション障害，難聴，脳性麻痺による構語障害，自閉症スペクトラム障害，言語刺激や応答性の乏しい養育環境などの原因を考えます。ゆっくりわかりやすい言葉をかける，選択肢を示して答えやすいように問いかける，具体的な物を見せて伝えるなど，それぞれの特徴にあわせた支援を行います。

（澤井ちひろ）

（参考文献）

前川喜平（1997）．成育小児科学．診断と治療社．

中川信子（1998）．健診とことばの相談．ぶどう社．

西川由紀子（2003）．子どもの思いにこころをよせて――0，1，2歳児の発達．かもがわ出版．

宇野彰（編）（2007）．ことばとこころの発達と障害．永井書店．

3 社会性の発達

1 社会性はお互いのやりとりから生まれる

　子どもは社会のなかで生まれ育ちます。他者を理解して対人関係を円滑にし，社会的慣習やルールに従った行動がとれる時，「社会性」があると言いますが，その社会性はどのように発達していくのでしょうか。

　新生児は眠っている時や満腹な時に，ひとりでに微笑んでいることがあります。この自発的微笑は，周囲の人たちから赤ちゃんへの心地よい反応を引き出します。生後3か月頃になると，大人の呼びかけやあやしに応じる社会的微笑が始まり，養育者（主に母親）はさらに赤ちゃんへの関わりが増えます。これらのやりとりが社会性の基礎になります。生後7か月頃には身近な人と他人とを区別するようになり，人見知りが始まります。

　生後10か月頃には，相手の視線をたどる**共同注視**が可能になり，相手の意図を察することができます。何かあれば養育者を振り返って，反応をうかがう**社会的参照行為**は，表情や仕草を理解する対人関係の基本となります。1歳前後に指さしや模倣というコミュニケーション手段を獲得すると社会性は飛躍的に伸びていきます。

2 子どもが最初に出会う小さな社会は家族

○親の役割

　子どもは親との**愛着**を基礎に，人や社会への信頼感を育んでいきます。親は子どもが1歳後半になると，挨拶や食事，排泄のしつけを始め，個々の出来事を通して社会的なルールを教えていきます。以前の日本は大家族で身近に祖父母や近隣の人たち，異年齢の子ども集団の関わりがありましたが，核家族化が進んだ現在，親の果たす役割が大きくなっています。親の負担や孤立を防ぐために，改めて祖父母の孫育てが注目されたり，公的機関による「**地域子ども・子育て支援事業**」の重要性が増しています。

○きょうだいの役割

　「きょうだいはリードする者とされる者というタテの関係と，対等に競ったり，けんかをする，協同するなどのヨコの関係を合わせ持ったナナメの関係といわれているが，きょうだいの年齢差，性差などによって，このタテとヨコの関係の割合が変化し，そのきょうだい関係の特徴と，お互いの社会的発達に及ぼす

▷1　**共同注視**（joint attention）
共同注意とも言う。相手の視線や指さしから，相手の注意が向かう対象を同定することで，生後10か月〜1歳前後で獲得する。相手が自分に何かを伝えようとしていることに気づき，次の新たなやりとりにつながる。

▷2　**社会的参照行為**（social referencing）
初めての体験，曖昧な状況などに遭遇した際，まず母親などの表情や仕草を確認し，その場面に対処すること。たとえば厳しい表情ならやめる，笑顔なら安心して続けるなどを示す。

▷3　**愛着**（attachment）
ボウルビー（Bowlby, J.）が提唱した，赤ちゃんが生き延びるための生得的な能力で，養育者に向けて泣く，笑う，注視する，後追いするなどの行動を備えていること。赤ちゃんから特定の人に向けて築かれる信頼と安心感を示す。養育者から赤ちゃんへの情緒的な絆をボンディングということがある。

影響を大きく規定する[45]」と言われています。

上の子どもにとって弟や妹は養護対象となり，下の子どもには兄や姉は身近な社会的モデルとなります。きょうだいの年齢が近いと利害関係も生じやすく，アピールしたり争ったり，その場に応じて協力したりと対人的スキルが発達します。きょうだいがいない場合は同年代の仲間がその対象になります。

3 年齢による特徴──遊び方に見る社会性の発達

生後3か月には他児への注視行動，発声，微笑，手伸ばしなどが始まり，4か月には他児の声のほうを見返す応答行動が現れます。7か月頃になると触る，触り返すといった身体的な相互交渉が見られます。この頃の遊び方は，おもちゃを鳴らして遊ぶ，触って遊ぶといった「物と自分との関係」がほとんどです。

1歳前にはおもちゃを見せる，渡すというように「自分と相手と物とで一緒に遊ぶ関係」が始まります。1歳後半になると言葉も出始め，真似をしたり追いかけっこもします。聞かれたことに指さしや身振りで答えることができます。

2歳では，飲んでいるつもり，食べているつもりの「ふり遊び」ができるようになり，他児を遊びに誘うこともします。「ジブンデ，シタイ」思いが強くなり，物やおもちゃの取り合いなどトラブルが頻発しますが，保育者の助けも得ながら解決法を覚えていきます。

3歳になると「ごっこ遊び」ができるようになります。その役を演じることで，役割を自覚していきます。「ジュンバン」と言って並んだり我慢したりと，少しずつ自己コントロールができるようになります。

4歳では「集団での遊び」「ルールのある遊び」ができるようになります。自分と他児の知っていることは違うということがわかり，大人の言葉をよりどころに他児の心を理解するようになります。

5歳になると他児の気持ちを考えながら，見通しをもって自分の考えや行動を調整していきます。相手によって関わり方を変えてみたり，援助ができるようになります。

学童期には「怖いけど，楽しい」「うれしいけど，困ってしまった」などの複雑な感情も説明できるようになり，相手の気持ちを傷つけないよう気を配ることもできます。大人の監視を逃れ，気の合う者同士で群れをなして遊ぶギャングエイジの時代を経て，子どもたちは思春期に向けて社会性を発達させていきます。

4 社会性の障害

自閉症スペクトラム障害[46]を伴う子どもは，乳幼児期より言語の遅れとともに，相手の意図を察することが難しいという特徴をもちます。学習や経験により社会的スキルを積み上げていくことが大切です。　　　　　　　(澤井ちひろ)

▷4 **地域子ども・子育て支援事業**
2012年に成立した子ども・子育て関連3法に基づく，子ども・子育て支援新制度の一つ。教育・保育施設を利用する子どもの家庭だけでなく，在宅の子育て家庭を含む全ての家庭及び子どもを対象とする事業。市町村が主体となり，妊婦健康診査，乳児家庭全戸訪問事業，養育支援訪問事業，ファミリー・サポート・センター事業，病児保育事業，放課後児童クラブなどの充実を図る。
⇨ [VII-16] 参照。

▷5 井上健治・久保ゆかり(1997). 子どもの社会的発達. 東京大学出版会.

▷6 **自閉症スペクトラム障害**(Autism Spectrum Disorder；ASD)
対人的コミュニケーション及び相互交流の障害，限局された反復する行動や興味が幼少時より認められる脳の先天的な障害で，人口の約1％が該当する。自閉症やアスペルガー症候群を含む広汎性発達障害(Pervasive Developmental Disorder；PDD)とは，ほぼ同義語である。
⇨ [I-2] 参照。

参考文献
正高信男(1993). 0歳児がことばを獲得するとき. 中央公論新社.
子安増生・服部敬子・郷式徹(2000). 幼児が「こころ」に出会うとき──発達心理学から見た縦割り保育. 有斐閣.

4 情緒の発達

 情緒の始まりと基本的信頼感

　人間の内面を支える，喜び，悲しみ，怒り，憎しみ，驚き，嫉妬，慈しみ，希望，煩悶，苦悩などの豊かな感情を，他の動物の感情と区別して「情緒」と呼びます。情緒はどのように発達するのでしょうか。

　生まれてすぐの赤ちゃんは，睡眠と覚醒，空腹と満腹といった生理的リズムのなかで，「快，不快」の感情を泣くことで表現しますが，情緒と呼ばれる感情はほとんどもたないと言われています。養育者は赤ちゃんの泣き声で空腹や排泄などを判断し，不快感を取り除いてやります。エリクソン（Erikson, E. H.）は，子どもは養育者との関わりのなかで一貫性を感じて「万事申し分なし」という感覚を育み，「基本的信頼感」を得ていくと述べています。▷1自分，他者，社会に対する基本的信頼感は人格の基礎となります。

2 愛着関係の成立

　ボウルビー（Bowlby, J.）は，赤ちゃんは生まれた時から，養育者に対して本能的な愛着（アタッチメント）をもつと説きました。愛着行動とは，「保護を受けるために他者を求め，他者に接近しようとする行動」です。▷2生まれてすぐの赤ちゃんは，誰にでも泣く，つかむなどの行動をとりますが，生後3か月を過ぎると，手を伸ばす，微笑，追視するなどと多様化し，愛着関係を結ぶ相手は，特定の人たちに絞り込まれます。生後7か月頃になると，見知らぬ人に大泣きする「人見知り」や養育者を後追いする「分離不安」が生じます。

　マーラー（Mahler, M.）は，乳幼児の物理的かつ心理的な親離れと自己形成の過程を「分離－個体化過程」として解説しています。▷3ハイハイや一人歩きができるようになると，養育者を安全のための基地，つまり拠り所としながら周囲の探索行動を行います。1歳過ぎから2歳の時期は，乳児期初期のように再び一体感を求めて養育者に近寄ってくることから，再接近期と述べられています。養育者がそばにいると自信をもって動き回り，いなくなると途端に臆病になります。3歳頃になると，子どもは愛着の対象者を心のなかにイメージすることができるようになります。困った時には助けにきてくれると確信をもつことで，養育者と離れていても活動が可能となる時期です。

　愛着は基本的信頼感によって支えられ，生涯続くと考えられています。安定

▷1　E. H. エリクソン，仁科弥生（訳）(1977). 幼児期と社会. みすず書房.

▷2　J. ボウルビー，黒田実郎・大羽蓁・岡田洋子（訳）(1977). 母子関係の理論①愛着行動. 岩崎学術出版社.

▷3　M. S. マーラー，高橋雅士・織田正美（訳）(2001). 乳幼児の心理的誕生──母子共生と固体化. 黎明書房.

した愛着の発達は社会との関わり方の安定感につながります。

3 相手との関わりによる情緒の発達

　赤ちゃんは，生後1か月を過ぎると音や光，人の顔など外界からの刺激を感じ取り，環境に影響を受けるようになります。3か月になると養育者との相互交渉が活発になり，6か月頃には怒り，恐れ，喜び，悲しみ，驚き，興味といった感情が生まれます。赤ちゃんが不快な時は養育者も心配し，赤ちゃんが快い時には養育者も安定します。養育者が楽しげな時だと赤ちゃんも喜びます。この養育者との相互交渉が社会性の基礎となり，豊かな人間的な感情を育てていきます。ブロッキントン（Brockington, I.F.）は養育者から我が子への没頭，情緒的な絆をボンディングと呼んでいます。[4]

　1歳後半から2歳にかけては，自分を相手の立場において想像してみる共感，自分を他者と比べる嫉妬などの感情が表れます。他者理解ができるようになる3歳頃には，「アリガトウ」「ゴメンネ」というような感謝や謝罪の表現も出てきます。こうした情緒の分化の過程こそが情緒の発達であるとブリッジェス（Bridges, K. M. B.）はまとめています。[5]

　言葉の獲得とともに，人間的な感情である「情緒」がますます発達します。養育者との間で，感情に関するやりとりや言語化が多いほど，子どもの他者感情の認識や共感能力，言葉による感情表現が促されます。

4 自我の芽生えと他者の感情の理解

　1歳を過ぎると自我が目覚めてきます。身近な人に甘えて頼ったり，ぐずって拗ねたり，不安になったり悔しくなったりと喜怒哀楽の感情を出すようになります。1歳後半から2歳にかけて，一時の我慢を要するしつけが始まる時期になります。嫌なことには徹底して反抗し，自分の思いを通そうとすることも増え，「イヤイヤ期」とも呼ばれます。子どもの行動や葛藤に対してじっくりと関われる人がいると，子どもは自身の感情に振り回されることなく，信頼関係をつくっていくことができます。

　自意識の発達する3歳では，自己を独立した固有の存在として実感し，自尊心が芽生えます。できなかった時には「恥ずかしい」の感覚が生まれ，照れ笑いやごまかし笑いもするようになります。4歳頃には仲間とのトラブルや遊びを通して，自分の行動をコントロールできるようになります。仲間のなかで他者の感情を理解していくからです。5歳になると，自分の思いや願いをもちながら，自己との対話である**内言**[6]を駆使し，自律心を育てていきます。小学校半ばになると，仲間と自分を見比べたり，仲間の目から見た自分を評価することができるようになります。

（澤井ちひろ）

▷4　I. F. ブロッキントン，岡野禎治（監訳）(1999).母性とメンタルヘルス.日本評論社.

▷5　Bridges, K. M. B. (1932). Emotional development in early infancy. *Child Development*, **3**, pp. 324-341.

▷6　**内　言**
他者に発する言葉ではなくて，心のなかで思考するための言葉。

(参考文献)
　ヴィゴッキー，柴田義松（訳）(2001). 思考と言語（新訳版）. 新読書社.
　岩田純一 (1998). 〈わたし〉の世界の成り立ち. 金子書房.
　山崎定人・斉藤公子 (1985). さくら・さくらんぼの子どもたち. 旬報社.
　渡辺久子・橋本洋子（編）(2001). 乳幼児精神保健の新しい風（別冊発達24）. ミネルヴァ書房.
　齊藤万比古 (2018). 幼児期の心理的発達と思春期. 子どもの心とからだ, **26**(4), pp. 350-353.

発達に影響する要因

精神機能の発達に影響する要因は，生物学的，心理的，社会環境要因と多岐にわたります。近年注目されている**エピジェネティクス**は，後天的な環境によって遺伝子発現が調節され，遺伝子型が同じ個体でも表現型が変化すること，つまり遺伝と環境には相互作用があることを示します。

1 出生前の原因

遺伝子や染色体の異常など子ども自身が先天的にもつものと，胎内での母体環境によるものがあり，いずれも脳機能に影響を与えます。

○遺伝子に起こる異変

DNA の一部である遺伝子は，4つの塩基配列の組み合わせで遺伝情報を表し，この塩基配列の並びが変化すると脂肪やアミノ酸，糖質などの代謝異常を起こします。1つの遺伝子に異変が起こった単一遺伝子疾患や，いくつかの遺伝子の異変と環境要因とが関係して起こる多因子性疾患があります。なかには脳奇形をもたらすものもあります。

○染色体に起こる異変

受精後の細胞分裂の際に染色体が半分に分裂せず，数が増減したり，一部が欠けたり入れ替わることがあります。知的障害，成長障害，小奇形を伴いやすいとされています。**ダウン症候群**は21番染色体が通常より1本多く21トリソミーとも呼ばれ，およそ新生児1,000人に1人の割合で見られます。

○母体からの影響

母体を通じてウイルスなどの感染症，有機水銀などの毒物，喫煙やアルコール，大量の放射線を受けると，脳の発育に影響を及ぼす可能性があります。

2 周産期の原因

○低酸素性虚血性脳症

母体の循環障害，胎盤機能の低下などにより，胎児脳への血流が減少して低酸素性虚血性脳症となる場合があります。新生児の脳は成人と比べて回復の力は大きいのですが，重篤な場合では永久的な脳機能の低下をもたらします。

○未熟児（早産児，低出生体重児）

脳の未熟性に伴う脳室内出血や，虚血性の変化による脳室周囲白質軟化症をきたすことがあります。その結果，知的障害，視空間認知の障害，脳性麻痺な

▷1　**エピジェネティクス**
1940年代に英国の発生学者ワディントン（Waddington, C. H.）が提唱した概念で遺伝・環境の相互作用があるということを意味している。現在は遺伝子の塩基配列の変化を伴わない機序での遺伝子転写を調節するメカニズムと要約される。

▷2　**DNA**
人間は全ての細胞に原則として同じ DNA をもつ。DNA は細胞の核のなかにあり，その DNA に人体の設計図である約2万5,000個の「遺伝子」が含まれる。

▷3　**染色体**
細胞が分裂する時に，DNAと蛋白質が凝集して形成されるもので，多くの遺伝情報がのせられている。人間には23対で46本の染色体があり，父親と母親から半分ずつ子どもに遺伝する。

▷4　**ダウン症候群**
21番染色体が過剰である染色体異常症で，つり上がった眼，低い鼻根部，巨舌などの特徴的な顔貌をもち，低身長となる。約50％に心奇形，20％に消化器奇形を合併する。運動発達や言語発達においても遅延傾向が見られる。

▷5　**低酸素性虚血性脳症**
出生前後の仮死によって脳組織が酸素不足に陥り，細胞が障害されて発症する。最重症例では自発呼吸や運動も認めないが，軽症例では易刺激性，不穏状態を経て回復するものもある。

どの運動機能障害を生じることがあります。

◯周産期における障害の予防

新生児マス・スクリーニング検査[7]にて，多くの代謝性疾患の早期診断と治療を開始することができます。

妊娠から出産，新生児期まで一貫して母子を支える周産期医療の進歩により，脳機能に影響を与える要因は減少しています。一方で母体の高齢化やハイリスク分娩は増加傾向にあり，現在も注目されている領域です。

3 出生後の原因と環境の影響

◯感染症

以前は日本脳炎，結核性髄膜炎，百日咳脳炎，細菌性髄膜炎などが重篤な後遺症をもたらしましたが，予防接種の普及により激減しました。現在ではインフルエンザ脳症後遺症などによって，脳機能に影響をきたすことがあります。

◯食餌性の要因

古典的なクレチン症は成長障害，知的障害，聴覚障害をきたす疾患で，山岳地帯での流行が知られていましたが，19世紀半ばにヨウ素欠乏によると明らかになりました。蛋白質や鉄欠乏も発達期の脳への影響が示唆されています。

◯外傷や神経疾患

交通事故や虐待などにより，脳損傷や硬膜下血腫をきたし，半永久的な障害を残すことがあります。てんかん性脳症や脳の変性疾患においても進行性に脳機能の障害がもたらされます。

◯マルトリートメント（不適切な養育環境）

子どもの健やかな発達には，穏やかで安心できる環境は欠かせませんが，その保障が難しいことが社会的な問題となっています。乳幼児期に虐待，ネグレクト（養育放棄）を受けると，心に残る傷だけでなく，脳の発育が阻害されることが明らかになってきました[8]。スティール（Steele, B. F.）は，養育者の反応が，被虐待児の内的要求や願望に同調しないことが繰り返されると，子ども自身の原因と結果を統合する能力が障害され，象徴機能や言語発達に困難をきたしやすいと述べています[9]。小児期や思春期に経験した，精神的・身体的なストレス要因や家族機能不全の影響は，**逆境的小児期体験**[10]と呼ばれ，成人期以降の健康や寿命にまで影響を及ぼすことがわかっています。

過酷な環境で育った子どもたちには，教育的配慮や経済的負担の軽減など，家族を含めた包括的な養育支援が必要です。そして，子どもの脳の強みである可塑性や回復力に注目する研究のさらなる発展が望まれます。

（澤井ちひろ）

▷6 **未熟児**
⇨ Ⅱ-4 参照。

▷7 **新生児マス・スクリーニング検査**
⇨ Ⅶ-13 参照。

▷8 杉山登志郎（2007）.子ども虐待という第四の発達障害. 学習研究社. 友田明美（2011）. いやされない傷——児童虐待と傷ついていく脳. 診断と治療社. 虐待の現状等については Ⅰ-8 参照。

▷9 スティール, B. F.（1988）. 虐待と遺棄の心理的発達に及ぼす影響. J.D.コールほか（編），小此木啓吾（監訳）乳幼児精神医学. 岩崎学術出版社, pp. 286-302.

▷10 **逆境的小児期体験**（Adverse Childhood Experience：ACE）米国のフェリッティ（Felitti, V. J.）らが1988年に報告した疫学研究で，小児期・思春期に逆境的境遇（心理的・身体的・性的虐待，家族の精神疾患，母親のDV被害，家庭内に犯罪者がいる）が多いほど，成人期以降の喫煙，暴飲暴食，高度肥満，自殺企図や薬物注射などが増加し，疾病罹患や社会的不適応などの心身の健康に影響をもたらすことを示した。

（参考文献）

有馬正高（監修）（2007）. 知的障害のことがよくわかる本. 講談社.

内山聖（監修），原寿郎・高橋孝雄・細井創（編）（2013）. 標準小児科学（第8版）. 医学書院.

仁志田博司（編）（2018）. 新生児学入門（第5版）. 医学書院.

健康状態の観察ポイント

① 健康観察の意義

　保育所，幼稚園，学校などの集団生活を送る場において子どもたちが健康で安全であるためには，普段の姿，健康状態を十分に把握する必要があります。「いつもと違う」ことに気づけば，早期に異常を発見し，適切な対応を図ることができます。体調不良のみならず心理的ストレス，いじめ，虐待，精神疾患など，子どもの心の健康問題の早期発見・早期対応にもつながります。また感染性の病気であれば他児への感染も防ぐことができます。

　家庭における保護者が行う健康観察も重要であるため，保護者との情報共有も大切になります。

② 健康観察に役立つもの

　子どもたちの健康状態を知るためには，健康に関する情報を集めておくことが重要です。周産期歴，**予防接種**歴，**乳幼児健診**▷²歴，家族構成，家庭環境などです。また保育所，幼稚園，学校の周囲で流行している病気がないか把握しておくことも大切です。

▷1　予防接種
⇨ Ⅶ-14 参照。

▷2　乳幼児健診
⇨ Ⅵ-9 参照。

③ 健康状態の把握

　欠席・遅刻の状況を確認し，心身の健康状態を観察できる他覚症状（普段と変わった様子がある，元気がない，機嫌が悪い，顔色が悪い，食欲がない，咳，鼻汁，発疹，ケガなど）と自己申告や聞き取りで把握できる自覚症状（発熱，頭痛，腹痛，他の部位の痛み，かゆみ，体のだるさ，気分の悪さなど）に分けて観察します。

④ 発育状態の把握

　身体測定値（体重，身長，頭囲，胸囲）は健康と栄養に密接に関係しているために，健康状態把握の重要な項目となります。個人差があるために，定期的に継続して，または必要に応じて随時に行う計測や観察が大切になってきます。

　発育の状態把握は先天的要因，身体的異常だけでなく，栄養摂取状況，家庭の養育環境の影響も受けるために，家庭と連携し，子育てに役立てることもできます。

⑤ 一般状態の観察

○顔色・顔の表情

子どもは正直なので病気は顔に出ます。異常，痛み，不快，不安があれば顔色が悪い（赤みがない，青い），表情がぼんやりしている，視線が合わない，目つきがおかしい，目がとろんとしている，無表情であるなどいつもと違ってきます。

○機　嫌

多少の微熱，咳，鼻汁などがあっても機嫌がよければあまり心配はいりませんが，不機嫌だと何か異常はないか気配りが必要です。たとえば，39℃の発熱があるが機嫌がよい子どもと37.5℃の発熱で機嫌が悪い子どもであれば，後者のほうが状態としては悪くなります。また理由もなくずっと泣いている，いつもと泣き方が違う（泣き方が弱い，苦しそうに泣いている）なども病気が隠れていることがあります。たとえば，熱があったり，ケガをしていたり，お腹が痛い・頭が痛いなど痛みがあることが考えられます。

○運動（活動性）

子どもには活発な子，おとなしい子がいますが，日頃の様子と比べてしゃべり方，歩き方，走り方，遊び方などが違うようであれば注意が必要です。急に動かなくなった，眠いわけでもないのにぼんやりしている，ふらふらしているなどの時は全身をチェックする必要があります。

○体位（姿勢）

泣いたり，痛みなどを訴えて，急に不自然な格好を取れば異常です。たとえば腹痛の場合，膝をお腹のほうに引きつける，歩いているのにしゃがみ込む，まっすぐ立てない，痛みで不安なので大人に甘えるなどの症状が出たりします。

○食　欲

子どもの食欲はさまざまで，調子がよければ子どもなりに食べていますが，普段と異なる食欲は注意が必要です。喉が痛くて食べられない，耳の下が痛いせいでかみにくい，便秘や下痢で食がすすまない，気分が悪い，発熱の症状などが考えられます。

○体　温[3]

健康な子どもの体温は新陳代謝が活発なために高めで，37.5℃未満で機嫌よく食欲があれば平熱です。日内変動，季節による多少の違い，個人差が存在します。

体調不良として気づかれる最たる症状は発熱ですが，体温上昇に留意するあまり，環境や基礎疾患などさまざまな理由で平熱が高めである子どもが，集団で過ごす機会を失うことがないようにきめ細やかに対応する姿勢も大切です。子どもの家庭や園における平熱の幅を把握して共有しておくことも大切です。

（赤堀史絵）

▷3　体温
⇨ Ⅳ-2 参照。

（参考文献）
文部科学省（2009）．教職員のための子どもの健康観察の方法と問題への対応．

頭・頸部

1 頭　部

○頭　痛

　頭痛が発熱，悪心，嘔吐，意識障害など他の症状を伴うか，急性か慢性か，反復性か，次第に強くなっているか，頻度はどうか，どれくらい持続するか，どの部位か，どのような痛みか（ズキンズキン，ガーン，ギューっとしめつけるなど）などをチェックします。一番多いのは片頭痛ですが，他の原因には**髄膜**[▷1]の炎症によるもの，頭蓋内の血管性病変によるもの，筋肉の収縮によるもの，精神的なもの，その他頭部外傷後，耳鼻咽喉科，眼科，歯科の病気からくるものなどがあります。また片頭痛と似たてんかんに関連した頭痛もあります。緊急性のある頭痛は，歩く時にふらつく，手足が動かしづらい，毎日のように頭痛と嘔吐がある，症状が進行している時などです[▷2]。

　頭痛のために登園・登校できないなど，身体的因子に心理社会的因子が関与し身体症状が出現している場合は，症状の持続に伴う不安が身体に大きく影響しています。必要な検査後，病状の説明，生活指導，環境調整を行い，薬物治療が必要なこともあります。

2 顔

○眼

　眼の健康状態や視機能の発達に留意することが大切です。結膜充血，眼脂（めやに），まぶたの腫れはないか，**眼瞼下垂**[▷3]，**斜視**[▷4]，視力障害，**白色瞳孔**[▷5]はないかなどをチェックします。

　また現在とても問題になっているのは，**IT**[▷6]との関係です[▷7]。長時間画面に向かっていることで瞬きの減少が生じ，ドライアイになり角膜障害が起きます。また同じ姿勢，同じ距離で画面を見続けることによる首の緊張や眼筋の緊張，身体的緊張，その後には自律神経の失調まで引き起こします。他人とのコミュニケーション不足により精神的・知的発達にも影響があります。

○耳

　難聴の存在は言語習得に悪影響を与えるために，呼びかけに対して返事をしない，テレビを大きな音で見るなどの症状がある場合は，中耳炎，耳垢塞栓（耳あか）などの疾患がないかも含め耳鼻科受診が必要です。心因性に耳が聞こ

▷1　髄　膜
頭蓋骨と脳の間に存在し，脳を包み込んで保護している膜のこと。髄膜は脳に近い方から軟膜，くも膜，硬膜の3層から成り立っている。

▷2　⇨Ⅶ-7参照。

▷3　眼瞼下垂
上まぶたが垂れ下がった状態。

▷4　斜　視
⇨Ⅳ-9参照。

▷5　白色瞳孔
瞳孔が黒く見えず白く見えること。

▷6　IT
Information Technologyの略で情報技術のこと。テレビゲーム，スマートフォン，パソコンなどの情報機器あるいはその技術。

▷7　日本眼科医会.（2009）. 子どものIT眼症（https://www.gankaikai.or.jp/health/36/）.

えないと訴えることもあります。

○鼻

日常よく見るものとして鼻汁やくしゃみ，鼻出血があります。鼻汁やくしゃみは風邪やアレルギーの症状で出現します。鼻出血の原因で最も多いのは手指による外傷ですが，鼻炎時の出血もあります。鼻出血の頻度が多い時や止血にかかる時間が長い時は血液疾患や腫瘍も考える必要があります。

○口　臭

子ども自身が気にする自覚的口臭と周りが気にする他覚的口臭があります。前者は心因的背景がある場合があり，後者は鼻閉やアデノイド過形成による口呼吸，唾液分泌低下，虫歯などが原因です。

○う歯（むし歯）

歯科疾患実態調査結果[9]によると，乳歯にう歯をもつ割合は2歳で7.4%，3歳で8.6%，4歳以上8歳未満では40%前後でした。永久歯にう歯をもつ者の割合は5歳以上10歳未満では8.2%，10歳以上15歳未満では19.7%でした。各年齢において過去の調査と比較すると，う歯をもつ者の割合は減少傾向を示しています。だらだら食事やおやつを食べない，歯磨き（仕上げ磨き）の習慣を身につけることなど虫歯予防が大切ですが，乳歯や生え替わったばかりの永久歯はう歯にかかると進行度が早いので早期発見・早期治療も重要です。またう歯の発生は育児環境に関連があり，その背景にある社会経済的要因が影響を与えていることも示唆されています[10]。

3　頸　部

○甲状腺

甲状腺は首の真ん中よりやや下（のど仏の下）にあり，気管の前面に付着しています。機能が亢進すると落ち着きのなさ，動悸，疲れやすいなどの症状が出現し，低下すると身長の伸びが悪くなるのが特徴です。

○耳下腺

耳下腺とは耳の前下方にある唾液腺です。耳下腺腫大をきたす代表的な疾患に流行性耳下腺炎（おたふくかぜ）があります。そのほかに，急性化膿性耳下腺炎，反復性耳下腺炎（おたふくかぜと異なり反復することが特徴），腫瘍などがあります。

○リンパ節

頸部のリンパ節が腫れる原因のほとんどは咽頭炎や扁桃炎に伴うものや湿疹に伴うもので，しばらくして感染が治ると小さくなります（その後何か月も触れる場合もあります）。しかし，急に大きくなって痛みを伴う場合や，痛みはないがどんどん大きくなるもの，リンパ節の腫れ以外の症状があるものは早めに病院受診が必要になります。

（赤堀史絵）

▷8　う歯
⇨Ⅶ-12 参照。

▷9　厚生労働省（2017）．平成28年歯科疾患実態調査結果の概要．

▷10　寺川由美ほか（2018）．大阪市3歳児健診におけるう歯と育児環境との関連．小児保健研究，**77**(1)，pp.35-40.

〔参考文献〕
　内山聖（監修），原寿郎・高橋孝雄・細井創（編）(2013)．標準小児科学（第8版）．医学書院．
　五十嵐隆・大薗恵一・高橋孝雄（編）(2004)．今日の小児診断指針（第4版）．医学書院．

胸・腹部

▷1　呼吸器疾患については，Ⅶ-3 参照。

▷2　陥没呼吸
息を吸い込む時に胸の一部が陥没する呼吸状態のこと。喉の下（胸骨上），鎖骨の上，肋間，みぞおちなどが陥没する。

▷3　呻吟
苦しんで呻くこと，またその音のこと。

▷4　チアノーゼ
口唇や四肢末端の皮膚や粘膜が青紫または赤紫になる状態のこと。

▷5　循環器疾患については，Ⅶ-5 参照。

▷6　消化器疾患については，Ⅶ-4 参照。

1 呼吸器系 ▷1

　呼吸の窮迫した状態を把握するために呼吸回数，呼吸の深さ，陥没呼吸の有無などを観察する必要があります。呼吸困難は「息苦しい」という自覚症状がありますが，子どもの場合は多呼吸，**陥没呼吸** ▷2，**呻吟** ▷3，**チアノーゼ** ▷4 など呼吸運動が努力を伴っている場合も呼吸困難とされます。

　咳をしている子どもを見たら，咳はいつから始まったか，発熱や鼻汁，鼻閉，呼吸困難など他の症状はあるか，食物アレルギー，気管支喘息の既往はあるか，一日のうちでいつ頃が多く出るのかなどをチェックする必要があります。

　軽い風邪と思われても細気管支炎やオットセイの鳴き声，犬の吠える声に似た咳をする急性喉頭炎，ゼーゼー，ヒューヒューが聞かれる喘息発作などに移行することもあるので注意が必要です。また今まで元気であった子どもが突然激しく咳き込み呼吸困難になれば，異物が気管に入った疑いがあります。

2 循環器系 ▷5

　脈拍は手軽に心臓の動きを知る方法として知られ，一般に手首の内側（とう骨動脈）の拍動を数えています。頻脈，除脈，不整脈がないかを見ます。同時にリズムや強さにも注意します。脈拍数は年齢によって異なり，新生児100〜140回／分，乳児90〜130回／分，幼児80〜110回／分，学童80〜100回／分，成人75〜80回／分です。脈拍数は体温が1℃上がると1分間に10〜20増えるので，発熱時は頻脈になり，呼吸困難の時にも頻脈になります。

3 消化器系 ▷6

　消化器系の主な症候としては嘔吐，下痢，便秘，腹痛があります。

○嘔吐

　子どもは軽い刺激で容易に嘔吐するため，泣いたり咳でも嘔吐することがあります。主な原因は消化器系の疾患（急性胃腸炎，胃食道逆流症，肥厚性幽門狭窄症，腸重積，虫垂炎など）ですがそれ以外にも，中枢性疾患（脳腫瘍，水頭症，脳炎，髄膜炎，頭蓋内出血など），内分泌疾患（周期性嘔吐症，糖尿病，先天性代謝異常，肝炎，膵炎など），泌尿器系疾患（尿路感染症，ネフローゼ症候群，尿毒症など），その他，中耳炎，食物アレルギー，薬物中毒，心因性のこともあります。嘔吐がい

表Ⅵ-1 腹痛の原因（乳幼児）

急性の腹痛	慢性の腹痛
腸重積 風邪症候群 急性胃腸炎 尿路感染症 鼠径ヘルニア嵌頓 腸閉塞 総胆管拡張症	便秘 反復性腹痛症

出所：佐地勉・竹内義博・原寿郎（編著）(2015). ナースの小児科学（改訂6版）. 中外医学社. より一部改変。

つから始まったのか，食事や哺乳と関連はあるか，吐き気，咳などの前駆症状があったのか，また嘔吐回数，間隔はどうか，吐物に血液胆汁が混じっていないかを調べます。随伴症状として発熱・下痢・腹痛・腹部膨満・食欲不振・吐き気・頭痛・機嫌・意識状態などを確認します。頭を強く打った後に嘔吐を繰り返し，意識混濁を認める場合は，至急に脳神経外科のある病院への受診が必要です。

❍下 痢

急性の場合，感染性下痢症が多いですが，食物アレルギーや抗生剤などの薬剤によるものも留意する必要があります。便の性状（水様便，泥状便，顆粒便），下痢の回数や量，血液や粘液の混入の有無，色（白っぽい，クリーム色，黒褐色，血便），におい（酸臭，生臭い，腐敗臭），発熱や腹痛を伴うか確認します。

また，脱水になっていないか尿量の減少，皮膚粘膜の乾燥，頻脈，眼球の陥没，意識状態などに留意する必要があります。

❍便 秘

便秘は排便回数が少ない，しかも排便困難を伴うことを指しますが，幼児期では排便習慣が十分に得られていないため，回数だけでなく機嫌不良や食欲不振，腹痛などの異常があれば便秘として対応しなければいけません。

❍腹 痛

「腹痛」を「お腹が痛い」と言える年齢は2歳以降であることを知っておく[7]ことも大切です。「痛い」という言葉ではなく，泣き叫ぶ，顔色が悪くなる，苦しい表情をする，機嫌が悪くなるなどの表現があります。反対に消化器疾患以外で「お腹が痛い」と訴えることもあります（表Ⅵ-1）。発症の状況経過，部位，痛みが持続的か間歇的か，特定の体位や姿勢に痛みはどうなるか，発熱，嘔吐，便の性状・回数，紫斑などの随伴症状がないかを確認します。虐待やてんかん，片頭痛なども考える必要があります。

④ 泌尿器系[8]

排尿回数，排尿量，排尿痛，排尿困難，尿失禁，尿の色調変化を調べます。

(赤堀史絵)

▷7 土肥直樹 (2014).
HAPPY！こどものみかた.
日本医事新報社.

▷8 泌尿器疾患について
は，Ⅶ-6 参照。

参考文献

内山聖（監修），原寿郎・高橋孝雄・細井創（編）(2013). 標準小児科学（第8版）. 医学書院.

五十嵐隆・大薗恵一・高橋孝雄（編）(2004). 今日の小児診断指針（第4版）. 医学書院.

四肢・皮膚

1　四　肢

○歩行の問題

歩行障害はさまざまな疾患・病態で生じます。歩行のリズム，左右差，ふらつき，姿勢，歩幅，足部の様子を観察します。また静止時に立った状態はどうかも見ます。

子どもの場合はよく転ぶ，転びやすいといった訴えが出ることも多いので，急に出たのか徐々に出たのか，いつからか，転び方はどうかなどの情報を集めます。急速に症状が進む場合は早急に検査が必要となります。

○関節の痛み

痛みがどの部位なのか，ずっと痛いのか反復して痛いのか，朝または就寝時に多いか，安静時または運動時に痛いのかなどを聞き，痛い部位に腫れや熱感，発赤がないかチェックします。

夜中に突然目を覚まして足が痛いと言って泣き出し，さすっているうちに寝てしまい翌朝には元気という症状を繰り返しますが，検査で異常がないという成長痛があります。成長痛では痛みは一時的で昼間は痛がらず，痛む場所が日によって違います。原因ははっきりしていませんがストレスが原因とも言われています。よって一番大事なことは仮病ではなく痛いものと理解してあげ，さする，湿布を貼る，足を上げて寝る，しっかり睡眠をとる，お風呂で温めてさする，親子のスキンシップをとるなどの対処方法が有効です。

また膝や足の関節痛を訴える病気にアレルギー性紫斑病があり，しばしば腹痛を伴います。足に点状出血斑がないかチェックします。指で押しても赤みが消えない出血斑があれば，アレルギー性紫斑病が疑われます。そのほかに同じ関節が長く痛む時には小児リウマチ性疾患も考えられます。

○冷　感

冬場に寒いと体温維持のために四肢末梢が冷たくなるのは生理的反応です。また発熱初期に体温を急上昇させるために悪寒，戦慄とともに四肢の循環血流を低下させて四肢冷感が出現することもあります。

これらは温かい環境になったり，発熱してしまえば症状は消えますが，通常の環境でも四肢冷感が起こる**レイノー現象**は子どもの場合，**膠原病**が隠れていることがあります。

▷1　レイノー現象
四肢の冷感とともに色調が変化する現象のこと。

▷2　膠原病
皮膚や内臓の結合組織（いろいろな組織の間にある膠原線維などからなる部分）や血管に炎症・変性をきたし，さまざまな臓器に炎症を起こす病気の総称。

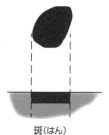

斑(はん)
皮膚の盛り上がりがなく局所的に色が変化。形や大きさはいろいろで，赤や紫色に変わる。

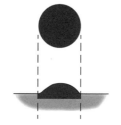

丘疹(きゅうしん)・結節(けっせつ)
皮膚の表面がドーム状に盛り上がる。エンドウ豆ほどの大きさを丘疹（あせも，いぼ，水いぼ），それ以上大きいものを結節と言う。

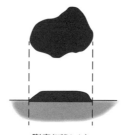

膨疹(ぼうしん)
みみず腫れのようなふくらみがある。数時間できれいに消えるのが特徴。じんましんの発疹。

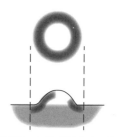

水疱(すいほう)・膿疱(のうほう)
いわゆる水ぶくれで，皮膚の上部に体液がたまりふくらんだ状態。破れてなかの液が皮膚につくと接触部に伝染（とびひ・単純ヘルペス・手足口病）。また，水疱に菌が感染した状態を膿疱と言う。

図Ⅵ-1 発疹の種類と形

2 皮 膚

○発 疹 （図Ⅵ-1）

発疹は，疾患に随伴して出現するものと単独の皮膚疾患として出現するものがあります。子どもに多いのは湿疹，接触性皮膚炎，おむつかぶれ，あせも，じんましんですが，感染症によることも多く，感染症を早期に見つけることは他人への感染防止に役立つことがあります。

リンゴ病（伝染性紅斑）は，頬の発赤だけでなく，四肢にレース状発疹が出現します。水ぼうそう（水痘）は，あずき大の赤いぷつぷつが散発性に出現し，頭部にも見られ，すぐに水疱となります。手足口病は，小さな水疱が手掌，足底，臀部，ひざに好発します。伝染性膿痂疹（とびひ）には，水疱ができてびらんをつくるタイプとかさぶたが厚く付いたタイプがあります。伝染性軟属腫（みずいぼ）は，水っぽい光沢があり，いぼ状に出っ張っています。

その他アレルギー性疾患，血液疾患，悪性腫瘍，川崎病，自己免疫疾患，薬疹などでも発疹が見られます。

発疹出現の部位，性状，時間変化，発熱の有無，周辺の流行状況，薬剤の使用，予防接種歴，他の随伴症状がないかを確認します。皮下出血，熱傷，打撲痕など不審なけががあれば虐待の可能性を考える必要もあります。

○紫外線対策

紫外線をたくさん浴びすぎると，しわやシミなどの皮膚老化を早める，将来皮膚がんを起こしやすくなる，目の病気を起こしやすくなるということがわかっています。そのため，屋外活動は紫外線量が強い時間帯を避けるなどの時間の工夫，日陰で過ごすなどの場所の工夫，帽子，服で覆う，サンスクリーン剤を上手に使うことに気をつける必要があります。▷3 しかし，過剰な紫外線防御は成長の妨げになることがあるので，上手に対策を行うのが良いでしょう。　　　　　（赤堀史絵）

▷3 日本小児皮膚科学会ウェブサイト．こどもの紫外線対策について（http://jspd.umin.jp/qa/03_uv.html）.

参考文献

内山聖（監修），原寿郎・高橋孝雄・細井創（編）（2013）．標準小児科学（第8版）．医学書院．

五十嵐隆・大薗恵一・高橋孝雄（編）（2004）．今日の小児診断指針（第4版）．医学書院．

子どもの心身の健康

 子どもの心と身体

　子どもは，心も身体も発育途上にあり，それぞれに未熟・未分化です。そして，大人に比べて，心と身体の関連性（心身相関）が密接であり，心理的な問題は身体症状として現れやすいのが特徴です。たとえば，緊張や不安から，頭痛や腹痛などの身体症状が出現することもありますし，アトピー性皮膚炎や気管支喘息など，もともと罹患していた身体疾患が，心理的なストレスによって，症状が増悪したり，経過が長引くことも少なくありません。

② 心身相関

　心と身体の相関関係のことを心身相関と言います。人間の身体は，心身内外のさまざまな環境変化に対して身体内部の環境を一定に保たせようと自律的に調整する働きが備わっており，このことを「恒常性」と言います。心身相関は，この恒常性と関連しており，図VI-2のように，中枢神経系，自律神経系，内分泌系，免疫系が関与しています。

　「緊張すると血圧があがる，便秘や下痢をする」，「疲れていると風邪を引きやすい」といったように，ストレスが中枢神経系を介して自律神経系や内分泌系，免疫系に影響を及ぼすことは経験的に知られています。子どもの場合，心身ともに発達途上にあり，神経系，内分泌系，免疫系のいずれもが機能的に未熟で不安定な状態にあります。そのため，子どもには，ストレス反応としての身体症状が現れやすくなります。

③ 子どもとストレス

　一般的に，子どものストレスについて，「どうせ理解してないだろう」「すぐに忘れるはず」「元気そうにしているから大丈夫」などの理由で，軽く認識される傾向があります。ストレス反応が，身体症状や行動面に現れた場合でも，周囲の大人は，子どもの表面的な変化にとらわれ，その背景にある心理的な問題への理解や対応が遅れることも少なくありません。

　子どもは，ストレス状況下にあっても，そのことを十分に自覚できず，あたかもストレスを感じていないかのように元気に振る舞うことがあります。また，「不安」「しんどい」などのストレス感情を自覚していても，言語表現が未熟で

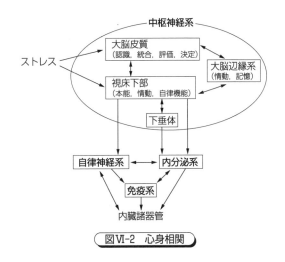

中枢神経系

ストレス

大脳皮質
（認識，統合，評価，決定）

大脳辺縁系
（情動，記憶）

視床下部
（本能，情動，自律機能）

下垂体

自律神経系 ←→ 内分泌系

免疫系

内臓諸器管

図Ⅵ-2 心身相関

あるため，言葉ではなく，身体症状や行動上の問題で表出されることが多いのも特徴です。もともと衝動性が高い子どもや，暴力に親和性が高く育ってきた子ども（被虐待児）は行動で表現しやすく，身体感覚に敏感な子どもや，身体症状に親和性の高い子ども（身近に身体疾患や症状を抱える存在がいる）は，身体症状を呈しやすくなります。表現の仕方は違えども，言語化できない子どもの思いを把握し，しっかりと受け止め，支えていくことが支援の要となります。

低年齢児ほど，周りに大きく依存して生活しています。そのため，子どものストレスについて考える際には，関わる大人（保護者，園や学校，その他の関係機関等）が相互に連携し，状況を整理し，子どもにとってよりよい環境（物理的環境，精神的環境）を整えていくことが大切です。

④ 子どもの心身の健康のために

心身への適度なストレスは，子どもの成長・発達に必要なストレス対処力と耐性を高め，健全な人格形成につながります。そのため，大切なことは，全てのストレスを取り除くことではなく，過剰なストレスを年齢や発達に応じた適度なものに調整することです。

子どもが，信頼する人（家族，先生，友達）とつながり，個々の発達に応じた生活体験を通して，自分への手ごたえと他者への信頼を確かなものにしていくことは，基本的な情緒の安定や主体性につながります。基本的な安定感を備えた子どもは，現実を見据え，自分の欲求や感情を自覚し，積極的に対処することが可能となります。

保護者や保育者は，子どものストレス対処能力や耐性を育むために，日頃から子どもの発するサインを的確に察し，さまざまな感情の言語化や泣く，笑うなど豊かな感情表出を保障していくことが大切です。

（龍田直子）

（参考文献）
龍田直子・吾郷晋浩（2005）．ストレスの事典．朝倉書店，pp. 100-103.

6 心身症

1 心身症とは

　日本心身医学会は，1991年に「心身医学の新しい診療指針[1]」のなかで，「心身症とは，身体疾患の中でその発症や経過に心理社会的因子が密接に関与し，器質的ないし機能的障害が認められる病態をいう。ただし，神経症やうつ病など他の精神障害に伴う身体症状は除外する」と定義しています[2]。

　このように，心身症とは特定の病気を指すものではなく，全ての身体の病気についてその可能性があります。診断や治療にあたっては，身体症状に注目するだけでなく，症状の背景にある，心理社会的因子も考慮する必要があります。代表的な子どもの心身症を表Ⅵ-2に示します。

2 子どもの心身症の特徴

○心と身体の未熟性

　子どもは，大人に比べてストレス対処力や耐性が低く，心理的なストレスが身体に現れやすいのが特徴です。また，心と身体が機能的に未熟・未分化であるため，低年齢児ほど，全身性の症状が多いのが特徴です（表Ⅵ-2）。特に身体疾患や発達障害のある子どもは，神経系をはじめ身体内部の機能に脆弱性があるため，心身症を起こしやすいとされています。

○成長発達段階

　子どもは，成長発達の途上にあり，それぞれの段階によって，発症に関与する心理的課題やストレス要因，症状に違いが見られます（表Ⅵ-2）。低年齢児ほど，子ども自身の素因（体質や気質，発達）や家庭要因が大きく，年齢が上がるにつれて集団生活など家庭外の要因が加わります。

　発達障害をもつ子どもは，感覚過敏や対人コミュニケーションの苦手さのため，ストレスを抱えることも多く，心身症を発症しやすいと言われています。

○養育環境からの影響が大きい

　子どもは，身近な大人に依存し保護されて育つため，家庭内の葛藤や，不適切な養育は，子どもの心や体に大きな影響を与えます。また，発症後の家族の変化（子どもへの注目や対応，家族の関係性）が，症状の経過を左右することもあります。そのため，家族の理解と適切な対応を支えることが大切です。

▷1　日本心身医学会（1991）．心身医学の新しい診療指針．心身医学，**31**(7)，pp. 537-573.

▷2　具体的には，反復性腹痛や心因性嘔吐のように，身体の症状・病気でありながらその発症や経過に心理社会的因子が強く関係している病態が「心身症」である。身体治療だけではよくならない気管支喘息に対して，心理面や親子関係の調整なども行い，心身両面からの治療が奏効した場合も「心身症」ということになる。

表Ⅵ-2 成長発達段階別の特徴

	乳児期	幼児期	学童期	思春期
心理的課題	基本的信頼感	自律心	勤勉感	自我同一性の確立
特徴的なストレス要因	• 不安定な愛着関係 • 養育の不備 • 子どもの素因（体質・気質・発達）	• 不安定な愛着関係 • 不適切なしつけ • きょうだいの葛藤 • 子どもの素因（体質・気質・発達）	• 親との関係，家族関係 • 友人や教師との関係 • 学業成績など	• 親からの自立と依存の葛藤 • 友人・異性や教師との関係 • 進学問題，部活動など • 恋愛，就職など
症状の特徴	• 全身症状が多い 「よく泣く」「寝ない」「吐く」「飲まない・食べない」などの心身反応	• 軽微な症状を反復する • 身辺自立と関連した症状や神経性習癖が多い 周期性嘔吐，反復性腹痛，下痢，便秘，遺糞，遺尿，夜尿，気管支喘息，アトピー性皮膚炎，肥満，睡眠障害，緘黙，吃音，脱毛，抜毛，など	• 生活行動上の問題が多い • 運動・筋肉系症状が多い （幼児期の症状に加えて）過敏性腸症候群，過換気症候群，糖尿病，頭痛，チック，摂食障害，起立性調節障害，心因性発熱，心因性咳嗽，など	• 自律神経失調症状や精神症状が多い • 症状の極端化や遷延化が目立つ

❍機能的障害による症状が多い

子どもでは，胃潰瘍のような器質的障害は少なく，胃腸の動きが悪くなり嘔吐や腹痛をきたすというような機能的障害が多いのが特徴です。また，見えない，歩けないといったように感覚器や運動器の機能的障害が多いのも特徴です。

❍身体・精神・行動上の症状の重なり合いや移行が多い

心も身体も未熟・未分化なため，ストレス反応としての身体症状や精神症状，行動上の問題は，同時に出現したり，互いに移行し合うことが多いのが特徴です。たとえば，腹痛という身体症状で発症したものが，次第に園・学校に行きたがらない，イライラやかんしゃくがひどくなることも珍しくありません。

③ 心身症への対応

まず，子どもの症状や行動を丁寧に観察し，受け止めることが大切です。心身症は，気のせいや気持ちのもちようで対処できるものではなく，訴えている症状は全て実際に子どもが体験しているものです。「大変だね，つらいね」と共感したうえで，子どもがどんなことで困り，悩んでいるのかに耳を傾けることが大切です。低年齢児などでは，ストレス要因について自覚がないことも多く，その場合は，発症前後で生活に変化がなかったかなど，周囲の大人が情報を共有し，多角的に判断する必要があります。そして，子どもが直面している問題が明らかとなった場合，①子どもの気持ちを理解して見守っておくだけでよいことか，②適切な助言や支援を行い，子どもに解決させればよいことか，③子どもに代わって周囲の大人が解決すべき状況なのかなどを見きわめて解決に取り組みます。そのような努力をしても状況が変化しない場合，早めに専門家に相談することが大切です。

(籠田直子)

生活習慣や行動上の問題

 生活習慣の問題

　乳幼児の食事，睡眠，排泄といった生活習慣は，心や身体の発育，子ども自身のもつ生理的なリズムに，保護者の生活習慣や養育態度などが相互に作用して成り立ちます。

　体質・気質・発達的な理由で，「食が細い」「うまく食べられない」「寝つきが悪い」など，基本的な生活習慣が定着しづらい子どもがいます。養育者は，そのような子どもの育児に負担や困難を感じることも少なくありません。「食べてほしいのに食べてくれない」「食べたくないのに食べさせられる」というように親子の心理的葛藤が高まり，関係がこじれると問題はいっそう深刻なものとなります。

　一方，子ども自身に特に問題がなくても，保護者の生活習慣の問題（欠食，偏食，夜型生活，運動不足など）や不適切な養育態度（放置，厳格，過干渉など）があり，そのために子どもの生活習慣や生活態度が不安定となっている場合もあります。このように，子どもの生活習慣の問題は，子どもの要因，環境要因，相互の関係性などについて多角的に検討することが大切です。

　　○回避・制限性食物摂取障害

　消化器系や他の身体疾患がないにもかかわらず，食べることや栄養摂取がすすまず，著しい体重減少や栄養不足など心身の健康に支障をきたしている場合に診断されます。背景要因として，感覚過敏やこだわりなど子どもの発達特性や，食事をめぐる親子間の葛藤などについて考慮する必要があります。体重減少や栄養不足は，**児童虐待**との関連を認める場合もあり，子どもの状態とともに，養育環境についての情報を得る必要があります。

　　○夜　驚

　3〜6歳頃に発症することが多いとされています。夜間睡眠中に突然おびえた表情で激しく泣いて目覚めるものです。入眠後30分〜2時間ほどの間に見られることが多く，1回の持続は数分以内とされています。強い恐怖を伴った表情や動作，身体症状（脈や呼吸が早い，発汗など）が見られ，落ちつかせようとしてもなかなか反応しないのが特徴で，あやすと落ちつく夜泣きとは異なります。10歳頃までには自然に消失するとされ，特別な治療を要しませんが，頻度や程度により家族や子どもの負担が大きい場合や，てんかん発作が疑われる場

▷　児童虐待
⇨ Ⅰ-8 参照。

合は専門医の受診をすすめます。

○遺尿・夜尿

子どもは一般的に，3〜4歳頃に排尿の自己コントロールが進みます。5〜6歳を過ぎても衣服や寝具に尿をもらす状態が続くもので，夜間就寝中の遺尿は，夜尿と言います。

夜尿の原因には，次のようなものがあります。

- 夜間の尿量が多い（抗利尿ホルモンの分泌不足）
- 夜間の膀胱容量が小さい
- 睡眠が深くて尿意があっても目覚めない
- 心理的ストレス
- 腎尿路疾患や内分泌疾患，神経疾患などの病気

昼夜問わず尿失禁の目立つ場合や，尿路感染の反復，他の神経系や内分泌系の症状や所見を認める場合は，まず受診して精査してもらう必要があります。基礎疾患がない場合は，生活指導，薬物療法などの治療がありますが，排尿の発達には個人差があることを前提に，特に幼児の場合は，焦らずに生活を整えながら，成長を待つことが大切です。また，背景に発達面の課題（発達の遅れ，多動衝動や注意の散りやすさなど）を認める場合もあり，排尿だけでなく，子どもの生活全体を見渡して判断していく必要があります。生活指導では，「叱らない」「焦らない」「（夜尿の場合）起こさない」の3つが大切です。叱ることで改善することはなく，緊張や劣等感からかえって排尿や睡眠に支障をきたすことも少なくありません。また，夜間無理に起こしてトイレに連れて行くことは，睡眠覚醒リズムを乱し，夜間に産生される抗利尿ホルモンなどの分泌を妨げることになります。不適切なトイレットトレーニング，きょうだいの誕生などの心理的要因の関与が大きい場合には，保護者に対する指導やカウンセリングなど心理療法も行われます。

○遺糞症

排泄が自立するとされている4歳以上の発達であるにもかかわらず，不適切な場所（下着や床など）に大便を漏らす状態が続くことを遺糞症と言います。

遺糞症の大半は便秘を伴っています。便秘のために，便が直腸にたまり続けることで，直腸内の便は次第に大きな便塊となります。便塊は腸壁を伸展し，直腸径が太く巨大化し，便意の鈍化や消失が引き起こされます。便意のないまま軟らかい便が，直腸にたまった便塊のまわりをつたって，あふれ出る形で遺糞が起こります。一方，便秘を伴わない遺糞では，身体感覚の問題（感覚過敏，感覚鈍麻など）や不適切なトイレットトレーニング，きょうだいの誕生による退行，ネグレクト（虐待）などが関係していることもあります。

遺糞では，便意がなく，無意識のうちに便が漏れ衣服を汚し，便臭で周囲に気づかれます。そのため家族から非難や叱責を受けたり，友達からからかわれ

たり嫌がられたりして，二次的に情緒的な問題を生じることもあります。

　治療の目標は，規則的な排便習慣を確立することです。そのためには，バランスのとれた，規則的な食習慣を中心に，生活リズムを整えることが大切です。さらに，便秘を解消するために内服薬や浣腸などの薬物療法も併行します。朝食後に毎日浣腸することで，直腸内の便の貯留を防ぎ，便意や自発的な排便の回復を待ちます。自己評価の低い子どもや，受動的で自我の未熟な子ども，子どもの心身の自立を保障できない家庭の要因などが関与していることもあり，心理面，環境面も考慮した治療が求められます。

2　行動上の問題

○習癖（くせ）

　1歳半ば〜2歳前半の子どもに，指吸いや爪かみ，ぬいぐるみ・タオルなどを離さない様子を認めることがあります。この時期は，年齢的には発達の大きな変化を迎える時期であり，さらにきょうだいの誕生や入園など生活変化も多い時期です。「甘えたいが甘えられない」「やりたいことができない」といった葛藤や不安が，くせとして表現される場合もあれば，新しい場面や相手に向かう時の「心の支え」になっている場合もあります。無理に制止するとかえって不安が高まります。子どもの気持ちをくんで関わり，子どもが自分に手ごたえを感じられるような活動を保障することが大切です。

○性器いじり・自慰

　幼児期の性器いじりや自慰は，湿疹によるかゆみやおむつ・下着による摩擦などをきっかけに始まり，習慣化したものが多いとされています。男児では性器を直接いじったりこすることが多く，女児では椅子や机に性器をこすりつけたり，特有の姿勢（股を閉じた姿勢で全身に力を入れるなど）をとる傾向があります。思春期以降の自慰とは異なり，性的意味はないとされていますが，一部の幼児は，自慰行為により快感を覚え，顔面を紅潮させ四肢に力を入れ，呼吸が乱れるといった興奮状態に至ることもあります。このような場合，けいれん発作と間違えられることがあります。

　特異な行為であるため，多くの大人は動揺し，すぐにやめさせようと制止や叱責しやすいのですが，過度な注目や反応がかえって行為を強化してしまうこともあります。背景に，「遊びたいけれどうまくいかない」「手持ちぶさたでつまらない」といった発達的要求があることも多く，前述の「習癖（くせ）」と同じ対応が求められます。

　また，性的虐待の影響として，年齢的に不適切な性的関心や性的行為を示すことがあり，その場合は，性化行動と言います。虐待を見逃さないためには，子どもの行動を表面的に捉えるのではなく，子どもや養育環境に関する情報を十分に得て，総合的に判断することが大切です。

○吃　音

　語音の繰り返し（「ぼ，ぼ，ぼく」），語音の引き伸ばし（「ぼーーーく」），語音がつまって出てこない（「……ぼく」）ために，流暢に話すことが難しい状態です。３歳前後で気づかれることが多く，女児よりも男児に多いとされています。原因は特定されておらず，発語運動に関連する脳内の神経回路の機能不全や，遺伝子の関与など，脳科学や遺伝学的な研究が進められていますが，遺伝的要因（病気になりやすい体質のようなもの）に環境要因が合わさって発症するのだろうと考えられています。幼児に多い理由として，左右の言語脳野の機能が未分化であることや，伝えたい気持ちに話し言葉が追いつかないといったことがあげられます。幼児期の吃音の多くは一時的なものであり，言葉の発達とともに目立たなくなります。しかし，周囲の対応や子どもの年齢によっては，吃音を必要以上に意識し，話す時に緊張や不安が増すことで，一層言葉が出にくくなり，吃音が強まったり長引いたりします。「叱らない，指摘しない，言い直しをさせない，せかさない」といった対応が大切です。

○場面緘黙

　家庭では普通に話すことができるにもかかわらず，園や学校など社会的な場面で話すことができない状態を言います。家族との会話に問題がないため，保育所や幼稚園などの集団生活に入って明らかとなることが多く，保育士や教師に指摘されるまで，気づかない保護者も少なくありません。男児より女児に多く，敏感で不安になりやすい気質，気持ちや欲求を抑えやすい気質，言葉や社会性の発達に何らかの課題をもつ子どもに発症しやすいとされています。発症や経過には，こうした子どもの素因にさまざまな環境要因が関与しています。

　子どもの姿には個人差があり，小さな声であれば話せる場合やジェスチャーで意思表示をする場合，特定の先生や友達には話せる場合，立ったまま動かずに無表情で硬直する場合などがあります。話せるかどうかだけでなく，その子のもつコミュニケーション力，相手や場・活動によって，不安や緊張の程度やコミュニケーションの仕方に違いがあるかどうかなどを観察します。そして，子どもが，園や学校での人間関係や活動に興味・関心をもち，安心して参加できるよう環境調整や子どもへの配慮を行うことが大切です。「話す」ことを目標にするのではなく，子どもの不安や緊張が和らぎ，他人とのコミュニケーションを受け入れ，拡がっていくことを目指します。

　また，家族のなかで葛藤がある，家庭内のコミュニケーションが希薄，家族全体が対外的な緊張を強くもっているなど，家庭の要因が関与している場合もあります。このような場合は，家族療法などの治療的アプローチも大切となります。

（龍田直子）

8　発達を評価する

▷1　世界保健機関(WHO),
融道男ほか（監訳）(2005).
ICD-10精神および行動の
障害（新訂版）. 医学書院.

▷2　米国精神医学会, 高
橋三郎・大野裕・染谷俊幸
（訳）(2002). DSM-Ⅳ-TR
精神疾患の分類と診断の手
引き（新訂版）. 医学書院.

▷3　**知能指数**(Intelli-
gence quotient；IQ)
知能検査において, 同年齢
者の平均点と比較した個人
の成績位置を示すために用
いる指数. 平均指数は
IQ100で, IQ70未満は知的
発達の遅れと評価し, IQ70
以上85未満は境界域の知的
発達に該当する.

▷4　米国精神医学会, 高
橋三郎・大野裕（監訳）
(2014). DSM-5精神疾患
の診断・統計マニュアル.
医学書院.

▷5　⇨ Ⅴ-2 参照.

▷6　**発達障害**
「自閉症, アスペルガー症
候群その他の広汎性発達障
害, 学習障害, 注意欠陥多
動性障害その他これに類す
る脳機能の障害であってそ
の症状が通常低年齢におい
て発現するもの」（発達障
害者支援法第2条第1項）.

▷7　遠城寺宗徳 (1978).
遠城寺式乳幼児分析的発達
診断検査解説書（九大小児
科改訂版）. 慶應義塾大学
出版会.

1　精神機能とその発達の評価について

　人間の精神機能には, 知的能力と適応能力の二つの側面があります. 知的能力はいわゆる学習能力である読み書き計算だけでなく, 予想や計画を立てる, 論理的に考える, 自分の考えをまとめるといった知的な活動のために必要な能力です. 適応能力はルールを守る, 自分の役割を担当する, 人との関係を築くなど, 集団生活のなかで発揮される能力で, 社会生活には不可欠です. 自立して生活するにはこの二つの力を身につけていくことが大切で, どちらかあるいは両方が制限されると生活上の援助が必要となります. したがって, 発達の遅れや偏り, その特徴を把握して適切に対応していくために発達を評価します.

　評価の際には, 子どもは心身共に成長・発達の途上にあることに気をつけます. 興味・関心についても個人差が大きく, 常に変化していきます.「おませ」な子もいれば,「おくて」の子もいます. 発達の評価はその時点での評価であり, 絶対的なものではありません. 単なる判別や鑑別のためではなく, その子自身の支援につながるような評価が必要です.

2　精神発達の遅れについて──「精神遅滞」と「知的障害」

　「精神遅滞（Mental Retardation)」は1960年代からアメリカで使用され始めた医学・心理学用語で, 発達期に明らかになる全体的な知的機能の水準の遅れと, 通常の社会環境での日常的な要求に適応する能力の乏しさとで定義づけられています. 一方で「知的障害」は「精神遅滞」と同じ意味をもつ用語ですが, 知的発達に遅れが認められ, 同時に日常生活に支障をきたしているために特別な支援を必要とする状態を指し, 福祉や行政の場で使用されます.

　精神遅滞の評価は, DSM-Ⅳ-TRでは, 個別の知能検査で**知能指数**が70未満とされていましたが, DSM-5では, 生活上の適応機能で分類されるようになり,「知的能力障害（Intellectual Disability)」として神経発達障害のなかに組み込まれました.

3　発達の偏りについて

　発達には大まかな順序性があります. たとえば運動発達では首がすわり寝返りをして, つかまり立ちを経て歩き始めます. 精神発達においても同様です.

社会性の面では，多くの子どもはまず身近な養育者を覚えて愛着を表現する一方で，他者には人見知りを始めます。乳児期より相手の表情を見ながら，ジェスチャーを交えたコミュニケーションをとります。また言語面でも喃語から一語文，二語文と言葉が増え，相手とのやりとりに用います。この発達の段階において，できることとできないことの間に大きなアンバランスさや偏りのある子どもたちがいます。その内容と程度が日常生活に支障をきたし，支援の必要な状態であれば「発達障害[46]」をもつ可能性を考えます。

4　発達の評価方法

○発達質問紙法

主なものに，遠城寺式乳幼児分析的発達診断検査[47]，津守・稲毛式乳幼児精神発達診断[48]，乳幼児発達スケール[49]があります。対象年齢は生後1か月からで，行動や日常生活の発達段階を確認する質問紙形式です。養育者が記入するため主観的になりますが，短時間で簡単にできるのが特徴です。領域は運動，発語，言語理解，社会性，生活習慣など多岐にわたります。また**発達年齢**[10]を求めることも可能で，実際の年齢（生活年齢）と比して**発達指数**[11]を算出できます。**日本語版 M-CHAT**[12]は，1歳6か月時に指さしや他児への興味の有無などの社会的行動の発達を見るもので，自閉症スペクトラム児のスクリーニングとしても有用です。

○改訂版日本版デンバー式発達スクリーニング検査（デンバーⅡ[13]）

対象年齢は生後1か月から5歳半で，「少し気になる子」の発達について，詳しい検査をする前の大まかな評価に用います。領域は個人・社会，微細運動・適応，言語，粗大運動に分かれ，発達の順序性や達成年齢の目安を確認することができます。

○新版K式2001発達検査[14]

対象年齢は生後1か月から成人までと幅広い，詳細な個別検査です。領域は姿勢・運動，認知・適応，言語・社会に分かれ，乳児期では月齢ごとの運動発達，指さしや大人の声かけに対する反応を見るなど，神経心理学的な項目が豊富です。幼児期では，たとえば単純な記憶の再生や視覚的な能力は強いが，言葉で聞いて説明するのは難しいなど，個人内のアンバランスさもわかります。

○ウェクスラー式検査（WPPSI 検査，WISC-Ⅳ検査[15]）

WPPSI の対象年齢は3歳10か月から7歳1か月，WISC-Ⅳは5歳から16歳11か月である世界共通の知能検査です。言語性指数は耳で聞いて理解し，口頭で説明する聴覚-音声処理能力，動作性指数は眼で見て捉え，手で操作する視覚-運動処理能力を示します。WISC-Ⅳでは，全体的な認知能力を表す全検査IQ の他，言語理解，知覚推理，ワーキングメモリー，処理速度の各指標にて認知面の特徴をダイナミックに捉えることができます。　　　（澤井ちひろ）

▷8　津守真・稲毛教子（1995）．増補 乳幼児精神発達診断法．大日本図書．

▷9　三宅和男（監修）（1991）．KIDS 乳幼児発達スケール．発達科学研究教育センター．

▷10　**発達年齢**（Developmental age；DA）
発達検査により示される，各年代に応じた課題が遂行可能な年齢．

▷11　**発達指数**（Developmental quotient；DQ）
発達年齢を実際の生活年齢と比較した比率の指数．同年齢者と同じレベルの発達段階であると DQ100となる．

▷12　**日本語版 M-CHAT**（The Japanese version of the Modified Checklist for Autism in Toddlers）
Diana Robins, Deborah Fein, Marianne Barton (1999). Authorized translation by Yoko Kamio, National Institute of Mental Health, NCNP, Japan.

▷13　日本小児保健協会（2003）．DENVER Ⅱ——デンバー発達判定法．日本小児医事出版社．
検査者は小児科医師，発達診断員，心理士，保健師，看護師，保育士，教職員などに限定され，講習を受けることをすすめられている．
⇨ Ⅲ-3 参照．

▷14　京都国際社会福祉センター（2001）．新版 K 式発達検査2001実施手引書．

▷15　日本文化科学社（2010）．WISC-Ⅳ知能検査．アウレリオ・プリフィテラ，ドナルド・H・サクロフスキー，ローレンス・G・ワイス（編），上野一彦（監訳）（2012）．WISC-Ⅳの臨床的利用と解釈．日本文化科学社．

乳幼児健康診査

1 意 義

乳幼児健康診査（以下，乳幼児健診）には，次のような意義があります。

- 子どもの全身の計測と診察を行い，心身の健康状況や成長発達の観察と評価を行います。疾病の早期発見・早期治療のきっかけとなる情報を，受診者に提供します。

- 問診情報の集計などにより，地域全体の健康状況も把握し，母子保健事業計画に有効に活用します。

- 保護者に，他の親子の様子を見聞きし，日頃の子育ての疑問や悩みを専門職（医師・歯科医師・助産師・管理栄養士・心理相談担当者など）に相談できる「出会いの場」を提供します。

図Ⅵ-3に示すように，健診で取り扱う健康課題は時代とともに大きく変化してきており，現在は**スクリーニング**の視点だけでなく，支援の視点が必要とされています。

2 実施時期と方法

乳幼児健診は，母子保健法に基づいて全ての市町村で実施される１歳６か月児健診と３歳児健診に加え，異常が発見されやすい月齢に合わせて，３〜４か月児健診，９〜10か月児健診，５歳児健診などが各市町村で実施されています。

標準的な発達の指標（マイルストーン）や，注意すべきハイリスク因子（表Ⅵ-3），各健診で発見されやすい異常や疾病（表Ⅵ-4）に留意して，子どもの発育状況や栄養状態，疾病や異常の有無，育児上問題となる事項（生活習慣の自立，社会性の発達，しつけ，事故など），予防接種の実施状況などをまんべんなく確認します。子どもの発達には個人差があり，正常範囲の幅を知っておくことも重要です。必要に応じて，経過観察健診の実施や，医療機関への紹介，健診後の**フォローアップ**も行います。

▷1　**スクリーニング**
疾病を疑い，拾い上げること。一定の基準に沿って行われることが望ましい。

▷2　標準的な発達の指標（マイルストーン）については，Ⅲ-3の図「デンバー発達判定法」を参照。

▷3　**フォローアップ**
健診受診者の，要観察結果や受診結果の確認，支援状況や支援後の状況変化などを，期間や時期を決めて確認すること。

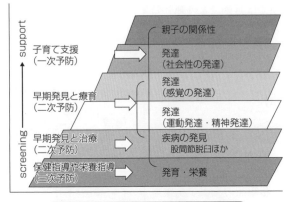

図Ⅵ-3　乳幼児健診の主要課題の重層性

出所：国立研究開発法人国立成育医療研究センター（2018）．乳幼児健康診査事業実践ガイド，p.3.

表Ⅵ-3　乳幼児健診におけるハイリスク因子

母体の因子	母親の年齢（16歳以下と40歳以上），糖尿病，甲状腺疾患，母体感染症（TORCH症候群，梅毒），喫煙・飲酒の習慣
妊娠・分娩時の因子	妊娠高血圧症候群，前期破水，分娩異常，多胎
新生児の因子	早産児，極低出生体重児（出生体重1,500ｇ未満），子宮内発育遅延児，巨大児，分娩外傷，新生児仮死，多発奇形や複数の変質徴候
乳幼児期の因子	体重増加不良，発達の遅れ（ことばの遅れなど），けいれん，重症感染症の既往
家庭環境に関する因子	不安定な就労など経済的問題，若年出産（両親のいずれかが20歳未満），母子（父子）家庭，両親以外による養育，育児姿勢や育児知識上の問題

出所：福岡地区小児科医会乳幼児保健委員会（編）（2015）．乳幼児健診マニュアル（第5版）．医学書院，p.5.

表Ⅵ-4　各健診で発見されやすい異常や疾病

4か月児健診	10か月児健診	1歳6か月児健診	3歳児健診
筋性斜頸 先天性心疾患 そけいヘルニア 停留精巣・陰嚢水腫 先天性股関節脱臼・内反足 脳性麻痺 乳幼児突然死症候群	知的能力障害 脳性麻痺 聴力障害 視力障害	知的能力障害 言語発達遅滞 自閉スペクトラム症 構音障害 斜視 う歯 養育環境の不良に伴う発達の異常	知的能力障害 言語発達遅滞 自閉スペクトラム症 う歯 養育環境の不良に伴う発達の異常

出所：福岡地区小児科医会乳幼児保健委員会（編）（2015）．乳幼児健診マニュアル（第5版）．医学書院，pp.46，64，78，87掲載の表を参考に筆者作成。

③ 乳幼児健診を通しての親子支援

　乳幼児健診は長い歴史のなかで住民にしっかりと根づいており，高い受診率を保っています。困難な状況下で子育てを続けながらも支援を求めるサインを発信できない保護者，医療機関の受診には抵抗感がある保護者は多く存在しますが，乳幼児健診には足が向く傾向があります。保護者が「ここでなら相談してみよう」と感じられる相談相手，相談場所に出会えることが，親子が孤立から抜け出し，安定した生活を得るきっかけになります。

　親子の関係性や保護者の精神状態は，表情や接し方，問診票の記述内容などから推し量ることができます。まずは親子の置かれた状況を把握して理解し，子どもの安全を確認すると同時に，保護者の労をねぎらいます。そして，どのような支援が必要かという観点から状況を整理し，他機関とも連携をして，有効な子育て支援に結びつけます。

　未受診者にも個別に対応して地域の全ての親子とつながること，転居などに伴い支援が途切れてしまわぬよう市町村間の連携体制を構築していくことも，今後の大きな課題です。

（石川依子）

参考文献

国立研究開発法人国立成育医療研究センター（2018）．乳幼児健康診査実践ガイド.

国立研究開発法人国立成育医療研究センター（2018）．乳幼児健康診査身体診察マニュアル.

福岡地区小児科医会乳幼児保健委員会（編）（2015）．乳幼児健診マニュアル（第5版）．医学書院.

原朋邦（編）（2018）．みんなで取り組む乳幼児健診．南山堂.

保護者との情報共有

 情報共有の重要性

　核家族化，少子化，女性の就労率の上昇が進み，現代社会では低年齢から長時間を保育施設で過ごす子どもが増えています。子どもにとって家庭生活と園生活が円滑につながり，家庭と園が共に「安心して過ごせる場所」となるためには，保護者と保育者が十分に情報を共有し合って信頼関係を築き，子どもへの共通した認識と理解を示す必要があります。

　朝夕の送迎時間は保護者と保育者が直接言葉を交わすことができる貴重な時間ですので，どんなに慌ただしい状況でも時間を確保し，その日の子どもの心身状態を確認し合うことが必要です。また，園の行事や懇談会を通じて，家庭や園での出来事，子どもの成長を感じる姿や心配な姿などについても共有し，十分なコミュニケーションをとることが大切です。日々の丁寧な関わり合いを続けるなかで，保育者は親子から確固たる信頼を得ることができ，子どもにとっては安定した愛着対象であり，保護者にとってはよき子育てパートナーであるという，かけがえのない存在になります。

 共有すべき情報

　○子どもがもつ疾患に関する情報

　子どもが急性疾患を園で発症した場合には，症状が出現した時間と内容，体温や食事量などを細かく保護者に伝達すると，医療受診先で貴重な情報となり，適切な治療につながります。

　慢性疾患を抱える子どもについては，園医とも連携して疾患についての正しい知識をもち，発症からの経緯や治療方針についても職員全体で把握して，適切な対応を行うことが求められます。特にアレルギー疾患やけいれんを起こす神経疾患などは，発作状況や発作頻度が治療にとって重要な情報であるため，子どもの症状を的確に観察して保護者に伝えることが，子どものよりよい治療と予後につながります。

　病児・病後児保育の普及に伴い，急性疾患に罹患中もしくは回復期の子どもを保育する状況も生じてきています。内服中の薬や回復見込み，「いつもと違う様子」について保護者から詳しく聞き取り，病状と体調に沿った保育を行う必要があります。

○子どもの「気になる姿」に関する情報

子どもは周囲の環境に影響を受けやすい存在であり，子どもの行動や態度を正しく把握して評価するためには，家庭と園どちらの姿も十分に知る必要があります。子どもに「気になる姿」が見られる際にも，家庭と園で共通する姿であるのか，いずれか一方でのみ見られる姿であるのかにより，介入方法は異なります。親子関係や発達特性ゆえの困り感，自己肯定感の低下などに伴い生じているものも多くありますが，まずは子どもを丁寧に観察することから始め，子どもの行動や態度にはどのようなメッセージが込められているのか，子どもは周囲に何を伝えようとしているのかを探ります。子どもの想いを翻訳して保護者や周囲に伝えると，子どもへの理解が深まり，必要な支援も見えてきます。

③ 育てにくさを感じる親への寄り添い

現代は，どの家庭にも多少の育児困難感は生じやすく，また解消されにくい環境だと思われます。「健やか親子21（第2次）」でも，「育てにくさを感じる親に寄り添う支援」が重点課題の一つに設定されており，地域ネットワークのなかでいかに親子を支えていくかが課題となっています。保護者が抱える育児の困り感や負担感は，話を聞いて労をねぎらうことで解消するものや，ちょっとした助言で道が開けるものが多くある一方，親子の関係を乱し虐待につながるものもあります。支援は，まずは親子が発信するサインを察知することから始まりますが，「子育てが大変だ」「子育てに困っている」と言ってはいけない，言うことには抵抗があると感じている保護者は少なくありません。

親子が生活の一部として毎日訪れる園は，親子のサインが発信されやすい場です。保護者が相談をもちかけやすい雰囲気づくり，何でも打ち明けてもらえる関係づくりを日頃から心がけ，支援に結びつける機会を逃さぬようアンテナを働かせておく必要があります。

④ 家庭と園に求められる機能

子どもの健全な発達のために必要な家庭の機能として，①外の世界のさまざまな刺激から守られる安全な場，②緊張が和らげられリラックスできる場，③感情表現を身につけられる場，④しっかりとした自己の所属感を養う場，⑤自尊心を獲得していける場であることが重要であると言われています。保護者と保育者の十分な情報共有により，家庭と園がどちらも上記5つの機能をもつ場となり，子どもは一日を通して安定した環境に身を置くことができます。子どもは本来「育つ力」をもつ存在であり，安定した育つ場を与えられれば，日々多くの刺激を受けながら着実にステップを踏み，健康的に発育していくことができます。園で十分に力を培った子どもは，学童期以降により大きな世界へと羽ばたき，「**生きる力**」を身につけていきます。　　　　　　（石川依子）

▷1　健やか親子21（第2次）
⇨ I-5 参照。

▷2　本間博彰（2007）.乳幼児と親のメンタルヘルス——乳幼児精神医学から子育て支援を考える. 明石書店, pp.74-79.

▷3　生きる力
学習指導要領で示される教育理念。2020年度からの学習指導要領ではこれに加え，「学びに向かう力・人間性等」「社会や生活で生きて働く知識・技能」「未知の状況にも対応できる思考力・判断力・表現力等」をバランスよく育むことが目標に掲げられている。

（参考文献）
　国立研究開発法人国立成育医療研究センター（2018）.乳幼児健康診査事業実践ガイド.
　本間博彰（2007）. 乳幼児と親のメンタルヘルス——乳幼児精神医学から子育て支援を考える. 明石書店.

子どもの疾病の特徴

子どもは大人のミニチュアではありません。子ども，特に乳幼児は体に不調があっても自ら言葉でうまく訴えることができません。子どもに特有の病気だけでなく，大人と同じ病気でも症状や経過が大きく異なる場合があります。このような特徴は子どもが成長・発達段階にあることと関係しています。

子どもの病気を考える場合，年齢や発育の過程を常に念頭におくこと，正常の発育について十分な知識をもっていることが重要です。子どもの身体と病気について発育期ごとの特徴を以下に述べます。

① 出生前期──受精・着床から出生まで

胎芽期[1]及び胎児期[2]の早期は，母体の感染症，化学物質への暴露，放射線被爆，過度の喫煙やアルコールの摂取過多等の母体をめぐる環境の影響を受けやすく，胎芽病[3]や胎児病[4]による流死産，先天奇形症候群などをきたすことがあります。胎児側の要因として，遺伝子病[5]や染色体異常[6]があげられます。超音波検査を用いた先天性心疾患の出生前診断[7]だけでなく，2013年より一部の染色体異常に関しても一定の条件を満たした医療施設での出生前診断が可能となってきています。

② 新生児期──生後4週まで

子宮内での母親と一体の生活から子宮外生活への生理的適応が行われる時期で，一生のなかで最も病気にかかりやすい時期でもあります。生理的適応とは，肺胞[8]でのガス交換の開始や胎児循環から成人循環への移行など，呼吸・循環動態の大きな変化を意味します。このような激しい変化が短期間に起こるため，それに適応できずに病気に発展してしまう場合があり，これを「新生児適応障害」と言います。

③ 乳児期──生後12か月まで

身体発育が著しく，胎盤あるいは初乳を介して母体から移行した免疫が減少する時期です。子ども自身が産生する免疫グロブリン[9]は生後7か月以降に増加するものの，成人レベルに達するのは6～8歳なので，それまではさまざまな感染症にかかりやすいです。感染症の原因はウイルス，細菌，マイコプラズマ[10]，カビを含めて何百種類もあります。

▷1　胎芽期
妊娠3週から8週まで。器官や組織の原型ができる時期。

▷2　胎児期
妊娠9週以降出生まで。器官や組織の形態と機能が発達する時期。

▷3　胎芽病
胎芽期に器官形成の異常（奇形）を生じる病気。サリドマイド症（短肢症），先天性風疹症候群など。

▷4　胎児病
胎児期に異常が見られる病気。胎児水俣病（有機水銀中毒），先天梅毒，妊婦の喫煙による低出生体重児など。

▷5　遺伝子病
父（精子）由来あるいは母（卵子）由来の遺伝子異常が子どもに伝達され，病的な症状を示すもの。

▷6　染色体異常
ヒトの染色体は常染色体44本と性染色体XX（女性），XY（男性）からなり，「46XX」「46XY」と表記される。この構成から外れた場合を意味する。ダウン症や13トリソミー，18トリソミーなどがある。

幼児期──1～6歳

　言葉の発達など心理的・社会的発達が著しく，また，さまざまな感染症にかかり免疫を獲得する時期です。乳幼児期に罹患しやすいウイルス性疾患は200種類以上あると言われていますが，そのうち10歳頃までに罹患するものは半数の約100種類と考えられます。これから単純計算すると，症状の軽いものを含めて年間約8～10回は風邪をひいていることになります。このように種々のウイルス感染を経験することによりリンパ組織での抗体産生能力を備えるために幼児期では扁桃をはじめ多くのリンパ節組織が発達する必要があるのです。

 青少年期──思春期から成熟まで

　身体面，精神面の変化が著しく，性徴が目立ち始める時期です。平均的には，女児では9～12歳，男児では10～13歳頃に思春期に入ります[11]。思春期は，身体の急速な成長と自律神経系の発達のアンバランスさに起因する行動と心の問題や**心身症**[12]が増えてきます。過食や運動不足による肥満，高脂血症，2型糖尿病などの生活習慣病にも注意が必要です。

 発達過程の影響

　小児期は身体の構造・形態の発育過程が病気に関係します。子どもの喉頭は内腔が狭いため，喉頭の炎症で容易に呼吸困難を呈します。特に乳児期は腎臓における尿の濃縮力が未熟であること，体重に占める水分の割合が高いことに加え，口渇を自覚した積極的な水分摂取が困難なため，嘔吐や下痢，発熱などの水分喪失で容易に脱水症を起こします。また，免疫機能が未熟なため細菌性髄膜炎などの重症感染症を合併しやすいです。急に症状が出たり，急変したり，進行の早いのも子どもの疾患の特徴です。症状も多彩で，重くなることもあります。乳児期は感染症などの疾患以外に誤嚥や熱傷，溺水などの不慮の事故が多い点にも注意が必要です。

⑦ 健康状態の把握

　子どもの身体は正直ですから，具合が悪いことをうまく言葉にできなくても，「いつも元気なのにおとなしい」「いつもたくさん食べるのに食べない」というように保育者が具合の悪さを見てとることができます。また，保護者からの「夕食をあまり食べなかった」「夜中に咳をしていた」などの情報も参考に，子どもを観察します。子どもの健康状態を把握するには，「いつもと違うな」と感じることが何よりも大切です。同じ年齢でも発育には個人差も大きいため個々の子どもの「いつもの様子」を把握しておくことが大変重要なのです[13]。

（阪上由子）

▷7　**出生前診断**
胎児の異常の有無の判定を目的として，妊娠中に実施する検査のこと。絨毛細胞・羊水のなかの胎児の細胞を用いた染色体・遺伝子検査と，超音波検査による画像診断とがある。このうち染色体・遺伝子検査については生命倫理の観点からさまざまな議論がなされている。

▷8　**肺　胞**
気管支の最末端分枝に続く，半球状の小さな嚢。肺胞内部の空気と，毛細血管内の血液との間でガス交換が行われる。
⇨ Ⅶ-3 参照。

▷9　**免疫グロブリン**
⇨ Ⅳ-10 参照。

▷10　**マイコプラズマ**
細菌，ウイルスと並ぶ病原微生物の一種である。肺炎，気管支炎を起こしやすい。

▷11　⇨ Ⅱ-1 ， Ⅶ-8 参照。

▷12　**心身症**
⇨ Ⅵ-6 参照。

▷13　⇨ Ⅵ-1 参照。

重要な感染症

▷1　⇨ Ⅶ-14 参照。

▷2　空気感染
咳やくしゃみなどで口から飛び出して空気中に浮遊した病原体が空気の流れによって拡散し，それを吸い込むことで感染する。飛沫感染の範囲は飛沫が飛び散る2m以内に限られるが，空気感染は近くにいる人だけでなく密閉された同じ空間にいる離れた人も吸い込むことで感染する。感染力が非常に強い。感染範囲は空間内の全域になるため対策の基本は「発病者の隔離」と「部屋の換気」である。

▷3　飛沫感染
咳やくしゃみなどで口から飛び出した病原体を，近くにいる人が吸い込んで感染する。病原体が飛び散る範囲は1〜2mである。

▷4　接触感染
感染源に直接触れることで広がる感染（抱っこや握手など）と汚染されたものに触れて広がる感染（ドアノブ，手すり，遊具など）がある。体の表面に病原体が付着しただけでは感染は成立しないが，病原体の付着した手で口や鼻，眼などを触ることにより病原体が体内に侵入して感染が成立する。また傷のある皮膚から病原体が侵入する場合もある。

▷5　厚生労働省（2018）．保育所における感染症対策ガイドライン（2018年改訂版）．

病原体（ウイルスや細菌など）が体内に入って発病することを感染症と言います。特に子どもは身体の機能が未熟であり，感染症にかかりやすく，症状も重くなりやすい時期です。重篤化しやすい疾患や感染力が強い疾患を正しく理解しておくことは，経過を予想し，感染が拡がるのを抑えるためにとても大切なことです。感染症は予防が重要であり医療の進歩に伴ってワクチンで防げる疾患も増えています[1]。

また集団保育が始まると感染を起こすリスクは高くなります。感染症の拡がり方（感染経路）には，**空気感染**[2]，**飛沫感染**[3]，**接触感染**[4]などがあります。安全に集団保育を行ううえで，しっかり正しい知識を身につけて，対応することが大切です。学校保健安全法施行規則では「学校において予防すべき感染症」が定められ，保育現場では「保育所における感染症対策ガイドライン」が活用され[5]ています。

ここでは，小児期によく見られる重要な感染症のうち，本書の他の項目で取り上げていないものを中心に説明します。

① 麻疹（はしか）

麻疹ウイルスの空気感染により感染します。感染力が極めて高く注意が必要です。潜伏期間は8〜12日です。症状はカタル期，発疹期，回復期に分けられ，最も感染力の強いのはカタル期から発疹期の初期にかけてです（図Ⅶ-1）。合併症が多く，中耳炎，喉頭炎のほか，命に関わる心筋炎，肺炎，脳炎になることもあります。予防には麻疹ワクチンが重要です。また，発生した場合には直ちに保健所への届出が必要です。

○カタル期

38℃以上の高熱が3日ほど続き，咳，鼻汁，結膜充血，目やにが見られます。熱が下がる頃，麻疹に特徴的なコプリック斑と呼ばれる小斑点が頬粘膜に出現します。

○発疹期

一時下降した熱が再び高くなり，顔や耳介後部から発疹が現れて下方に広がります。発疹は赤みが強く，少し盛り上がっており，融合する傾向があります。

○回復期

解熱し，発疹は出現した順に色素沈着を残して消退します。解熱しても3日

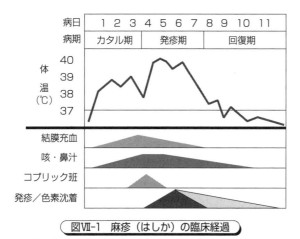

図Ⅶ-1 麻疹（はしか）の臨床経過

出所：日本医師会（編）（2005）. 感染症の診断・治療ガイドライン2004. より
　　　引用改変。

経過するまでは登園を控えます。

 水痘（水ぼうそう）

　水痘・帯状疱疹ウイルスの空気感染により感染します。潜伏期間は14〜16日です。感染力は極めて強く，免疫力が低下している子どもは重症化します。症状は斑点状の赤い丘疹が現れ，体幹から全身にひろがり水疱になります。頭髪部や口腔内にも出現します。その後，かさぶたになります。種々の段階の発疹が同時に混在するのが特徴です。全ての水疱がかさぶたになるまで登園を控えます。予防に水痘ワクチンが重要です。また，入院例に限り7日以内に保健所への届出が必要です。

 結　核

　結核菌の空気感染により感染します。子どもには家人から感染する場合が大半です。子どもの場合は初感染のため症状がでないこともありますが，免疫の機能が未熟なために重症結核の**粟粒結核**，**結核性髄膜炎**になる可能性があります。BCGの接種は結核の発症を阻止するのではなく，重症化を予防するものです。一人でも発生したら直ちに保健所に届ける必要があります。**排菌**がなければ集団生活を制限する必要はありません。

 風疹（三日ばしか）

　風疹ウイルスの飛沫感染により感染します。潜伏期間は14〜21日です。発熱と同時に淡く大きさが均一な発疹が，顔や首に出現し全身へと拡がり，約3日で症状が消失します。耳の後ろや首のリンパ節が腫れるのが特徴です。合併症として関節炎，血小板減少性紫斑病があり，5,000人に1人くらいの割合で脳炎になることがあります。発疹が消えるまで登園を控えます。

▷6　水痘の合併症
合併症としては発疹への細菌の二次感染が多く，ほかに髄膜脳炎や急性小脳失調症がある。新生児や妊婦，成人，免疫力の低下した子どもでは重症化しやすく，特に免疫力の低下した子どもにおいては死に至ることもある。発疹の出現前に激しい腹痛や背部痛，腰痛を認めることが多く，肺炎や肝炎など多臓器不全に陥る。

▷7　粟粒結核
リンパ節などの病変が進行して結核菌が血液を介して全身に散布されると，肺では粟粒様の多数の小病変が生じる。症状は発熱，咳，呼吸困難，チアノーゼなど。

▷8　結核性髄膜炎
結核菌が血液を介して脳や脊髄のまわりを覆う髄膜に到達して発病する。高熱，頭痛，嘔吐，意識障害，けいれんを引き起こし，後遺症を残したり死亡するおそれがある。

▷9　排　菌
結核菌に感染し発病（症状が出ること）している人の症状が進むと，咳や痰とともに菌が空気中に出ること。結核菌に感染したからといって全ての人が発病するとは限らない。また発病しても排菌していない場合は他の人に感染させる心配はない。

妊娠初期の妊婦が風疹にかかると，胎児に感染し，白内障，先天性心疾患，難聴など先天異常（先天性風疹症候群）の子どもが生まれることがあります。治療は対症療法のみであるため，風疹ワクチン接種による予防が重要です。妊娠年齢になるまでに済ませておく必要があります。また成人男性の感染者も多く，男性のワクチン接種も重要です。また，発生した場合には直ちに保健所への届出が必要です。

⑤　流行性耳下腺炎（おたふくかぜ）

ムンプスウイルスの飛沫感染により感染します。潜伏期間は15〜24日であり，突然の発熱及び片側または両側の唾液腺（耳下腺が多いが顎下腺もあり）の痛み，腫れを認めます。耳下腺の腫脹は発症3日目頃がピークで通常1〜2週間で改善します。合併症として無菌性髄膜炎，難聴，急性脳症を起こすことがあります。唾液腺が腫れてから5日が経過し，かつ全身状態が良好になるまで登園を控えます。予防はおたふくかぜワクチンです。

⑥　突発性発疹症

ヒトヘルペスウイルス6型，7型の初感染により引き起こされます。潜伏期間は10〜14日で突然の40℃近い発熱（生まれてはじめての高熱がある場合が多い）が3〜4日続いた後に，解熱とともに体幹部から淡い小丘疹や紅斑が出現し，その他の部位に拡がっていきます。発疹は2〜4日で消え，あとを残しません。高熱の割に活気があることが多いです。熱性けいれんや脳炎，肝炎を合併することがあります。

⑦　百日咳

百日咳菌の飛沫感染によって感染します。潜伏期間は7〜12日です。風邪症状からはじまり，次第に咳が強くなり，発作性にコンコンと連続した咳（スタッカート）をした後，ヒューッと音を立てて息を吸い込む（レプリーゼ）のが特徴です。3か月未満の子どもは無呼吸やけいれんを起こすことも多く，注意が必要です。大人の百日咳が乳幼児の感染のもととなるため，家族内に同様の咳をしている人がいないかという問診が大切になります。予防は四種混合ワクチンです。特有の咳が消えるまで，または抗生物質による治療が開始され5日間経過するまで登園は控えます。発生した場合には7日以内に保健所への届出が必要です。

⑧　単純ヘルペスウイルス感染症

単純ヘルペスウイルス（HSV）の接触感染により感染します。潜伏期間は2日〜2週間です。初感染時に歯肉口内炎を発症することがあり，高熱が持続し，

口内炎や口のまわりに痛みを伴う水疱が出現します。歯肉が腫れるのが特徴で食事がとりにくくなります。治癒後は潜伏感染し，体調が悪い時にウイルスの再活性化が起こり，口角や口唇の皮膚粘膜移行部に水疱を形成します（口唇ヘルペス）。アトピー性皮膚炎などに感染すると，カポジ水痘様発疹症を発症することがあります。また新生児ヘルペスは，発熱，哺乳力低下，活気の低下などが主な症状で，特徴的とされる水疱は約3割程度です。しかし，無治療の場合の致死率は70～80％と言われるため，両親や周囲に病変がないか確認することがとても重要です。治療は抗ウイルス剤の内服，注射が有効です。

⑨　伝染性紅斑（りんご病）

ヒトパルボウイルスB19の飛沫感染により感染します。潜伏期間は4～14日です。軽い風邪症状を示したあと，頬が赤くなり腕や足に網目状の紅斑が出現します。紅斑は7～10日前後で消失します。年長児では紅斑出現時に関節痛を訴えることがあります。紅斑が出てきた時にはすでに感染性はないとされています。妊婦がかかると流産や**胎児水腫**[10]が起こることがあり注意が必要です。

⑩　流行性角結膜炎（はやり目）

アデノウイルス8型，19型，37型の接触・飛沫感染により感染します。潜伏期間は2～14日です。流涙，結膜充血，目やになどの症状が出て，角膜に傷がつくと視力障害が残ることもあります。感染力が強く集団感染を起こすことがあり，ウイルスは1か月ほど排泄されるため，登園してからも手洗いをしっかり行う必要があります。結膜炎の症状が消失するまで登園を控えます。

⑪　インフルエンザ

インフルエンザウイルス（主にA型，B型）の飛沫感染により感染します。潜伏期間は1～4日で突然の高熱，喉の痛み，関節痛，全身倦怠感などで発症し，全身症状が強く出ます。熱は2～4日で解熱しますが，肺炎や熱性けいれん・脳炎・脳症を引き起こすことがあり注意が必要です。脳症は，7割が48時間以内に発症するため，神経症状が出ないかしっかり観察するのが大切です。

予防はインフルエンザワクチンの接種のほか，手洗い，うがい，咳エチケットが大切です。発症から5日間が経過し，幼児の場合，解熱後3日間（児童は2日間）が経過するまでは登園を控えます。

⑫　妊娠期に注意すべき感染症

風疹ウイルス，**サイトメガロウイルス**[11]，ヘルペスウイルス，**トキソプラズマ**[12]などの感染症は，妊娠中の母親が感染すると胎児に影響することが知られており，妊婦への感染予防は特に注意しなくてはなりません。　　　　（柴田晶美）

▷10　**胎児水腫**
さまざまな原因により胎児の腹部や胸に水がたまり全身にむくみが生じる病気のこと。

▷11　**サイトメガロウイルス（CMV）**
感染者の唾液などを介して感染を起こす。無症状から風邪症状，高熱，肝機能障害までさまざまである。妊娠可能年齢のCMVの抗体保有率は近年低下しており，妊娠中の母体がCMVの急性感染を起こした場合は胎児に影響し小頭症，脳内石灰化や肝脾腫，血小板減少などを引き起こすことがしられている。抗体をもたない妊婦が幼児と密接な接触をする場合は注意を要する。

▷12　**トキソプラズマ**
トキソプラズマという原虫の感染により感染を起こす。加熱の不十分な食肉，猫の糞便から感染することが知られている。妊婦の感染により胎児に水頭症や視力障害，脳内石灰化などを引き起こすことがある。

（参考文献）
厚生労働省（2018）．保育所における感染症対策ガイドライン（2018年改訂版）．
岡部信彦（2011）．小児感染症学（改訂版第2版）．診断と治療社．

3　呼吸器疾患

　呼吸器は，解剖学的に上気道と下気道に分けられ，鼻から鼻腔，咽頭，喉頭までを上気道と言い，喉頭よりも肺側（末梢側）の気管，気管支，細気管支，肺を下気道といいます（図Ⅶ-2）。肺内では気管支が枝分かれし，肺胞につながります。肺胞内に取り込んだ空気から酸素が血液中に取りこまれ，二酸化炭素が肺胞内に押し出されて酸素と二酸化炭素の交換が行われます。

　子どもは大人と比べると頭部が大きく，特に後頭部が突出し，喉頭がより頭側にあるため仰向けで気道が屈曲しやすいです。また舌が大きいため，舌によって上気道がふさがりやすいのも特徴です。さらに鼻道や後鼻孔（鼻の後ろの道）が狭く，気道全体も細いため，風邪などで粘膜が腫れたり鼻汁が増えると気道が狭くなり息苦しくなりやすいです。

　呼吸疾患の症状は，発熱，咳，鼻汁，嗄声（声がかれる），**喘鳴**[1]，呼吸が速い[2]，よだれが多い，ぐったりしているなどがあります。症状が悪化してくると**努力呼吸**[3]をしたり，無呼吸（呼吸を止めること）を起こすこともあります。

　急性の呼吸器疾患は，**病原体微生物**[4]によることが多く，急性上気道炎，急性下気道炎に分かれます。気道のどの部位で病原微生物が炎症を起こすかによって症状や経過が異なります。また子どもでは気道異物も多く，他に生まれつき構造が弱い先天性喘鳴などがあります。

1　急性上気道炎

○急性鼻副鼻腔炎

　副鼻腔とは鼻腔の周囲にある空洞のことです。細い穴で鼻腔とつながっています。ウイルス感染による**風邪**[5]に引き続き，肺炎球菌やインフルエンザ菌によって副鼻腔の粘膜がはれ，鼻腔との間の穴をふさいでしまい空気が通らなくなったり副鼻腔の粘液がたまってしまいます。鼻づまり，鼻汁，後鼻漏（のどの奥に鼻汁がたれ込む），咳といった呼吸器症状が現れ，頭痛，頬の痛み，顔面圧迫感などを訴えることがあります。

　治療は主に**対症療法**[6]になりますが，原因病原体によっては抗菌薬投与を行います。副鼻腔の粘液がなくなるまで数週間かかります。その間ウイルス感染を繰り返すことが多いため，症状が長期にわたることも珍しくありません。

○急性喉頭炎

　ウイルス感染によるものがほとんどです。乳幼児（特に1，2歳頃）に多く，

▷1　喘鳴
「ゼーゼー」「ヒューヒュー」といった気道の狭窄に伴って聞かれる異常な呼吸音のこと。

▷2　呼吸数の正常値
正常呼吸数は1分あたり新生児は40〜50回，乳児は25〜45回，幼児で20〜30回である。

▷3　努力呼吸
必要な酸素を吸おうとして胸を大きく動かしながらする呼吸。

▷4　病原体微生物
病気を引き起こす性質をもったウイルス，細菌，原虫，菌類など。

▷5　風邪
ウイルスや細菌に感染して鼻や喉などに起こる病気の総称。ウイルス感染が80〜90%を占めている。ウイルス性の風邪には抗菌薬は無効である。

▷6　対症療法
病気の原因に対してではなく，症状を和らげるための治療。

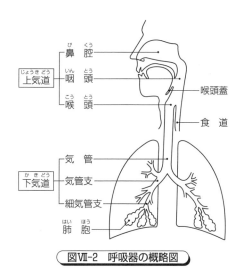

鼻腔（び くう）
咽頭（いん とう）　上気道（じょうきどう）
喉頭（こう とう）
喉頭蓋
食道
気管
気管支　下気道（かきどう）
細気管支
肺胞（はい ぼう）

図Ⅶ-2　呼吸器の概略図

数日鼻汁，鼻づまりが続いた後，喉頭の腫れから喉の痛み，発熱をきたし，特徴的な犬吠様咳嗽（犬の吠える声に似た乾いた咳），吸気性喘鳴（息を吸う時に聞こえる喘鳴），嗄声を認めます。

　数日で軽快することが多いですが，食事や水分が十分取れない場合や呼吸症状が悪化する場合は入院管理や人工呼吸管理が必要なことがあります。

○急性喉頭蓋炎

　喉頭のふたのような喉頭蓋が感染によって腫れることで空気の通り道である気道をふさいでしまうため，呼吸困難が急速に進行して，ひどい場合は窒息して気管切開が必要になることがあります。診察や検査時に大泣きすることで刺激になり，さらに症状を悪化させることがあるので注意が必要です。

　インフルエンザ桿菌がほとんどで，続いて肺炎球菌，A群溶連菌が原因となりますが，前2者には予防接種があるので，定期接種を受けて感染予防をすることが大切です。好発年齢は2〜6歳で，症状は突然の喉の奥の痛み，咳，吸気性喘鳴，よだれです。迅速な対応が必要になります。

○急性咽頭扁桃腺炎

　発熱，喉の痛み，飲み込む時の痛み，耳痛，頭痛，関節痛などの症状が現れます。原因はウイルス性のことが多いですが，細菌感染のこともあります。原因ウイルスは多岐にわたります。症状経過に特徴的なウイルスをあげます。

　アデノウイルス感染症は高熱が4〜5日間続き，扁桃腺の腫大，白苔の付着を認めます。またエンテロウイルスが原因の手足口病は手のひら，足の裏，口腔内に水疱を認め，約3分の1に発熱を認めます。同じくエンテロウイルスが原因のヘルパンギーナは発熱と咽頭痛があり，口腔内に多数の小水疱を認めます。いずれも対症療法を行いますが，のどの痛みのため食事や水分が十分取れないことがあるため脱水に注意する必要があります。

　接触感染，飛沫感染をするので，しばしば保育施設内で流行することがあり

▶7　細菌感染の場合，A群溶連菌が重要で診断がつけば，抗菌薬で治療を開始する。

▶8　接触感染
⇨ Ⅶ-2 参照。

▶9　飛沫感染
⇨ Ⅶ-2 参照。

ます。ウイルスによって流行時期が異なるため，その地域でどんなウイルスが流行しているのかを把握しておくことも重要です。予防はうがい・手洗いです。

　なお，コロナウイルスも上気道炎を引き起こすウイルスとして以前から知られていました。2〜4日間の潜伏期間後，頭痛，咽頭痛，鼻汁，咳嗽，全身倦怠感が出現します。概ね症状は軽く，無症状の人も多いと言われています。上気道炎の約15%を占めるとも言われていますが自然軽快することが多いです。しかし2002年にSARS（重症急性呼吸器症候群），2012年からMERS（中東呼吸器症候群），そして2019年にはCOVID-19を引き起こす新たな種類のコロナウイルスの出現が見られました。いずれも成人では重篤な症状を呈し死亡に至る方も多かったのですが，重症小児患者の報告は少なかったです。なぜ小児で重症化しにくいかは，現時点（2020年10月）ではまだわかっていません。

❷　急性下気道炎

　病原体が上気道から下気道に侵入し引き起こされます。ウイルスや細菌のほかにマイコプラズマやクラミジアなどが原因になります。その他，受動喫煙や大気汚染なども原因の一つです。

○急性気管支炎

　ほとんどがウイルスによる上気道感染に引き続いて起こり，気管支粘膜がはれることにより発熱，咳などの症状が見られます。特に乳幼児では気道が狭く，痰を排出する力も弱いため喘鳴が長引きやすいです。咳で嘔吐が誘発されることもあります。また年長児では咳のために胸の痛みを訴えることもあります。1週間前後で改善しますが，咳はその後1〜2週間ほど長引くことが多いです。ウイルス感染であれば対症療法が中心となります。発熱やひどい咳のために食事が十分にとれなかったり，脱水が疑われる場合は入院加療が必要になることもあります。

○急性細気管支炎

　主にウイルス感染によることが多く，そのなかでもRSウイルスが50〜80%を占めます。ほかにパラインフルエンザウイルスやヒトメタニューモウイルスなどがあります。乳児期に多く，低年齢や早産児，心臓疾患をもつ子どもでは重症化しやすいです。乳児の細気管支は細く分泌物がたまりやすいため，気道が狭くなり，咳，呼気性喘鳴（息を吐く時に聞こえる喘鳴），呼吸が速くなるなどの症状が現れます。基本的には対症療法ですが，重症になると入院加療，人工呼吸管理が必要になります。家族から感染することが多く，うがい，手洗いなどの家庭での感染対策が必要です。

○急性肺炎

　上気道炎に引き続き，発熱，咳，呼吸が速くなる，努力呼吸などの症状が出てきます。ウイルス感染が多いですが，細菌感染のこともあります。喀痰検査，

画像検査，血液検査などで診断し，重症度の判断を行います。また年齢によって原因微生物が異なります。生後3週未満ではB群連鎖球菌や大腸菌，サイトメガロウイルス，乳幼児であれば肺炎球菌やインフルエンザ桿菌，RSウイルス，年長児であればマイコプラズマによる感染の頻度が高いです。原因菌のうち，肺炎球菌，インフルエンザ桿菌が重要ですが，予防接種が定期化された現在では細菌性肺炎の頻度は減っています。

③　気道異物

　ピーナッツなどの異物を気道内に誤って吸引することによって起こる急性気道狭窄のことです。激しい咳，呼吸困難を起こします。0～2歳までの子どもに多いですが，年長児でも起こります。0～3歳まではナッツや豆類，あめ玉など口に入るサイズのものは何でも原因になります。4歳以降では歯の詰め物や小さいおもちゃなど，食べ物以外が多くなります。左右どちらかの気管支に異物が入り込むと，空気を吸う時は異物と気管支の隙間から空気が肺に入っていきますが，吐く時は，肺が全体的に縮むのにあわせて気管支も細くなるので，異物と気管支の隙間がなくなり，空気が押し出せなくなって（チェックバルブ現象），片側の肺が過膨張を起こすことがあります。胸部レントゲン検査や胸部CT検査で診断します。また気道が完全に塞がれると死に至る場合もあります。全身麻酔下で気管支鏡を用いて取り除いたり，気管支壁を切開して取り出します。小さな子どもは口に入るものを丸呑みしてしまうため，家庭や保育施設では食事の際に食べ物を適切な大きさに切って与えたり，身の回りに小さなもの（おもちゃなど）を置かないように気をつける必要があります。また口に物を入れたまま遊んだりしていないかも注意が必要です。

④　先天性喘鳴

　生後数週以内に起こる吸気性喘鳴の総称です。明らかな感染や気道異物，外傷などは除きます。前述した通り新生児の上気道は狭いため，何らかの理由で上気道の気流が制限されると喘鳴を生じやすいです。生後1～2週頃から症状が出始めることが多く，息苦しさのために哺乳ができないこともあります。また咳や努力呼吸を認めることもあります。原因はさまざまで，鼻腔狭窄，小顎，喉頭軟化症，声門下狭窄，気管軟化症，血管輪などがあります。レントゲン検査，CT検査，気管支鏡検査をもとに診断します。成長とともに改善してくる疾患もあり，たとえば喉頭軟化症は生後3～6か月で喘鳴が増悪し，1歳半から2歳頃に喘鳴が消失することが多いです。しかし先天性声門下狭窄は急速に呼吸状態が悪化し死亡することもあります。

（中原小百合）

消化器疾患

消化器疾患，特に消化管疾患では，下痢，嘔吐，腹痛などの原因として消化管感染症（感染性胃腸炎）が最も一般的です。ほかに頻度の高いものとしては，便秘症や胃食道逆流症，過敏性腸症候群という疾患があります。また，消化管以外では肝臓・胆道・膵臓の疾患があり，ここでは急性肝炎及び膵炎について取り上げます。

① ウイルス性胃腸炎

下痢，嘔吐，腹痛，発熱が主な症状です。原因ウイルスとしてはロタウイルス，ノロウイルス，アデノウイルスなどがあります。1〜3日の潜伏期間を経て，症状が出現します。ノロウイルスを原因とする場合，症状が続く期間は1〜2日と短期間のことが多いですが，ロタウイルスの場合は5〜7日間持続し便が白色になることもあります。症状の程度には個人差があります。

特別な治療法はなく，症状を軽減するための対症療法が行われます。ウイルスが人の手などを介して，口に入った時に感染する可能性があり，最も大切なことは手を洗うことです。特に排便（おむつ替え）後は石けんと流水で十分に手を洗いましょう。

② 細菌性腸炎

比較的強い腹痛や血便，発熱が主な症状です。原因菌はキャンピロバクター，サルモネラ，病原性大腸菌，ビブリオなどが多く見られます。**腸管出血性大腸菌**に感染すると，**溶血性尿毒症症候群**を起こし重症となることがあります。

下痢止めの使用は体内の毒素や病原体の排出を遅らせる可能性があるため推奨されていません。細菌性腸炎でも自然に治ることも多く必ずしも抗菌薬を服用しなければならないわけではありません。

食中毒の原因は，細菌以外にもウイルス，自然毒（フグ・キノコ等）などさまざまなものがあります。

③ 腸重積

腸の一部が腸のなかに入り込んで閉塞を起こす病気です。入り込んだ腸の血流障害と通過障害のために腹痛，嘔吐，血便が主な症状となります。腹痛はほぼ必発ですが，乳児に多い疾患で，痛みを訴えることができないため激しく泣

▷1　**腸管出血性大腸菌**
病原性大腸菌のなかで毒素を産生し，出血を伴う腸炎を起こす大腸菌。

▷2　**溶血性尿毒症症候群**
Hemolytic Uremic Syndrome の略で HUS と呼ばれる。腸管出血性大腸菌が産生する Vero 毒素によって生じる血栓性微小血管炎による急性腎不全。HUS の初期には顔色不良，尿量の減少，浮腫，意識障害などの症状が見られる。子どもと高齢者に起こりやすいのでこの年齢層の人々には特に注意が必要。[Ⅶ-6]参照。

くという症状を現します。突然激しく泣き出し，しばらく泣き続けた後，一旦泣き止んでぐったりして，再び泣き出すといったことを繰り返すことが特徴です。顔色が青白くなり意識障害が出現することもあります。

　発病後24時間以内ならば**造影剤**[3]あるいは空気を肛門から注入し，圧を加えることにより腸の重積を元の状態に戻すことができ，これを整復と言います。整復できない場合や，発病後時間が経ちすぎている場合には緊急で手術を行います。処置が遅れると生命を脅かす危険性がある病気です。

④　肥厚性幽門狭窄症

　生後2週頃から3か月頃までの乳児に見られる疾患です。胃の出口の筋肉（幽門筋）が厚くなることにより，ミルクや母乳などが通過できず胃に停滞してたまっていき，胃がいっぱいになると激しく噴水状の嘔吐をします。しかしながら，健康な赤ちゃんでも，食道下部の筋肉が未発達で，飲んだ母乳やミルクが胃から食道へ逆流しやすく，げっぷに伴って，あるいは飲みすぎの時によく吐きます。体重増加不良や脱水兆候などがあり，疑いが強くなれば超音波検査などをして診断します。

　治療は**硫酸アトロピン**[4]による**保存的療法**[5]と手術療法があります。

⑤　胃食道逆流症

　胃内容物が食道内に逆流する現象を胃食道逆流現象と言い，これが原因でさまざまな症状を引き起こす場合は胃食道逆流症と呼ばれ治療の対象となります。乳児では逆流を認めることは正常でもあるため，成長とともに症状は軽快することも多いです。主な症状は嘔吐，哺乳不良及び体重増加不良，咳嗽や喘鳴などの呼吸器症状を引き起こすこともあります。

　対応は，授乳後はしっかり排気し，少量頻回の授乳がすすめられています。すぐに寝かさず，縦抱きや座位を保持し，寝かせる時は頭を少し高くすることで症状は改善します。

⑥　過敏性腸症候群

　お腹の痛みや調子が悪く，それと関連して便秘や下痢などのお通じの異常（排便回数や便の形の異常）が数か月以上続く状態の時に最も考えられる病気です。症状の原因となる病気（腫瘍や炎症）が医学的な検査をしても見つからず，腸管の働きに問題があります。症状はしばしばストレスを契機に悪化します。運動会など行事前に負担がかかり過ぎるとお腹を痛がる子どももいるでしょう。大人ではおよそ10％程度の人に起こると言われるよくある病気で，成長とともに出現率が高まります。命に関わる病気ではありませんが，お腹の痛み，下痢，不安などの症状により日常生活に支障をきたすことが多いです。

▷3　**造影剤**
画像診断や検査をよりわかりやすくするために用いる薬剤で，レントゲンに写る物質。

▷4　**硫酸アトロピン**
平滑筋の正常でない収縮を緩和する作用のある薬品。

▷5　**保存的療法**
手術療法に対してそれ以外の治療法を保存的療法と呼ぶ。ここでは，静脈注射で治療を開始し，嘔吐が落ちつけば内服治療へ切り替える方法。

食事内容の見直し，内服治療も行われますが，ストレス軽減など心理社会的側面への配慮が必要な子どももいます。園生活ではトイレにいつでも行ける安心感が得られる環境調整への配慮が必要となる場合があります。

⑦　鼠径ヘルニア

一般的に脱腸と呼ばれます。お腹のなかにある臓器（小腸，大腸，大網という膜，女児であれば卵巣，卵管）が鼠径部（太もものつけね）に飛び出して腫れてくる病気を言います。

臓器が出たり入ったりしている時は問題ありませんが，飛び出した臓器が通り道の狭い場所で締めつけられ元に戻らなくなることがあり，これをヘルニア嵌頓と言います。嵌頓を起こすと血流が悪くなった脱出した臓器はむくみ，硬くなり痛みが出現します。嵌頓を起こした時は緊急手術を行います。

⑧　便　秘

排便の回数が極端に少ないか，便が出にくくて苦しい状態を言います。便秘になると，便が硬くなり排便時に痛みを伴うようになり，子どもは排便を我慢してしまい，ますます悪化します。新生児の排便回数は１日２〜７回と多く，生後１〜２年でほぼ大人と同じ１日１回から週３回ぐらいになります。

便秘の大部分は原因不明で，体質や習慣によるものがほとんどです。しかしながら，身体のつくりの異常（鎖肛や直腸肛門奇形など），ホルモンの異常（甲状腺機能低下症など），脊髄神経の異常（二分脊椎，髄膜瘤など），腸の神経の異常（ヒルシュスプリング病など）や腫瘍による腸管の圧排によるものなど，便秘を引き起こす病気が隠れていることを見逃さないことが大切です。頑固な便秘は一度病院を受診したほうがよいでしょう。

▶6　鎖　肛
肛門が生まれつきうまくつくられなかった病気で，おしりに肛門が開いていないものから，小さな穴（瘻孔）が見られるものや，肛門の位置がずれているものまでさまざまある。

⑨　急性虫垂炎

いわゆる盲腸と呼ばれているもので，大腸の一番口側にある盲腸の先の虫垂突起が化膿する病気です。学童期に多く，５歳以下では稀ですが，診断が難しくかつ進行が早いため，いったん起これば穿孔，すなわち盲腸が破れる可能性が高いです（穿孔率は30％，５歳以下だと50％）。右下腹部痛（初期は上腹部痛を訴えることがしばしばあります），嘔吐，発熱が主な症状です。

治療は手術による虫垂切除術が原則ですが，急性期は抗菌薬による治療を行ったうえで，待機的に手術を行う場合もあります。

⑩　蟯虫症

蟯虫は人の身体の大腸，直腸に寄生する白い糸くず状の寄生虫です。メスが夜間に肛門周囲の皮膚に卵を産みます。卵についている粘着性の物質及びメス

が肛門周囲を動き回ることによりかゆみを生じます。掻くことによる皮膚炎や湿疹が起きます。また，夜間のかゆみにより寝不足となり落ち着きがなくなることもあります。しかし，大部分の場合は何の症状も見られない人が多いです。卵が衣類やベッドなどに付着して人の口のなかに入ると感染します。蟯虫症が疑われる時には，朝起きて一番に粘着性の透明なテープを肛門周囲に貼り付け顕微鏡で卵を見つける検査を行います。

　治療は蟯虫を駆除する薬を内服します。生活を共にしている家族も感染している可能性が高く，一緒に治療することが望まれます。蟯虫に感染しているからといってプール水泳を禁止する必要はありません。蟯虫卵が感染した子どものお尻から離れほかの子どもの口に入る確率は極めて低いと考えられます。

11　B 型肝炎

　B型肝炎の予防接種は，2016年から予防接種法に基づく定期接種に導入されました。B型肝炎ウイルスは，血液や尿，便などの体液を介して人の肝臓に感染して，一過性あるいは持続性感染を引き起こします。唾液，汗，涙などの体液にもB型肝炎ウイルスが含まれていることがあり，実際に保育施設での集団感染事例の報告もあります。子どもたちの日常生活では，舐めるしゃぶる月齢時の赤ちゃんの玩具，関わり合いのなかでの事故から生じる鼻出血や擦過傷，噛みつき，ひっかきからの出血のほか，アトピー性皮膚炎や虫刺され痕を掻き壊した皮膚からの浸出液からも感染のリスクがあることに注意が必要です。

　急性肝炎はB型肝炎以外のウイルスでも起こりますが，症状はいずれも全身倦怠感，発熱，食欲不振など非特異的です。感染後の症状の現れ方の違いでは，成人では初感染後の一過性感染が多く，時に急性肝炎を発症することがありますが，持続感染になることは稀です。しかしながら乳幼児期に感染すると高率に持続感染となり，一部は将来，肝臓がんを発症することがあります。

12　急性膵炎

　膵臓は腹部の奥深いところにある臓器で，ホルモンを分泌する内分泌機能と消化酵素を分泌する外分泌機能をもっています。急性膵炎は，何らかの原因により，膵臓が自らの強力な消化酵素で消化されてしまう病気です。症状は胃腸炎に似ていて，腹痛・嘔吐・嘔気ですが，激しい上腹部痛が特徴です。

　自転車などのハンドルで上腹部を強く打った後や，おたふくかぜ感染症の後には発症するリスクが高いため注意が必要です。重症になると命の危険もある病気のため，早期の診断が大切です。

（西倉紀子）

循環器疾患

① 先天性心疾患

　生まれつき心臓に異常のある先天性心疾患（先天性心奇形）は，100人に1人の割合で生まれてきます。原因ははっきりしていませんが，遺伝によるものは少なく，その大部分は特発性です。最近では胎児超音波検査で胎児診断をされることが多くなり，母親のお腹のなかにいる時からその心臓病の病状説明や治療方針の決定などを行うことが多くなっています。

　症状は多岐にわたりますが，代表的なものとして乳児では顔や口唇・指先が紫色になるチアノーゼ（血中の酸素濃度の低下）の出現，呼吸数や心拍数が多くなる，哺乳量が減る，体重増加不良などがあります。年長児では動悸や疲れやすさなど大人の心不全と似たような症状となります。ただし先天性心疾患の子ども全員にチアノーゼがあるわけではありませんし，全員に強い心不全があるわけではありません。見た目は通常の子どもと何も変わりないことが多く，ぱっと見た目には心臓に病気があるとはわからないことのほうが多いために，見た目やその元気さのみで判断してはいけません。

　検査としては心臓超音波検査（エコー検査）が最も大事で，診断の基本となります。超音波検査で診断したうえで，その病状把握や治療方針の決定のために，心電図やレントゲン，血液検査，**心臓カテーテル検査**などが行われます。治療の基本は手術となりますが，術前術後の内科的治療管理も重要であり，投薬治療と確実な内服の必要性や心不全の強い子どもであれば運動制限などの指導が必要となる場合があります。

　また先天性心疾患は手術をすれば「すべて治った‼」というものではなく，その子が大人になってから再びトラブルをきたすこともあります。手術が無事に終わったとしても，外来での経過観察や検査は大人になっても継続する必要があります。こういった分野は「成人先天性心疾患（大人になった先天性心疾患の患者）」と呼ばれ，近年その重要性がしっかりと認識されるようになってきています。

○心室中隔欠損症（図Ⅶ-3）

　先天性心疾患で最も多い疾患です（全体の約30%）。左右の心室間の壁に孔があいている心奇形で，左心室から右心室へ血液が流れ込みます。このために体に流れる血液が減少し，肺への血液量が増え，心不全を発症します。

▷1　**心臓カテーテル検査**
子どもの場合は足の付け根（大腿鼠径部）にある太い血管から細い管を入れ，心臓のなかの状況を詳しく調べる検査。検査中は安静が必要であり，乳幼児では静脈麻酔を用いて鎮静・鎮痛下に検査を行う。

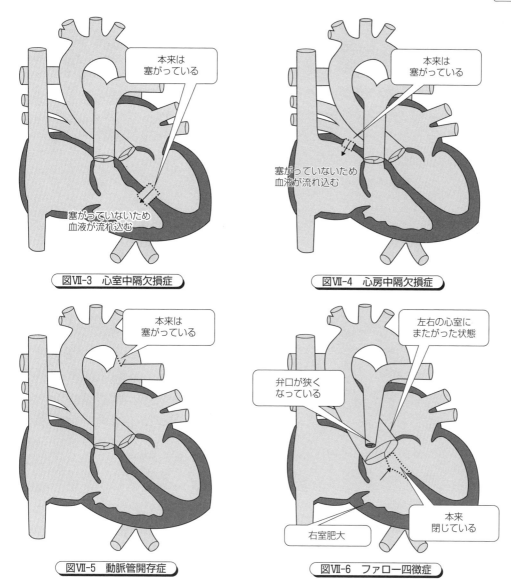

図Ⅶ-3　心室中隔欠損症

図Ⅶ-4　心房中隔欠損症

図Ⅶ-5　動脈管開存症

図Ⅶ-6　ファロー四徴症

　欠損孔が大きく，心不全が強ければ手術が必要となります。一般的な手術の
タイミングは生後半年から1歳です。しかし欠損孔が小さく，心不全を認めな
ければ一生そのままでも構わず，運動制限など日常生活への影響はほとんどあ
りません。また心室中隔欠損症は自然閉鎖の期待ができる病気ですが，急速に
自然閉鎖する子どももいれば，全く自然閉鎖しない子どももあり，子どもごと
にその経過を見ていかないと判断は困難です。手術が必要になった場合でも，
合併症なく手術を終えることができれば，その予後は大変良好で，将来的な運
動制限や心配事などは特になくなります。

○心房中隔欠損症（図Ⅶ-4）

　左右の心房間の壁に孔があいている心奇形で，比較的よく見かける先天性心
疾患です（全体の約10％）。心室中隔欠損と同様に「壁に孔のあいている病気」

ですが，心房中隔欠損症はよほど大きい欠損孔でなければ，小児期には無症状で，成人になってから不整脈や心不全を発症することがあります。このために成人期になってから発見されることも多い病気です。

　将来的な不整脈・心不全のリスクがあると判断されれば治療が必要となりますが，その多くはカテーテル治療で欠損孔を閉鎖することができるようになりました。このために胸に大きな手術痕を残すこともなく，手術に比べて短い入院期間での治療が可能となっています。

○動脈管開存症（図Ⅶ-5）

　特に未熟児医療（NICU：新生児集中治療室）において問題となることが多い先天性心疾患です。動脈管とは，お母さんのお腹にいる時にその胎盤からの血液を利用するために必要な「管」です[*2]。通常であればこの動脈管は生後数日で自然閉鎖するのですが，自然閉鎖せずに開いたままであると，心臓への負担がかかる（＝心不全）ことになります。動脈管が開存していることで，大動脈から肺動脈へ血液が流れ込み（これを言い換えると「体へ流れるはずの血液が肺にとられることとなり」），体に流れる血液が減少し，肺に流れる血液が増え，心不全を発症します。動脈管は特に未熟児で自然閉鎖が得られにくいことがわかっており，未熟児においてはこの動脈管開存症によって命に関わる事態となってしまうこともあります。

　治療薬として「インドメタシン」が使われることがありますが，副作用も多い薬剤であり，その使用に関しては慎重な扱いが必要になります。内科的な治療で閉鎖が得られなければ，手術もしくはカテーテル治療での閉鎖を検討することになります。

○ファロー四徴症（図Ⅶ-6）

　チアノーゼをきたす先天性心疾患のなかでは最多の病気になります（全体の約10％）。心室中隔欠損，肺動脈狭窄，右心室肥大，大動脈騎乗（大動脈が両方の心室にまたがって出ている）の４つの徴候からなる心奇形で，全例手術が必要です。手術は１歳前後に行われます。チアノーゼはありますが，心不全は軽度のことが多く，「顔色は悪いけど，元気」がファロー四徴症の子どものイメージです。

　心不全は軽いために，元気で哺乳も良好なことが多く，あまり困ることは少ないのですが，ファロー四徴症では「無酸素発作」という大変危険な発作を起こすことがあり，これには最大限の注意が必要です。泣いた後や排便でいきんだ後などに急に顔色不良となり，早急な対応をしなければ死に至ることもある危険な発作です。このために保護者にはあまり泣かさないように，泣いたら早めにあやすようにという指導をします。結果的にたくさんのミルクをもらうことになることが多く，その心不全が軽度な背景もあり，一般的なファロー四徴症の子どもはむしろ体格的には大きめな，ぽっちゃり体型のことが多いです。

▷2　胎児循環に関しては Ⅳ-4 参照。

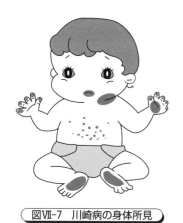

図Ⅶ-7 川崎病の身体所見

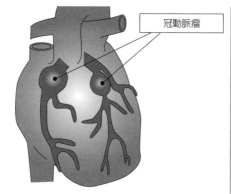

冠動脈瘤

図Ⅶ-8 冠動脈瘤のイメージ

② 後天性心疾患

○川崎病

川崎病は，4歳以下の乳幼児に好発する原因不明の病気です。症状は，発熱，発疹，四肢末端の変化（手足の硬性浮腫など），眼球結膜の充血，口唇・口腔所見（口唇の発赤や舌の異常），非化膿性の頸部リンパ節腫脹などです（図Ⅶ-7）。このために比較的特徴的な見た目となり，診断がつくことも多い病気です。この病気の主体は全身の血管炎であり，合併症として心臓を栄養する血管である冠動脈が異常拡大する「冠動脈瘤」を形成することがあります（図Ⅶ-8）。冠動脈瘤を形成すると，乳幼児期・学童期でも心筋梗塞を発症するリスクがあり，運動制限や一生にわたる内服治療が必要となります。

○不整脈

不整脈があるからといって「病気」というわけではありません。誰でも24時間，心電図をとれば多少の不整脈はあるものです。その不整脈が突然死などのリスクにつながらないかどうか，日常生活に差し支えないかどうかの判断が，特に小児期においては前者判断が大事になります。リスクの高い不整脈に対しては運動制限や内服加療，病気によっては不整脈を起こす異常な電気の流れを焼き切るカテーテル治療（カテーテルアブレーション：カテーテル焼灼術）などが行われることがあります。

○心筋症

主に「拡張型」と「肥大型」に分かれます。拡張型は重症例では心不全が強く，生きていくためには心臓移植治療しか助かる道がなくなります。肥大型は致死性不整脈のリスクが高く，運動中の突然死などにつながることがあります。このために心筋症では拡張型であれ肥大型であれ運動制限が必要となることがほとんどです。

（古川央樹）

▷3　致死性不整脈
突然死につながる可能性の高い不整脈のこと。スポーツ選手が試合中に突然心臓が止まってしまった，などの形で表に現れることがある。

泌尿，生殖器疾患

 3歳児検尿と学校検尿

　我が国では現在，母子保健法に基づく3歳児健康診査の際の検尿（3歳児検尿）と，学校保健安全法に基づく学校腎臓検診（学校検尿）の2つの検尿システムが確立されています。これらが実施される目的は腎臓の働きを悪くする可能性のある病気をもつ子どもを早期に見つけ適切な管理を行い，将来的に腎臓の働きの代わりとなる治療（透析治療や腎臓移植）が必要となる状態をできる限り回避することです。3歳児検尿では特に生まれつきの腎臓の発生異常（先天性腎尿路異常）を，学校検尿では慢性糸球体腎炎の発見を主な目的としています。学校検尿は慢性糸球体腎炎の早期診断・治療に役立っていますが，検尿異常を指摘されたにもかかわらず，精密検査を受診しない子どもの割合が少なくないことが問題視されています。

2　血　尿

　尿に血液（赤血球）が混じった状態を血尿と言います。通常は尿に血液は混じりませんが，腎盂から尿道までの尿路から出血があると，血尿が出ます。原因として，後述の腎炎（急性腎炎症候群や慢性糸球体腎炎）や膀胱炎のような感染症が考えられます。子どもでは大人と異なり，腎臓・泌尿器系の悪性腫瘍（がん）による血尿は稀です。しばしば家族性に血尿が見られることがあります。血尿だけで蛋白尿が見られず，他に特別な症状が見られない場合には，将来的に腎臓の働きが悪化しない場合が多く，過剰な運動制限や生活制限は必要ありません。しかし後述の慢性糸球体腎炎では，経過中に血尿と蛋白尿が併せて見られるようになることがあるため，定期的な経過観察が必要です。

3　蛋白尿

　蛋白尿は後述の腎炎（急性腎炎症候群・慢性糸球体腎炎），ネフローゼ症候群などの疾患で見られます。比較的蛋白尿の程度が軽くても良性の疾患でない可能性があるため，定期的な経過観察が必要です。尿蛋白が続くこと自体でも腎臓の働きを悪くする可能性があるため，早期に蛋白尿を発見し診断することが大切です。学校検尿で発見される蛋白尿単独陽性者のなかには，精密検査では異常のない濃縮尿や体位性蛋白尿（起立性蛋白尿）が多く含まれます。血尿と蛋

白尿が両方見られる場合には，治療を必要とする慢性糸球体腎炎が見つかることが多く，定期的な経過観察が必要です。

④ 急性腎炎症候群（溶連菌感染後急性糸球体腎炎を含む）

急性腎炎症候群は，急性に発症し尿の異常（血尿・蛋白尿），浮腫（むくみ），腎臓の働きの悪化，高血圧などが見られる病態です。急性腎炎症候群の多くは，A群β溶血性連鎖球菌（溶連菌）に感染してから約2週間たった後に起こる溶連菌感染後急性糸球体腎炎ですが，慢性糸球体腎炎が急に悪化する場合も含まれます。好発年齢は2〜12歳で，男児にやや多く見られます。コーラ色の血尿が見られることがあります。腎炎そのものに対する治療は必要がなく，症状に応じた治療が行われます。高血圧がある場合には，塩分制限や降圧剤や利尿剤などの薬物治療が必要となります。通常は数か月の経過で治ります。

⑤ IgA血管炎と紫斑病性腎炎

IgA血管炎は，小児期で見られる血管炎で最もよく見られる疾患で，以前はヘノッホ・シェーンライン紫斑病やアレルギー性紫斑病などと呼ばれていました。子どもでは，発症の前に発熱や咳・鼻汁などの上気道炎の症状が先行して見られることがしばしばあります。IgA血管炎の症状のうち，ほぼ全ての患者に隆起した紫斑が点状に四肢や背部に見られます。また足や膝などの関節が腫れて痛くなったり，強い腹痛や血便が見られることもあります。

IgA血管炎が発症してから数日から1か月以内に尿検査異常（血尿や蛋白尿）や腎機能障害が見られる場合に紫斑病性腎炎と呼ばれます。紫斑病性腎炎は，自然に軽快する傾向が強い疾患ですが，腎炎症状が進行し腎機能障害を残すこともあるため治療が必要となる場合があります。このためIgA血管炎の発症後には尿検査を行い紫斑病性腎炎の合併に気をつける必要があります。

⑥ 慢性糸球体腎炎，IgA腎症

慢性糸球体腎炎は，血尿や蛋白尿が長い間持続する病態で，さまざまな疾患が含まれます。蛋白尿の程度が強い場合には腎臓の組織の一部をとり精密検査（腎生検）がされることで確定診断されます。このなかでIgA腎症は学童期以降の男児に多く見られ，学校検尿で発見されることが多いことが知られています。IgA腎症を大人までもち越す場合や，腎臓の働きが悪くなり腎臓の働きの代わりとなる治療（透析治療や腎臓移植）が必要となる場合もあります。近年はステロイドを含む免疫抑制療法が確立され治療効果をあげています。

⑦ ネフローゼ症候群

ネフローゼ症候群は，血液中の蛋白が尿に大量に漏れ出てしまう状態です。

その結果，血液中の蛋白が失われ低蛋白血症となり，全身性の浮腫をきたします。好発年齢は2〜6歳で，男児に多く見られます。発症時には眼瞼や下腿の浮腫，尿の泡立ちで見つかることが多くあります。ほとんどが原因不明ですが，薬物治療として経口副腎皮質ステロイド薬（以下，ステロイド薬）が選ばれます。ステロイド薬治療の効果があり蛋白尿が消失する場合でも，ステロイド薬の減量・中止後に再びネフローゼ症候群を繰り返す場合があります。再発時に繰り返しステロイド薬が使われることで，ステロイド薬の副作用（肥満，成長障害，骨粗鬆症など）が蓄積して問題となる場合には，免疫抑制剤の投与を行うことが一般的です。

⑧　体位性蛋白尿（起立性蛋白尿）

　腎臓に特に病気はありませんが，起立や身体を前にかがめることで蛋白尿をきたす疾患です。早朝尿（朝一番の尿）で尿蛋白が陰性にもかかわらず，起床後身体を動かした後や運動後に尿蛋白が陽性になります。小学校低学年よりも中・高校生以後に多く見られます。治療は不要です。

⑨　尿路感染症

　腎盂から尿道までの尿路における感染を尿路感染症と言います。上部尿路感染症（尿管・腎盂・腎臓への感染）では症状として発熱や悪寒，側腹部痛や背部痛が見られますが，乳幼児では発熱，嘔吐・下痢，顔色不良など非特異的な場合があります。一方，下部尿路感染症（膀胱，尿道への感染）では通常，発熱は見られず排尿時痛，頻尿，残尿感，下腹部痛，尿の混濁などが見られます。乳幼児期には原因不明の発熱や嘔吐が見られる場合には尿路感染症を疑い，尿検査を行うことが大切です。尿の培養検査で尿路感染症を引き起こした菌（起因菌）を調べます。代表的な起因菌は大腸菌で，治療は起因菌に効果のある抗生物質を投与します。子どもでは先天性腎尿路異常の合併が多いため，精密検査が重要です。

⑩　腸管出血性大腸菌感染症による溶血性尿毒症症候群

　腸管出血性大腸菌は志賀毒素（ベロ毒素）を産生する大腸菌の一種で，同菌による感染症は夏期に多く発生し，我が国では腸管出血性大腸菌 O157：H7による食中毒や集団発生がよく知られています。通常，腸管出血性大腸菌に汚染された食品（生または加熱が不十分な牛肉や牛レバーなど）を摂取することにより感染します。腸管出血性大腸菌が体にはいってから3〜7日くらい後に激しい腹痛・水様性下痢や血便が見られます。

　腸管出血性大腸菌感染者の約1〜10％で，下痢などの症状が出現してから4〜10日後に溶血性尿毒症症候群（溶血性貧血・血小板減少・急性腎障害が特徴）

を発症することがあります。意識障害・けいれんなどを呈する脳症や, 重症の急性腎障害を合併する場合は, 急激で重症の経過をとることがあり集中治療が必要です。

⑪ 停留精巣

胎児の精巣は腹腔内にあり, 出産が近づくにしたがって徐々に下降し陰嚢におさまります。停留精巣とは出生後も精巣が腹腔や腹腔から陰嚢への通り道に留まっている状態を言います。遅くとも乳児期には自然に下降することが多いですが, 7〜8か月頃に陰嚢内の精巣を触知しない時には, 小児外科・小児泌尿器科の診察を受けましょう。放置した場合, 将来不妊や悪性腫瘍を合併することがあります。

⑫ 陰嚢水腫

陰嚢に水が溜まって大きく膨らんでいる状態です。ほとんどが自然に治りますが, 1歳をすぎても改善しない場合には, 小児外科・小児泌尿器科の診察を受けましょう。

⑬ 包 茎

陰茎の包皮が亀頭をおおっている状態で, 乳幼児では普通に見られます。乳幼児では, 包皮と亀頭が癒着しているため, 無理に反転させる必要はありません。後述の包皮亀頭炎や, 排尿時に包皮内に尿が貯留し膨らんだり, 排尿時に尿線が細くなるなどの排尿障害がある場合には受診が必要です。

⑭ 包皮亀頭炎

包皮亀頭炎は, 包皮と亀頭の間に細菌が繁殖して炎症を起こす病態です。乳児で発症しやすい病態で, 包茎の合併症として最も多く繰り返すこともあります。陰茎の先端が赤く腫れて痛みを訴えたり, 膿が出てきたり, 排尿時に痛みを訴えることがあります。抗生物質による治療が必要となる場合があるので小児科・小児外科・小児泌尿器科の診察を受けましょう。

⑮ 急性陰嚢症(精巣捻転症, 精巣上体炎など)

急性陰嚢症は陰嚢に急な痛みが生じ, 腫れや発赤などを伴う状態です。急性陰嚢症には精巣へ血液を送る血管がねじれ, 精巣への血流が途絶えてしまい精巣を失う精巣捻転症や精巣上体炎が含まれます。精巣捻転症は思春期に多く見られます。精巣を救出できる時間は発症後6時間以内と言われているため, 症状が出現した場合には直ぐに小児外科・小児泌尿器科の診察を受けましょう。

(坂井智行)

中枢神経系疾患

 けいれん性疾患

　「けいれん」とは自分の意思とは無関係に，勝手に筋肉が強く収縮する状態のことです。けいれんは，子ども，特に乳幼児期には比較的よく見られます。子ども全体で，1回でもけいれんを経験したことのある子どもは5〜10％とされています。けいれんを見た時に大切なことは，子どもの状態をよく観察することです。けいれんがいつから続いているのか，左右対称か，意識はあるのか，眼球の位置はどうか，などを見ておくことが大切です。対応は，ケガをしないように周囲に危険なものがない場所にゆっくり寝かせ，呼吸が楽になるように衣服の首のきついところを緩めます。嘔気・嘔吐がある時や唾液分泌が多い時には窒息することを防ぐ目的で顔を横に向けるようにします。けいれん発作が5分以上続く場合は自然にけいれんが止まる可能性が低いため救急車を要請したほうがよいとされています。ここでは小児期に見られるけいれんについて，比較的頻度の高いものについて述べます。

　〇熱性けいれん

　子どものけいれんの7〜8割を占める最も多いものです。主に6か月から5歳くらいまでの乳幼児に38℃以上の発熱を伴って起こるけいれんです。脳炎や髄膜炎などの中枢神経感染症や脳出血など脳自体に大きな原因があるものは除きます。通常は短時間（多くは1〜2分程度）の全身性のけいれんをきたします。熱性けいれんは非常に頻度の高い病気で，日本人の有病率は7〜8％と言われています。再発率は高く，30〜40％に及ぶとされ，約10％が3回以上繰り返します。再発予防としてはジアゼパム坐薬を熱の上がり始めに使用することで，再発予防に一定の効果があるされています。一般的な用法としては37.5℃以上の発熱時に挿肛し，8時間後に発熱が持続していれば再度同量を追加するものです。このような使用方法は熱性けいれんの多くは急激な体温上昇時に生じるために有効だと考えられています。副作用としては眠気やふらつきがあります。大部分の熱性けいれんの予後は良好です。

　〇てんかん

　てんかんはWHO（世界保健機関）の定義では「過剰な大脳神経細胞の活動による反復性のてんかん発作を主徴とする慢性の脳疾患で，種々の成因によって起こり，臨床症状も検査結果もさまざまである」とされています。

大脳の神経細胞は規則正しいリズムでお互いに調和を保ちながら電気的に活動しています。この穏やかなリズムをもった活動が突然崩れて，激しい電気的な乱れ（神経細胞の過剰発射）が生じることによって起きるのが，てんかん発作ですが，その発作症状は極めて多彩です。たとえば脳の一部で起こる発作（部分発作）では，後頭葉の視覚野で起これば手足がピクピク動く，側頭葉で起これば前胸部不快感や既視感などさまざまな症状を示します。一方，電気発射が脳全体に広がった場合，意識を消失し応答がなくなり，倒れて全身けいれんを起こします。また，体の一部あるいは全体が一瞬ピクンと動くミオクロニー発作や，突然体の力が抜けバタンと倒れる脱力発作，突然意識が消失する欠神発作，あるいは手足や口をもそもそと動かす自動症と言われる発作などもあります。

てんかんの発症率は1％であり，適切な治療（抗てんかん薬の内服など）で70〜80％の人が発作をコントロール可能であり，多くの人たちが普通に社会生活を営んでいます。治療により発作がコントロールされている場合は，集団生活に制限はありません。しかしながら発作の再燃のリスクは残るため，プールなどの水場やジャングルジムなど高いところでの活動には注意が必要です。

○泣き入りひきつけ

憤怒けいれん，息止め発作とも言われます。生後6〜18か月に始まることが多いです。驚いたり，怒ったり，急激な痛みに対して泣き出した時に突然呼吸が止まり，顔色が悪くなったり，意識がなくなって全身性のけいれんを起こしたりします。

大多数は数秒から10秒程度で意識が戻ります。5〜6歳頃までには起こさなくなります。予後良好で発達にも影響しません。回数が多い場合や発作の程度が強い場合は，鉄剤で貧血を改善するとよくなる場合もあります。また泣き入りひきつけを起こしやすい子どもは早目に抱き上げたり，あやしたりして気を紛らわすとひきつけには至らずにすむ場合もあります。

② 髄膜炎

髄膜炎とは細菌やウイルスが脳を覆っている髄膜に炎症を起こす疾患です。特に細菌による髄膜炎は子どもにおいて発症頻度は低いものの，罹患すると重症化しやすい傾向を認めます。早期に診断して抗菌薬を投与する必要がありますが，初期症状は発熱だけのこともあり，早期診断が難しいという問題もあります。

乳幼児期の細菌性の原因となる菌は主にHib（インフルエンザ菌b型）と肺炎球菌であるため，ワクチン接種による予防が大切です。主な症状としては発熱，頭痛，嘔吐に加えてけいれん発作があります。ウイルス性（無菌性）の場合は，ウイルスに対する治療薬がないため対症療法となりますが，一般的に予後は良

好です。

❸ 急性脳症

　脳症の定義は「多くは発熱性の感染症に伴い，持続的あるいは進行性の神経症状を急性に呈する症候群」であり，急性に意識障害が発症し24時間以上持続し多くは脳浮腫が医学的な検査で確定されるものです。症状は頭痛，嘔吐，意識障害及びけいれんなどです。原因は感染症や代謝性疾患等と多様ですが，インフルエンザウイルス，ロタウイルス，ヒトヘルペスウイルス（突発性発疹を引き起こすウイルス），RSウイルスが主なもので，原因不明の場合もあります。乳幼児（0〜3歳）に最も多く発症し，日本で年間400〜700人が罹患すると報告されています。後遺症を30％程度に残し，5％程度が死亡に至る極めて重症な病気です。

❹ チック症

　わざとではないのに動きや声を繰り返してしまうことをチックと言います。たとえば，目をパチパチさせる，鼻をヒクヒクさせる，首をふる，白目をむくなどがあり，動きを繰り返してしまうことを運動チックと呼びます。鼻をクンクン鳴らす，「バカ」など言ってはいけないような言葉を言うなどの音声チックもあります。ある程度であれば意思により抑えることもできます。子どもの10人に1〜2人が経験すると言われており，頻度の高いものです。症状には気持ちや体調，生活の様子が影響することがあり注意が必要です。緊張が増加していく時や強い緊張が解けた時にも症状が増悪します。かつては心の病気と考えられていましたが，生物学的な要因（チックになりやすい素質）が基礎にあり，発達の過程で**神経伝達物質**のアンバランスが生じやすい年齢にさしかかり，運動の調節に関わる神経の活動に不具合をきたして発症すると考えられるようになってきました。チックは大人になると軽くなることがわかっていて，たいていの子どもが1年以内によくなります。しかしながら，体が勝手に動いてやりたいことができなくなったり，園で大きな声がたくさん出てしまったりして困っている時は薬物治療を受けることもあります。根本的な原因ではありませんが，緊張や不安がチック症状を増悪させる要因となっている場合は，それを改善するような環境調整も大切です。

▷1　神経伝達物質
神経細胞間の領域にあるシナプスにおいて情報伝達を介在する物質。

❺ 知的能力障害

　知的な能力が同じ年の平均より低く，同時に適応機能の障害（何らかの生活上の不都合があり支援を必要とすること）が認められるものを言います。さまざまな広い領域に及ぶ発達の遅れで，全体的な遅れであることが特徴です。知的能力障害の原因は数多く存在します。知的な遅れが大きいほど，低年齢の時期

から物事の習得や理解が進みにくく，療育などの支援を受けている子どもが多いです。しかしながら，軽度の場合，学童期になるまで遅れに気づかず，子どもの能力を超えた過大な要求をしてしまうことがあり，子どもは失敗体験ばかりを経験し，自尊心の低下につながります。子どもの知的能力を正しく評価して，その子どもの能力に合った教育・指導をしていくことが大切です。

6　脳性麻痺

　子どもがお腹にいる時から生後4週までに，何らかの原因で受けた脳の損傷によって引き起こされる運動及び姿勢の異常を指します。症状は変化しますが，永続的です。筋肉がかたくなったり，突っ張ったり（痙直型），また体を動かそうとすると自分の意思とは無関係に手足や首が動いてしまい，ねじるような動きが起こったり（アテトーゼ型），バランスがとれにくく安定した姿勢を保持できない状態（失調型）になったりします。原因には，染色体・遺伝子異常，脳皮質形成異常，胎内感染症や，周産期の脳の循環障害（脳内出血や脳梗塞）や低酸素症（**仮死出生**[2]や早産児に見られる**脳室周囲白質軟化症**[3]）あるいは出生後の重度の黄疸などがあります。脳性麻痺の子どもは運動や姿勢の異常だけではなく，知的能力障害，てんかん，視聴覚の障害などさまざまな障害が子どもの成長とともに認められることがあります。リハビリテーションによって脳性麻痺そのものを治すことはできませんが，早期に開始することによって麻痺症状の悪化予防，発達の促進，育児支援を含む発達支援体制の確立などが行えるという点で非常に重要です。その他にも薬物療法や外科治療，保育や教育など多職種チームによる包括的な治療が必要とされます。

7　頭痛症

　頭痛とは頭部の一部あるいは全体の痛みの総称です。視力の問題や副鼻腔炎で頭痛が見られることもあります。頭痛の原因を考える時には，片頭痛や緊張型頭痛を代表とする頭痛そのものが「病気」としての頭痛（一次性頭痛）と，頭部外傷や脳腫瘍などの原因となる病気がある頭痛（二次性頭痛）に大きく分けます。一次性頭痛のなかでは緊張型頭痛が最も多く，片頭痛が続きます。しかしながら，子どもの場合で一番多いのは，風邪やインフルエンザなどの急性感染症による頭痛で，次いで頭部外傷が多いとされています。頭痛のなかでも危険な二次性頭痛には，「最悪（こんな頭痛は初めて）」「増悪（どんどんひどくなる）」「突発（突然に起きる）」の特徴があると言われています。それ以外の場合は，頭痛の子どもを見た時は，まずは安静に寝かせることです。静かで直射日光の入り込まない部屋で横にさせます。頭を少し上げたほうが楽な場合もあります。

（西倉紀子）

▷2　仮死出生
出生時の呼吸循環不全を主徴とするもので，赤ちゃんが元気に泣かずにぐったりして生まれてきた状態。適切な蘇生処置（人工呼吸など）により回復する可能性をもつ。

▷3　脳室周囲白質軟化症
脳室周囲の白質に起こる虚血性脳病変のこと。胎児では解剖学的に脳室周囲の血管の発生が遅れ，その部位に酸素が供給されにくくなってしまい障害されやすい部位となっている。

8 内分泌，代謝疾患

▷1　下垂体
脳の中央下部にぶら下がるように存在する。下垂体は前葉と後葉からなり，前者からは成長ホルモン（▷5），甲状腺刺激ホルモン，副腎皮質刺激ホルモン，性腺刺激ホルモン，プロラクチンが，後者からは抗利尿ホルモン（▷7），オキシトシンが分泌される。

▷2　甲状腺
前頸部の気管軟骨の外側にある臓器で甲状腺ホルモン（▷9）を分泌する。

▷3　副腎
左右の腎臓の上にある臓器。副腎の皮質と呼ばれる部位から糖質コルチコイド（▷12），鉱質コルチコイド（▷13），男性ホルモン（▷14）が分泌され，髄質と呼ばれる部位からアドレナリン，ノルアドレナリンが分泌されている。アドレナリンとノルアドレナリンは共に緊張，興奮した時に多く分泌され，交感神経を刺激して脳や体の働きを活発にする。

▷4　性腺
男性では精巣，女性では卵巣のこと。それぞれ男性ホルモン（▷14），女性ホルモンをつくる。思春期時期になると下垂体からの性腺刺激ホルモンの分泌が増え，性腺に作用して性ホルモンの分泌を促すようになり思春期が始まる。男性ホルモンにより身体の男性化，女性ホルモンにより身体の女性化が生じる。

1 内分泌疾患

　ホルモンは**下垂体**[1]や**甲状腺**[2]，**副腎**[3]，**性腺**[4]といった特定の臓器の特定の細胞から血液中に分泌される情報伝達物質で，離れた臓器の標的細胞に作用することで生理活性を発現し，さまざまな機能を調節します。このホルモンの働きに問題が生じている状態を内分泌疾患と言います。

○成長ホルモン分泌不全症
　成長期に**成長ホルモン**[5]が不足すると身長の伸びが悪くなります。生まれつき不足している場合（先天性）でも身長に影響が出始めるのは 2 ～ 3 歳のため，この時期から身長の伸びが悪化する時は本疾患の可能性があります（図Ⅶ-9の◆）。思春期など一般的ではない時期に本疾患が発症し，身長の伸びが悪くなる場合（図Ⅶ-9の●や■）は脳腫瘍や下垂体の炎症，外傷などが原因として発症した**下垂体機能低下症**[6]のことが多いため注意が必要です。先天性成長ホルモン分泌不全症の頻度は1,300～4,000人に 1 人程度です。低身長は約40人に 1 人いることから，低身長の原因として本疾患は多くはありません。成長ホルモンを毎日自己注射して治療します。重症例は成人後も治療が必要です。

○中枢性尿崩症
　抗利尿ホルモン[7]が出なくなり，尿を濃くすることができず，とても薄い尿が多量に出ます。そのため喉が乾き，多飲となります。生まれつきのもの以外は下垂体の炎症や外傷，脳腫瘍が原因となります。

○先天性甲状腺機能低下症
　新生児2,000～3,000人に 1 人程度に発症します。**甲状腺ホルモン**[9]の不足で起こりますが，原因は甲状腺自体がうまくつくられなかったり（形成異常），甲状腺ホルモンがうまくつくられなかったり（合成障害）とさまざまです。主な症状は長引く黄疸（眼球や皮膚の黄染），便秘，臍ヘルニア（でべそ），体重増加不良，皮膚の乾燥，不活発，嗄声（かすれ声）などです。無治療では重症なほど成長や知的発達に影響を与えます。現在は**新生児マス・スクリーニング**[10]で早期に発見できるようになっており，甲状腺ホルモンによる内服治療を行うことで健常児と変わらない成長・発達が可能となっています。

○後天性甲状腺機能低下症
　代表的な疾患は橋本病であり，**自己免疫**[11]によって甲状腺が障害され甲状腺ホ

ルモンをつくる力が落ちます。橋本病は学童期後半から発症が増えますが，大人と同様で女性のほうが発症しやすい特徴があります。甲状腺ホルモンが不足すると基礎代謝が低下し，疲れやすく，低体温や便秘，むくみ，気分の落ち込みなどの症状が出ます。比較的稀ですが，甲状腺ホルモンをほとんどつくれなくなる萎縮性甲状腺炎という疾患では身長の伸びが急激に悪くなります（図Ⅶ-9の●や■）。いずれの疾患も適量の甲状腺ホルモンの内服で治療します。

○バセドウ病（自己免疫性甲状腺機能亢進症）

甲状腺ホルモンは適量分泌されるように調節されていますが，自己免疫の刺激により過剰に分泌されるようになる疾患です。基礎代謝の亢進により，頻脈，体重減少，過剰発汗が生じます。また眼球突出や甲状腺の腫大も起こります。小児では骨の成熟が前倒しで進むため身長が急激に伸びる過成長も認めます（図Ⅶ-9の◇）。甲状腺ホルモンが生命を脅かすくらい過剰に出た状態を甲状腺クリーゼと呼びます。一般的な治療は甲状腺ホルモンの産生を抑える薬を内服することですが，手術で甲状腺の全部～大部分を摘除することもあります。

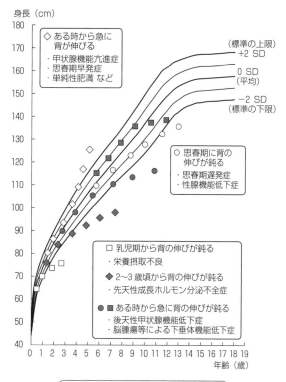

身長（cm）

◇ ある時から急に背が伸びる
・甲状腺機能亢進症
・思春期早発症
・単純性肥満 など

（標準の上限）
＋2 SD

0 SD
（平均）

−2 SD
（標準の下限）

○ 思春期に背の伸びが鈍る
・思春期遅発症
・性腺機能低下症

□ 乳児期から背の伸びが鈍る
・栄養摂取不良

◆ 2～3歳頃から背の伸びが鈍る
・先天性成長ホルモン分泌不全症

● ■ ある時から急に背の伸びが鈍る
・後天性甲状腺機能低下症
・脳腫瘍等による下垂体機能低下症

年齢（歳）

図Ⅶ-9　問題のある成長パターン

（注）成長曲線は女子のもの。
出所：筆者作成。

○先天性副腎過形成症

本疾患にはさまざまな種類がありますが，最も多い21水酸化酵素欠損症では**糖質コルチコイド**[12]と**鉱質コルチコイド**[13]がうまくつくれなくなるため，代わりに**男性ホルモン**[14]が増えます。活気の低下，血液中の電解質バランス異常，思春期早発症や女児の男性化の原因となります。感染症などのストレス時に低血糖や低血圧を起こして生命を脅かす副腎クリーゼになることがあります。不足している糖質コルチコイドと鉱質コルチコイドを補充しますが，発熱時など全身状態が悪い時は糖質コルチコイドの補充量を増やして副腎クリーゼを予防します。新生児マス・スクリーニングにより早期発見が可能です。

○クッシング症候群

さまざまな原因による糖質コルチコイドの過剰によって起こりますが，子どもでは医薬品による医原性が多いとされています。**症候性肥満**[15]を生じ，身長の伸びも悪くなります。顔は丸くなって満月様顔貌となって，体は肥満が体幹に強く出て手足は細い中心性肥満となります。

○思春期早発症

性ホルモンの分泌時期が早すぎることで生じます。初めは身長の伸びが増して背は高くなります（図Ⅶ-9の◇）。しかし早期に成人身長に達します。思春期

▷5　**成長ホルモン**
肝臓や骨で成長因子をつくり，骨の軟骨細胞に働きかけることで小児期には成長促進作用を発揮する。炭水化物，蛋白質，脂質の代謝を促進して代謝を維持するため成人でも必要なホルモンである。

▷6　**下垂体機能低下症**
下垂体からのホルモン分泌が障害された状態。一つのホルモン分泌のみが障害される場合から複数のホルモン分泌が障害される場合がある。

▷7　**抗利尿ホルモン**
腎臓において水分の再吸収を行うことで尿量を調節している。

▷8　**先天性甲状腺機能低下症**
以前はクレチン症とも呼ばれていたが，現在はこの呼称は推奨されていない。

全身の臓器の基礎代謝を促進する。さらに子どもにおいては骨の成長や脳神経の発達を促す。

▷10　新生児マス・スクリーニング
⇨ Ⅶ-13 参照。

▷11　自己免疫
⇨ Ⅳ-10 参照。

▷12　糖質コルチコイド（グルココルチコイド）
副腎皮質で産生されるコルチゾールを主とするホルモンで，感染症などの身体ストレスから体を守る。血糖値が下がった時に血糖値を上げるだけでなく脂質や蛋白質の代謝に関与する。血圧の維持にも必要。副腎皮質ステロイドとも呼ばれる。

▷13　鉱質コルチコイド（ミネラルコルチコイド）
副腎皮質で産生されるアルドステロンを主とするホルモンで，腎臓での塩分（ナトリウム）再吸収を促す。水の貯留が促され血圧を維持する。

▷14　男性ホルモン
男性化作用のあるホルモンの総称でアンドロゲンとも言う。男女とも副腎皮質で産生されるが，男性では精巣でも産生される。男性ホルモンの一部は脂肪細胞などで女性ホルモンに変わる。

▷15　症候性肥満
子どもの肥満では背の伸びの評価が重要であり，伸びが悪くなっている場合は何らかの疾患が原因となっている症候性（病的）肥満が強く疑われる。一方，栄養の摂取過剰による単純性肥満では成長の前倒し現象で背の伸びが加速することもある（図Ⅶ-9の◇）。ただし成人した時の最終身長は変わらない。

開始時期が早いほど低身長のリスクが高まります。女性では8割，男性では4割程度は生理的な分泌時期が早まっただけですが，性腺刺激ホルモンの分泌を抑える治療を一時的に行うことがあります。脳や下垂体の腫瘍や炎症，外傷などの異常に加え，性腺などからの性ホルモンの分泌異常も原因となります。

○思春期遅発症

性ホルモンの分泌が標準的な時期で始まらない状態です。女性では13歳，男性では15歳までに思春期の徴候が出ていない場合が該当します。徐々に背の伸びが鈍りますが，周囲が思春期で伸びるため相対的に身長が低くなります（図Ⅶ-9の○）。時期が遅れているだけの体質性思春期遅発症のことが多いのですが，下垂体や性腺に問題がある性腺機能低下症のこともあり，不妊を合併することがあります。治療が必要な場合は男性では男性ホルモン，女性では女性ホルモンの補充療法に加え，これらの分泌を刺激する注射治療があります。

○くる病

骨の成長にはカルシウムやリンの代謝に関与する副甲状腺ホルモンやビタミンDが関与しています。ビタミンDは紫外線により皮膚でつくられ，肝臓と腎臓で形を変えられてできるホルモンですが，必要量がつくれないためビタミンとして食事で補う必要があります。ビタミンDの作用が不足すると骨が弱くなり，O脚やX脚になったり，カルシウムが不足することでけいれんを起こしたりします。特殊な病気のことも稀にありますが，多くは強い偏食や日光浴忌諱（日焼けを避けること）が原因のビタミンD不足が原因です。

❷　代謝疾患

炭水化物（糖），蛋白質，脂質の利用が障害されて起こる疾患です。

○糖尿病

膵臓のβ細胞でつくられるインスリンは細胞でのブドウ糖（血糖）の利用を促進します。糖尿病ではインスリンが不足して糖の利用が進まないため高血糖となって多尿・多飲が生じますが，細胞レベルでは飢餓と同じ状況になるため体重が減少します。1型糖尿病は自己免疫によりβ細胞が破壊されてインスリンがつくれなくなります。どの年齢でも発症しますが，幼児期と思春期に多い傾向があります。ペン型注射器やインスリンポンプを使ったインスリン療法が必須です。食事の際は糖分量に合わせてインスリンを注射しますが，食事を含め生活の制限は特別必要ありません。生涯にわたりインスリン治療が必要なため年齢に応じた病気の理解と対応を子ども自身が身につけていく必要があります。一方，10代から発症が増える2型糖尿病はインスリンの効きが悪くなったり，つくられる量が減ったりした結果，インスリンの作用が不足することで生じます。体質と生活習慣が影響しますが，日本人はもともとインスリンをつくる力が弱いため肥満でなくても発症することがあります。食事・運動療法に加

えて血糖降下薬やインスリン注射による治療が必要となることもあります。

○ケトン性低血糖，アセトン血性嘔吐症

子どもではブドウ糖の貯蔵が少なく，空腹時にブドウ糖をつくる力も弱いので食事摂取不良により低血糖をきたしやすくなっています。このような時，脂肪を分解してエネルギーをつくりますが，ケトンと呼ばれる酸性の代替エネルギー物質ができます。ケトンが多すぎると頭痛，腹痛，嘔吐をきたすため，さらに食事摂取ができず悪循環になります。治療はブドウ糖の投与ですが，軽症では経口補水液の摂取，中等症以上では点滴により行われます。

○高脂血症

子どもで多いのは主に遺伝要因のある家族性高脂血症です。10歳頃から内服治療を始めることがありますが，より早期から治療が必要なことは稀です。

○肥　満 [16]

子どもの肥満の大部分は摂取エネルギーが消費エネルギーを上回って脂肪の蓄積が進む単純性肥満ですが，何らかの疾患が原因となっている**症候性肥満**[17]のこともあります。単純性肥満であっても脂肪肝やそれに伴う肝障害などを起こし，さまざまな病気の原因となります。

③　先天代謝異常症

アミノ酸代謝異常症[18]，**有機酸代謝異常症**[19]，**脂肪酸代謝異常症**[20]，**糖代謝異常症**[21]に加えて，ミトコンドリア異常症などのエネルギー代謝異常症，ビタミン代謝異常症，鉄や銅などの微量元素代謝異常症，脂質代謝異常症，不要物の処理に関わる代謝の異常症などさまざまな疾患があります。このなかの一部は新生児マス・スクリーニングの対象疾患となっています。

○糖原病

ブドウ糖はエネルギー代謝に重要ですが，肝臓や筋肉に蓄えてあり非常時に利用するようになっています。しかし糖原病では蓄えたブドウ糖を利用することができません。さまざまな種類の糖原病がありますが，最も症状が強くでる糖原病Ⅰ型では肝臓が腫大し，空腹時に重度の低血糖を生じます。このため空腹にならないよう食事を頻回にとる必要があり，この補助に糖原病用の特殊ミルクを用います。また，非加熱コーンスターチは消化が遅く糖分が少しずつ吸収されることになるため，これをとることで空腹を防ぎます。ショ糖，果糖，乳糖，ガラクトースといった糖分はうまく利用できないのでなるべく摂取を避け，デンプン，麦芽糖，ブドウ糖を中心とした糖質をとるようにします。

（松井克之）

▷16　肥　満
⇨ Ⅱ-8 参照。

▷17　症候性肥満
同前（▷15）。

▷18　アミノ酸代謝異常症
⇨ Ⅶ-13 参照。

▷19　有機酸代謝異常症
⇨ Ⅶ-13 参照。

▷20　脂肪酸代謝異常症
⇨ Ⅶ-13 参照。

▷21　糖代謝異常症
⇨ Ⅶ-13 参照。

（参考文献）
日本小児内分泌学会（編）（2016）．小児内分泌学（改訂第2版）．診断と治療社．
日本先天代謝異常学会（編）（2019）．新生児マススクリーニング対象疾患等診療ガイドライン2019．診断と治療社．

血液，腫瘍性疾患

① 貧　血

　貧血とは，赤血球や血色素濃度（ヘモグロビン）が低下した状態で，一般的に赤血球数350万/mm³以下，ヘモグロビン10 g/dl 以下とされています。

　赤血球は全身に酸素を運ぶ役割があり，貧血の場合，全身に酸素を運ぶことができないため，顔面蒼白，息切れ，動悸等の症状が出現します。子どもではどこか元気がない，哺乳不良・食欲低下，不機嫌等の不定愁訴が増えることがよくあります。またゆっくりと貧血が進行した場合には症状が乏しく気づくのが遅れることもあります。重篤な疾患が隠れていることがあるため注意が必要です。

○貧血の原因

　貧血には，赤血球やヘモグロビンの材料（鉄分，葉酸，ビタミンB₁₂等）の摂取不足が原因である場合や，赤血球をつくっている骨髄での異常（再生不良性貧血，骨髄異形成症候群，赤芽球癆），別の疾患が隠れておりそのために赤血球をつくることができない場合（腎性貧血，悪性腫瘍，自己免疫疾患，慢性感染症等）など，原因はさまざまです。

　また，慢性の出血（消化管出血）による血液の喪失，赤血球の破壊が原因（溶血）の疾患（遺伝性球状赤血球症，サラセミア，溶血性尿毒症症候群等）も貧血を引き起こす原因となります。

○鉄欠乏性貧血

　子どもでは鉄欠乏性貧血が最も頻度が高いとされており，日本の子どもの10～15％が鉄欠乏性貧血と言われています。

　鉄[注1]はヘモグロビンの合成に必要で，発育が盛んで鉄の需要が大きい時期である離乳期（母体由来の鉄の枯渇，急激な発育，離乳食の遅れ）と思春期（スポーツ貧血，月経による鉄喪失，ダイエットによる鉄摂取不足）が好発年齢とされます。母乳栄養児で離乳食の開始が遅れた場合や，牛乳ばかりを摂取し十分な食事が摂取できていない場合に鉄欠乏性貧血になりやすいとされています。乳幼児の鉄欠乏性貧血は，精神発達遅滞や認知機能に悪影響を及ぼす可能性があると言われており，乳幼児期より適切な食事摂取を心がけるようにし，改善の乏しい場合は鉄剤の内服を要します。[注2]

▷1　鉄
鉄には吸収が良いヘム鉄とそうでない非ヘム鉄がある。肉やレバー，魚にはヘム鉄が，野菜等の植物性食品には非ヘム鉄が含まれる。ビタミンCには鉄吸収を高める効果がある。牛乳は鉄をあまり含有せず，鉄吸収の妨害になることがあり，1日500 ml程度に制限する。

▷2　加藤陽子（2010）．小児と思春期の鉄欠乏性貧血．日本内科学会雑誌，**99**(6)，pp. 1201-1206.

② 白血球の異常に伴う疾患

　白血球は主に好中球とリンパ球からなり，感染性微生物や外来物質等から体を防御するうえで，非常に大切な働きをしています。その機能や形態に異常がある場合や悪性疾患により白血球が正常につくられない場合には，免疫機構が破綻し感染症にかかりやすく，重症化する場合があり注意が必要です。原疾患の治療や顆粒球コロニー形成刺激因子製剤（G-CSF）の投与，抗菌薬の予防内服により感染症予防を行う必要がある場合もあります。

③ 出血性の疾患

○免疫性血小板減少症（ITP）

　血小板に対する自己抗体が産生され，血小板が低下する病気で，血小板数が50,000 /mm^{3}以下になると**紫斑**や鼻出血が見られます。明らかな原因は不明ですが，感染症や予防接種，ヘリコバクター・ピロリ感染症との関連が報告されています。小児患者の約80％は6か月以内に自然に軽快するとされており，慢性化するのは少ないのが特徴です。**出血傾向**が強い場合は，免疫グロブリンや副腎皮質ステロイドを使用します。難治例では脾臓摘出やトロンボポエチン作動薬を選択する場合もあります。

○血友病

　血友病は生まれつき**凝固因子**が欠乏しているために血が止まりにくくなる病気です。凝固因子の第Ⅷ因子が欠乏しているものを血友病A，第Ⅸ因子が欠乏しているものを血友病Bと言います。**伴性劣性遺伝**ため，通常男子に発症します。出生時の頭蓋内出血や，「はいはい」や「つかまり立ち」をする生後8〜12か月頃に皮下出血や関節内出血を契機に診断されることが多いです。定期補充療法といって，欠乏している凝固因子製剤を注射することで，健常児とほとんど変わらない生活を送ることができます。また保因者（遺伝子変異をもっているが，発症していない者）である母親や姉妹も凝固因子活性が低い場合があるため，出産の際には注意が必要です。

○IgA血管炎（アレルギー性紫斑病）

　紫斑，関節痛，腹痛を主症状とする病気で，はっきりとした原因はわかっていませんが，何らかの感染症をきっかけに免疫応答異常が起こって発症すると言われています。多くの症例は自然に治癒するため経過観察と対症療法を行いますが，重篤な腹部症状や腎炎を合併する場合にはステロイド剤や免疫抑制剤を使用する場合があります。

④ 腫瘍性の疾患（小児がん）

　子どもの悪性腫瘍で最も多いのが白血病，次いで脳腫瘍，神経芽腫と続きま

▷3　**紫斑**
紫紅色の内出血で，圧迫しても退色しないのが特徴。

▷4　**出血傾向**
特に誘因なく，あるいはわずかな外傷をきっかけに容易に出血し止血が困難な状態を言う。

▷5　**凝固因子**
血栓を強くするためのフィブリンをつくる物質。止血には，血小板による一時止血（かさぶたの形成）とそれに続いて凝固因子によって止血栓を強固にする二次止血がある。

▷6　**伴性劣性遺伝**
性染色体のX染色体上にある遺伝子の異常により起こる疾患の遺伝形式を言う。正常遺伝子が一つでもあれば発症はしない。男性は46XY，女性は46XXであり，男性にはX染色体は1つしかないため，1つのX染色体の異常で発症する。女性の場合，1つのX染色体が異常でももう一方のX染色体が正常に作用するため症状は認めず，保因者となる。

▷7　小児血液がん学会（2016）.小児がん診療ガイドライン.金原出版.

▷8　池田勇八 (2017).
オンコロジック・エマージ
ェンシーとは？　小児内科,
49(12), pp.1743-1745.

▷9　**腫瘍崩壊症候群**
腫瘍が自然と破綻したり，
治療により急激に崩壊する
と，腫瘍の成分が血液内に
流出し，高 K 血症による
不整脈や高尿酸血症による
腎不全，血管内凝固症候群
（DIC）等，さまざまな症
状を引き起こす。

す。子どもの腫瘍は大人の腫瘍に比べ増殖速度が速く，オンコロジック・エマ
ージェンシー[48]といった，腫瘍自体またはその治療に関連した原因により**腫瘍崩
壊症候群**[49]をきたし，短期間で呼吸不全や臓器障害を引き起こし，時に致命的な
経過を辿る場合があり，迅速で適切な対応が求められます。

近年小児がんの80％以上が治癒するようになった一方，長期生存が可能にな
ったことにより顕在化してきた晩期合併症が新たに問題視されています（後述
の「◯長期フォローアップの重要性」の項を参照）。

◯白血病

小児がんのなかで最も多く，日本では年間約700人が新たに診断されています。
小児白血病のうち，約70％が急性リンパ性白血病で，約25％が急性骨髄性白血
病です。白血病は，白血病細胞（芽球）が無制限に増殖することにより，発熱
（腫瘍熱）や出血症状，肝臓や脾臓の腫脹，感染症，貧血，骨痛等，さまざまな
症状が出現します。

治療は，多剤併用化学療法（抗がん剤）を中心に行われ，急性リンパ性白血
病の治癒率は80％以上と抗がん剤への反応が非常に良好です。治りやすさを決
定する予後因子（年齢や薬剤感受性，白血球数，染色体異常等）により，層別化し
たオーダーメイドの治療が選択されており，副作用の軽減や難治例の治療の強
化が行われています。難治性や再発症例には造血幹細胞移植（骨髄移植や臍帯
血移植）が行われます。一部の白血病では分子標的薬の登場により移植を回避
することができる場合もあります。

◯脳腫瘍

小児がんの20～25％を占める，子どもで最も多い固形腫瘍です。子どもによ
く見られる脳腫瘍は，神経膠腫，髄芽腫，頭蓋咽頭腫，胚細胞腫瘍，上衣腫な
ど多くの種類があり，好発部位や好発年齢も種類によりまちまちです。一部の
脳腫瘍では遺伝的要因が背景にあるとされていますが，大半の小児脳腫瘍は原
因が不明です。

症状は，頭蓋内圧亢進症状と局所症状（巣症状）に分けられます。前者は頭
蓋内という閉鎖空間に腫瘍が占拠することで頭蓋内圧が上昇し頭痛や嘔吐，さ
らに意識障害やけいれんを引き起こします。頭蓋内圧は睡眠中に高くなるため
起床時の症状が強いのが脳腫瘍の特徴とされます。後者は腫瘍が存在する部位
により出現する症状で，麻痺，構音障害，視力障害，聴力障害，意識障害やけ
いれん等，多岐にわたります。

治療は，外科治療（腫瘍摘出），化学療法，放射線治療を組み合わせて行われ
ますが，腫瘍によっては化学療法や放射線治療が無効なもの，手術だけで治療
が終わるもの等，さまざまです。

◯神経芽腫

副腎やその周辺の交感神経節から発生する子どもに特有の固形腫瘍で，小児

がん全体の約10%弱を占めます。発生部位や転移した部位により発熱, 倦怠感, 貧血, 眼球突出, 高血圧等の多彩な症状が出現します。非常に転移しやすく, 脊柱管のなかに進展して麻痺が生じたり, 骨髄に転移して貧血や出血傾向を認める場合もあります。乳児に発生し自然退縮する例がある一方, 年長児に発生し治療に難渋する症例まで幅広く, 決して治癒率は高くありません。

診断は, 画像検査や尿中カテコラミン検査 (VMA, HVA), 神経特異エノラーゼ (NSE), 腫瘍生検によって行います。尿中カテコラミン検査の項目は, 過去にはマススクリーニングの検査項目にも含まれていましたが, 自然退縮例にも治療を行うことになってしまうことから, 現在は項目から除外されています。

治療は, 手術による腫瘍摘出術, 化学療法, 放射線照射, 自家末梢血幹細胞移植, 免疫療法があり, リスク分類に従って治療の強度を決定します。リスク分類は, 年齢や染色体異常, 異常遺伝子の増幅 (MYCN), 腫瘍の進行程度によって行います。

○長期フォローアップの重要性[10]

小児がんの治癒率が上昇したことにより, 多くの小児がん経験者が病気を克服して長期生存しています。しかし, 小児がん経験者 (Child Cancer Survivor ; CCS) の長期予後や生活の質 (QOL) の実態が明らかになるにつれ, 化学療法や放射線照射等によるさまざまな晩期合併症をはじめ, 療養生活を通じた心の問題や就学・就労・自立などの社会的問題を抱えていることが明らかになってきました。

それに伴い, その予防・治療・支援する長期フォローアップの重要性が認識されるようになり, ひいてはその家族のサポートの重要性にまで言及されてくるようになりました。そこで多くの施設で, CCS外来においてさまざまな専門家 (医師, 看護師, 臨床心理士, 理学療法士・作業療法士, ソーシャルワーカー等) が協力して全身の評価, 治療やサポートを行うようになってきています。

○晩期合併症

晩期合併症とは, 病気が治癒した後, 治療に関連して生じる遅発性の障害のことを指します。抗がん剤や放射線照射は, 成長障害や心臓・腎臓等の臓器障害, 聴力障害, 内分泌障害や**性腺機能障害**[11], 認知機能障害, 二次がん等, 多岐にわたり影響を及ぼします。特に成長過程にある小児期にこれらの治療を行うと, 後々さまざまな障害が現れる可能性があり, 上記のような多方面からの長期間にわたるフォローが重要となってきます。

(池田勇八)

▷10 前田美穂 (2013). 小児がん治療後の長期フォローアップガイドライン. 医薬ジャーナル社.

▷11 **性腺機能障害**
性腺機能障害とは, 性腺 (精巣・卵巣) が機能不全をきたし, 妊孕性が失われた状態。抗がん剤により妊孕性が失われる可能性があると予想される場合, 治療前に精子や卵子, 卵巣を凍結保存しておき, 将来不妊になった場合に使用するということが行われており, それによる妊娠・出産の報告が数多くなされている。

10　アレルギー疾患

アレルギーとは，本来人間の体にとって有益な反応である免疫反応が，逆に体にとって好ましくない反応を引き起こす時に用いられる言葉です。人の体は本来，とてもガードが固く，自分の体にないもの（抗原）が外から入ってくると，それを異物と感じて反応する物質（抗体）をつくり出します。そして再度同じ抗原が体内に入ってくると，抗体がそれを認識し，一斉に攻撃します（抗原抗体反応）。この反応が体に有利に働き，ウイルスや細菌を撃退して病気から体を守るのが「免疫」です。ところがこの反応が不利に働き，さまざまな症状を引き起こすのが「アレルギー」です。

アレルギーを起こす物質（抗原）のことをアレルゲンと言い，特定のアレルゲンに反応する物質（抗体）のことを特異的IgE抗体と言います。

乳幼児がかかりやすい代表的なアレルギー疾患には，食物アレルギー，気管支喘息，アトピー性皮膚炎，アレルギー性結膜炎，アレルギー性鼻炎などがあります。遺伝的にアレルギーになりやすい素質をアトピー素因と言います。アトピー素因の人が，年齢を経るごとに次から次へとアレルギー疾患を発症する様子を「アレルギーマーチ」と呼んでいます（図Ⅶ-10）。

1　食物アレルギー

○食物アレルギーとは

特定の食物を摂取した後にアレルギー反応を介して，皮膚・呼吸器・消化器あるいは全身性に生じる症状のことを言います。食物アレルギーを有する子どもの割合は4.0％であり，1歳をピークに減少していきます。

原因食品は，乳幼児期では，卵，牛乳，小麦がほとんどで，学童期以後は，そば，エビ，小麦，魚介類などが出現してきます。乳幼児期の食物アレルギーは，成長とともに症状が出なくなり，原因食物を食べられるようになっていきます。これを耐性獲得と言います。一般に，卵，牛乳，小麦，大豆は，耐性を獲得しやすく，ナッツ類，甲殻類，魚類，果物は，耐性を獲得しにくいと考えられています。

食物アレルギーの症状は多岐にわたり，皮膚・粘膜，消化器，呼吸器，さらに全身性に認められることがありますが，最も多い症状は皮膚・粘膜症状です。多くは食後2時間以内に発症します。複数の臓器に症状が出現する状態をアナフィラキシーと呼び，アナフィラキシーに血圧低下，意識障害などのショック

▷1　厚生労働省（2019）．保育所におけるアレルギー対応ガイドライン（2019年改訂版）．

症状を伴う場合をアナフィラキシーショックと呼び，生命を脅かす可能性がある非常に危険な状態です。

また，特殊なタイプとして，以下のタイプがあります。

○新生児・乳児消化管アレルギー

新生児期及び乳児期早期に乳児用調製粉乳等に対して血便，嘔吐，下痢などの症状が現れます。まれに生後3か月以降にも認められることがあります。2歳までに9割は治ります。

○食物依存性運動誘発アナフィラキシー

食べただけでは症状は起こさず，食後に運動が加わることによってアナフィラキシーが起こるタイプです。運動によって腸での消化や吸収に変化が起き，アレルゲン性を残した蛋白質が吸収されてしまって起きると考えられています。

○口腔アレルギー症候群

花粉の一部のアレルゲンが，ある種の果物や野菜の蛋白質と類似していることから，花粉アレルギーの人が，果物や野菜アレルゲンにも反応するために起こるアレルギーです。このアレルゲンは加熱，消化に弱く，多くは口のなかの症状に留まりますが，まれに多量に食べると強い症状が誘発される場合があります。

○診断と治療

食物アレルギーの診断ですが，まずは詳細な問診から，原因食物の推定を行います。検査として，特異的IgE抗体の値を調べる血液検査や皮膚テストを行います。確定診断として，また食べられる量の確認として，実際に食べてみてアレルギー症状が出るか調べる食物負荷試験を行います。以上の結果から，除去の程度を決めていきます。

治療の基本は，原因となる食物を除去する食事療法です。しかし，本来食べられる食物まで除去してしまっては，成長期の子どもに必要な栄養が十分にとれなくなるおそれがあり，QOL（Quality of Life；生活の質）も低下します。症状が出る食物だけを除去する，原因食物でも食べられる範囲までは食べる「必要最小限の除去」が重要となっています。

② 気管支喘息

息を吐く時に出る「ゼーゼー」「ヒューヒュー」という喘鳴が，喘息の代表的な症状です。喘息は，狭くなった気道を空気が通るために起こり，ひどくなると呼吸困難を生じます。この状態を喘息発作と言います。喘息と診断されるの

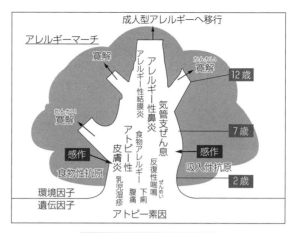

図Ⅶ-10　アレルギーマーチ

出所：厚生労働省（2019）．より。

▷2　たとえば，スギ花粉でトマト，シラカバ花粉でリンゴやモモなどがある。

▷3　前掲書（▷1）。

は，3歳児で8.5％との報告があります。[13]

　喘息では，いろいろな刺激により，気道が収縮して狭くなり，喘鳴が出現します。発作の原因は，ダニやハウスダスト，ペットの毛によるアレルギー反応や，風邪などの感染症，たばこの煙，天候，運動，ストレスなどでも誘発されます。

　喘息は気道に生じている炎症が原因ですが，この炎症は短期間で取り去ることは難しく，発作がない状態でも炎症を抑える治療を続けることが重要です。

　喘息は個体因子と環境因子が絡み合って発症します。個体因子には，性別，アトピー素因，出生体重，肥満などがあり，環境因子には，アレルゲン暴露，感染症，室内空気，大気汚染物質などがあげられます。

　喘息治療の目標は，「発作が起きたら治療する」のではなく「発作を起こさないようにコントロールする」ことにあります。そのために，気道の炎症を抑える「薬物療法」，アレルゲンを日常生活から取り除く「環境整備」，体力づくりを行う「運動療法」が中心となります。

③　アトピー性皮膚炎

▷4　寛　解
病気の症状が一時的あるいは継続的に軽減，または，ほぼ消失した状態。

　アトピー性皮膚炎は，増悪・**寛解**を繰り返す，かゆみのある湿疹を主病変とする疾患であり，患者の多くはアトピー素因をもちます。[14]

　かゆみのある湿疹が，左右対称に，6か月以上（1歳未満であれば2か月以上）続くと，アトピー性皮膚炎と診断されます。年齢によって症状の現れやすい部位に特徴があり，乳児では，顔や首，頭によく現れ，その後，胸や背中に広がります。学童期には，首，肘，膝の関節，内側に多く見られ，思春期，成人になると顔，首，胸，背中など上半身に現れやすくなります。

　正常な皮膚は，皮脂によりバリア機能が保たれており，外部からの刺激が入ってこないようになっていますが，アトピー性皮膚炎の皮膚は，このバリア機能が低下しているため，外部からの刺激が容易に入ってきてしまい，その結果炎症が生じてしまいます。

　悪化因子として，黄色ブドウ球菌，ダニ，カビ，汗，ペット，食事，ストレスなどがあげられ，さまざまな要因が重なり合い，増悪します。

　治療として，薬物療法，スキンケア，悪化要因の対策の3つが基本となります。

④　アレルギー性鼻炎

　アレルギー性鼻炎は，さまざまな物質に対する鼻のアレルギーが原因で，くしゃみ，鼻みず，鼻づまりなどの症状が現れる病気です。

　アレルギー性鼻炎は大きく2つに分けることができます。

　通年性アレルギー性鼻炎は，1年中症状が現れます。主にハウスダストやダ

ニが原因で生じますが，動物（猫や犬など）のフケや毛なども原因となります。季節性アレルギー性鼻炎は，特定の植物の花粉の飛散時期に症状が現れる「花粉症」として知られます。スギ・ヒノキなどのほか，カモガヤ・ブタクサなどの花粉も原因になります。

　主な症状は，くしゃみ（鼻のかゆみ），水様性鼻汁，鼻閉（鼻づまり）です。

　治療は，まずは抗原の除去（ダニ，花粉，ペット等）を行います。薬物療法として，抗ヒスタミン薬，抗ロイコトリエン受容体拮抗薬，鼻噴霧用ステロイド薬を使用します。近年では，アレルゲン免疫療法があり，3～5年にわたり治療を継続する必要がありますが，治療終了後も年余にわたって効果が持続することが期待されています。

⑤　アレルギー性結膜炎

　目のアレルギーには，花粉症のように，花粉の飛ぶ季節に限定してかゆみや充血が起こる季節性アレルギー性結膜炎や，1年中症状が続く通年性アレルギー性結膜炎，また，まぶたの裏の粘膜ででこぼこになったり黒目にも傷ができたりと，なかなか治りにくい春季カタル，アトピー性角結膜炎といった，いろいろなタイプがあります。

　アレルギー性結膜炎を引き起こすアレルゲンで多いのは，空中を漂って目のなかに飛び込んでくるタイプの吸入性アレルゲンです。スギ，カモガヤ，ブタクサといった樹木や草花の花粉，ダニ，ハウスダストが代表的です。

　アレルギー性結膜炎は，充血，目やに，なみだ目といった結膜炎の症状に加え，目がかゆくなるのが特徴です。治療は，抗原の除去及び抗アレルギー点眼薬，ステロイド点眼薬を使用します。

⑥　じんましん

　膨疹と呼ばれる，皮膚の一部が赤くくっきりと盛り上がり，多くはかゆみを伴う症状のことを言います。

　原因としてよく知られているのは，食物，薬品，植物，昆虫といった抗原物質に対するアレルギーによるものですが，実際には，直接的な原因，誘因がなく，自発的に膨疹が出現する，特発性のじんましんが多くを占めます。感染，疲労，ストレスなどを背景に発症します。特に子どもでは，上気道などの一時的な感染に伴うものが多く，その場合，感染症の改善とともにじんましんも消失することが多いです。治療として，原因・悪化因子の除去，回避及び抗ヒスタミン薬が用いられます。

（中島　亮）

参考文献

　厚生労働省（2019）．保育所におけるアレルギー対応ガイドライン（2019年改訂版）．

　日本学校保健会（2008）．学校のアレルギーに対する取り組みガイドライン．

整形外科疾患

 発育性股関節形成不全（先天性股関節脱臼）

　股関節は球形の大腿骨頭とそれを支える臼蓋という骨盤のへこみで構成され，基本的な形は胎児期早期に形成されます。正常では臼蓋のなかにおさまっている大腿骨頭が臼蓋の後上方に外れている場合を股関節脱臼と言います。かつては先天性股関節脱臼と呼ばれていましたが，乳児期の不適切な育児習慣によって股関節が外れることで後天的に発症し得ることから，近年は発育性股関節形成不全と表記されることが多くなっています。

　かつては出生数の2％前後の発生率がありましたが，近年はその約10分の1に減少しています。約80％を女児が占め，特に第1子に多く見られます。冬生まれに発生頻度が高いことが知られており，その理由として厚着により下肢の自由な動きを阻害されることがあげられます。新生児，乳児期に見逃された場合，歩く時にうまく体重を支えられず，足を引きずって歩くなどの歩行異常を呈することがあり，乳児健診で見逃さないことが重要です。仰向けにし，両側の股関節・膝関節を屈曲させた状態で膝頭の位置に左右差を認める（脚長差：図Ⅶ-11），両側の股関節を屈曲・外転・外旋（いわゆる開排）していくと，抵抗がある（開排制限），非対称な大腿の皺を認める，股関節を開いたり閉じたりする際に手にコクンという感触が得られる場合（クリックサイン陽性）には，本疾患を疑い，専門施設で超音波（エコー）検査やX線（レントゲン）検査などの精査を行う必要があります。

　股関節の形成不全の予防には赤ちゃんが両足をM字開脚できるように抱く，おむつや衣服で股関節を締め付けないことが重要です。軽度の脱臼であれば，抱き方や着衣の工夫で自然治癒を促すことが可能です。抱っこひもを横抱きに用いた場合，赤ちゃんの両足が伸ばされてしまい，開脚の姿勢が取れないため，股関節の形成不全を助長する可能性があります。

　治療方法ですが，生後3か月以降に装具による脱臼の整復（図Ⅶ-12）を開始します。これは蹴る力を利用して大腿骨頭が臼蓋に向かうように工夫されたもので，数か月の装着により約85％で整復されます。この方法で整復されない場合や，生後6か月以降に治療を開始する場合には，持続牽引及び徒手整復法が用いられます。入院のうえ，一定期間の持続牽引を行った後に全身麻酔下に徒手整復を行い，整復後はギプスと装具で数か月間固定するという治療法です。

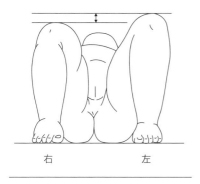

図Ⅶ-11 脚長差

（注）膝頭の高さに左右差が見られ，低い
方（右）に脱臼が存在する。

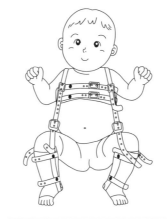

図Ⅶ-12 リーメンビューゲル法

この治療によって整復されない場合や３歳以降に見つかった場合などは，**観血
的整復法**[1]（手術）を実施されます。手術を要する割合は約５％です。このように，診断・治療開始の時期が遅くなるほど，治療が子ども・家族にとって負担の大きいものとなるため，早期発見・早期治療が重要な疾患です。

② 先天性内反足

妊娠中期まで正常に形成されてきた足部が子宮内で圧迫され変形することで発生するとされており，足底部が軽く内側に傾斜したものから，顔のほうを向くほどに強くねじれたものまで症状の幅は広いですが，特に硬く，簡単に手で矯正できないものを先天性内反足と診断します。発生頻度は1,000人に１人，男女比は2：1，約半数は両足性です。足の骨の配列異常による①尖足（足先が下を向いている），②内反（足の裏が内側を向く），③内転（足の先が内側を向く），④凹足（足の裏がへこんでいる）を認めます（図Ⅶ-13）。変形を放置すると，立位・歩行時に足底面での接地が不可能となり，関節炎や疲労骨折，慢性的な皮膚潰瘍など，さまざまな支障をきたします。自然治癒することはなく，治療が遅れると難治性になるため，生後早期からの治療を開始します。生後１～２週目頃から徒手矯正とギプス固定を毎週繰り返し，一定の改善を得たところでつま先を外側に向けた装具を４歳頃まで，主に睡眠中に継続して装着します。再発率が高く，長期間の経過観察や追加治療を要する場合もあります。

③ 外反足

外反足とは足の裏が外側を向き，小指側が上にそり上がっている状態です。子宮内で足が背屈していたために生じます。時に足がすねに着いた状態で生まれてくるケースもあります（図Ⅶ-14）。多くは自然治癒しますが，オムツ替えの時に５秒くらい底屈位（正座する時の足の形）に保つストレッチを10回ぐらい行うことで，軽快します。

▷1 **観血的整復法**
整復の支障となる臼蓋のなかの組織を手術で直接取り除き，正しい位置に大腿骨頭を整復する方法。

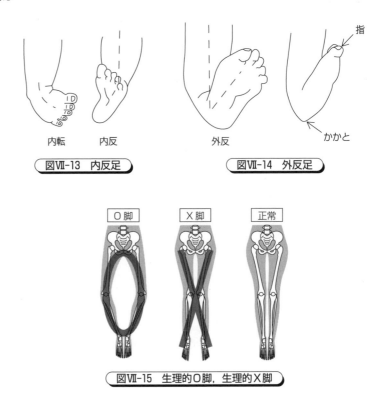

指

内転　　内反　　　　　　外反　　　　　　　　　かかと

図Ⅶ-13　内反足　　　　　図Ⅶ-14　外反足

Ｏ脚　　　Ｘ脚　　　正常

図Ⅶ-15　生理的Ｏ脚，生理的Ｘ脚

④　扁平足

　歩き始めはたいてい扁平足（土踏まずがない状態）なので，気にする必要はありません，足の外側が完全に浮いてしまうような場合，３〜４歳になっても扁平足が残る場合には，足底挿板という靴の中敷きをつくることがあります。小学校高学年くらいで自然に良くなってくることが多いですが，ダウン症のように関節が柔らかい体質の人では，大人になっても残ることがあります。

⑤　Ｏ脚（内反膝）・Ｘ脚（外反膝）

　Ｏ脚（ないはんしつ）とは両膝が外側に湾曲した状態で，左右の内くるぶしをそろえても，左右の膝の内側が接しないものを言います（図Ⅶ-15）。Ｘ脚（がいはんしつ）とは両膝が外側に湾曲した状態で，左右の膝の内側をそろえても，左右の内くるぶしが接しないものを言います（図Ⅶ-15）。一般的に乳児の膝は生理的にＯ脚を呈し，歩行開始後より徐々に外反していき２歳から６歳にかけては逆にＸ脚傾向となります。その後，７歳ぐらいで成人の下肢形態に近くなります。このような生理的な変化は左右対称で，痛みや機能障害などの訴えはありません。病的なものとしては，靱帯の異常や先天的・後天的な**大腿骨**[2]・**脛骨**[3]の形態異常（**くる病**[4]等による），外傷後の変形などに分けられ，片側のみの変形では病的なものを考える必要があります。高度なＯ脚・Ｘ脚は治療の対象となります。

▷2　大腿骨
大腿の中軸となっている長く太い棒状の骨のこと。人体で最大の骨で，股から膝の間を構成し，上部は股関節によって骨盤と，下部は膝関節によって脛骨とつながっている。

▷3　脛骨
膝から足首の間の下腿部の前内側にある太い管状の長骨。下腿の後外側にある腓骨とともに下腿骨を構成する。

▷4　くる病
⇨ Ⅶ-8 参照。

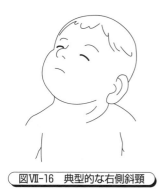

図Ⅶ-16 典型的な右側斜頸

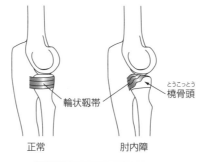

輪状靱帯　　橈骨頭
とうこっとう

正常　　　　　肘内障

図Ⅶ-17 肘内障の発生機序

（注）輪状靱帯の遠位部が伸び，橈骨頭が靱帯から外れかけた状態になる。

❻ 斜頸（先天性筋性斜頸）

斜頸とは常に顔を左右どちらかに向けて首を傾げた状態を言います。発生率は全出産の約0.3〜0.5％で，右側罹患がやや多く，性差については男児より女児にやや多いとされています。**骨盤位分娩**や難産児に多く，発生要因は分娩時の外傷説や胎内の姿勢など諸説ありますが，現在も一定の見解が得られていません。新生児，乳児期には斜頸そのものよりも頸部の腫瘤に気づかれることが多く，腫瘤は生後3週間で最大になります。と同時に頭部が腫瘤側に傾き，顔が逆を向く斜頸位（図Ⅶ-16）を呈します。1歳半頃までに約90％が自然治癒します。改善がない場合は手術や装具による治療を行います。

❼ 肘内障

幼児が転びかけた際に，保護者がひっぱり上げようとして急に手を引いた時などに起こります。約半数には引っ張られたといった明確な受傷機転がなく，たとえば転倒・転落時，友達と一緒に遊んでいた時，寝返り時，腕に乗られた，踏まれたといった場合にも生じます。急に腕を痛がり，肘をやや曲げた状態で下げたままで動かさなくなるが，肘の局所には腫れがほとんど見られない，というのが典型的な症状です。

肘関節には，輪ゴムのように関節を取り巻く輪状靱帯があり，**尺骨**と**橈骨**とをつないでいます。肘内障は，この靱帯から橈骨頭が外れる，もしくはずれた状態（図Ⅶ-17）です。一度起こすと再発しやすい場合もありますが，橈骨頭が発達し，靱帯が強くなる7歳以降にはほとんど起こらなくなります。治療としては橈骨頭をもとの位置に戻す徒手整復を行います。治療にあたっては，症状や診察所見からは肘内障と区別がつきにくい肘周辺の骨折を鑑別するために単純X線検査が必要となる場合もあり得ますので，できるだけ早く病院を受診することが重要です。

（阪上由子）

▷5　骨盤位分娩
足やお尻が下に位置する逆子の状態（骨盤位）のまま自然分娩を迎えること。自然分娩で起こり得る①分娩外傷（骨折・神経損傷），②臍帯脱出→新生児仮死・死産，③分娩遷延による新生児仮死・死産などのリスクを回避するため，多くの施設で予定帝王切開による分娩が推奨される。

▷6　尺　骨
前腕にある2本の骨のうち，小指側にある管状の長骨。橈骨と平行している。

▷7　橈　骨
前腕にある2本の骨のうち，親指側にある管状の長骨。尺骨と平行している。

その他の疾患

 耳鼻咽喉科疾患

○急性中耳炎

　中耳と鼻をつなぐ耳管を経由して中耳に入った細菌やウイルスによる急性の炎症で膿がたまる病気です。約70％の子どもが幼児期に一度はかかる病気で，特に3歳以下の子どもに多く見られます。その理由として子どもの耳管は大人に比べて太くて短く，角度が水平に近いため細菌やウイルスが中耳に侵入しやすいこと，免疫機能が未熟なために風邪をひきやすいことなどがあげられます。症状は激しい耳の痛み，発熱，耳だれ（耳漏）などです。軽症の場合は鼻水を抑える薬の内服を行います。鼓膜の腫れや痛みが強い場合や高熱が続く場合には鼓膜切開を行うことがあります。治りきらずに鼓膜の内側に膿がたまった状態が続くと滲 出 性中耳炎に移行するおそれがあるため，完全に治癒するまでプールでの遊泳は原則禁止です。

○滲出性中耳炎

　中耳の粘膜の炎症や耳管の働きの低下により，鼓膜の奥の中耳腔という空間に滲出液がたまる病気です。3歳から10歳頃までに多く見られ，子どもの難聴の主な原因です。急性中耳炎と異なり，強い痛みや発熱は伴わず，難聴が唯一の症状であることが多いため発見が遅れることがあり，放置すると言語発達の遅れにつながるおそれもあります。日常生活で「テレビの音量を上げる」「呼びかけに反応しない」等の症状が見られた時は専門医の診察を受ける必要があります。主な原因は急性中耳炎からの進行ですが，咽頭扁桃（アデノイド）肥大や扁桃肥大，副鼻腔炎やアレルギー性鼻炎なども原因となります。長期の治療を要する場合が多く，完全に治癒するまでプールでの遊泳は原則禁止です。

○扁桃肥大・咽頭扁桃（アデノイド）肥大

　扁桃は咽頭に位置するリンパ節組織で感染防御に重要な役割を担っており，子どもでは学童期の前半まで生理的に大きくなります。扁桃には左右一対の口蓋扁桃・耳管扁桃のほかに咽頭扁桃（アデノイド），舌扁桃などが含まれます。口蓋扁桃の高度な肥大は呼吸障害や異物感，嚥下障害の原因となります。咽頭扁桃の高度な肥大は鼻閉や口呼吸，睡眠中のいびきを生じ，睡眠の質の低下による発達の遅れや成長障害を招くおそれがあるため，耳鼻科での精査治療が必要です。

○睡眠時無呼吸症候群

睡眠中に空気の通り道が狭くなることによって無呼吸状態（10秒以上呼吸が止まる）と大きないびきを繰り返す病気です。子どもでは起床時の頭痛，日中の眠気や不注意，多動，攻撃的行動や学業成績の低下等を伴うことがあります。好発年齢は2〜8歳で，男児のほうが罹患しやすいです。アデノイドや扁桃の肥大が主な原因ですが，慢性鼻炎に伴う鼻腔内粘膜肥厚や喘息，喉頭・気管軟化症や巨舌・下顎の低形成・口蓋裂などの顎顔面形態異常が原因となる場合もあります。治療法はアデノイド切除・口蓋扁桃摘出術のほかに，ステロイド点鼻薬等や口腔機能訓練などの有効性も報告されています。

○副鼻腔炎（蓄膿症）

副鼻腔は頬から額にかけて広がる骨中の粘膜で覆われた空洞で，鼻とつながっています。風邪などによる鼻の粘膜の炎症が副鼻腔の粘膜まで広がった状態を副鼻腔炎と言います。鼻閉，鼻汁に加え，嗅覚障害や頬部痛，頭痛・頭重感が主な症状です。子どもではアレルギー性鼻炎との合併が多く，慢性化すると鼻閉による睡眠障害や日中の集中力の低下を招くおそれがあります。治療は鼻汁の吸引や抗生剤・去痰剤の内服などです。

○耳垢栓塞

外耳道に耳垢が詰まった状態を言います。耳垢は古い角化上皮細胞（いわゆる垢）や粉塵と外耳道の分泌腺からの分泌物とで形成されます。耳垢には湿性と乾性があり，湿性耳垢は褐色でアメ状に湿っており，乾性耳垢は灰白色で乾燥しています。耳垢にはもともと自然に外に排出される性質があり，特に日本人の7割が該当する乾性耳垢であれば，耳掃除はほとんど必要ありません。ただ湿性耳垢や，代謝の早い子どもの場合は耳垢が溜まりやすく，定期的な耳掃除が必要です。耳垢が外耳道を完全に塞ぐと難聴，耳閉感などを呈します。硬くて大きな耳垢は耳鼻科で取り除いてもらう必要があります。

❷ 皮膚科疾患

○乳児脂漏性皮膚炎

皮脂腺の多い頭や額，こすれる部分を中心に見られる黄色いかさぶたを伴った紅斑です。母体由来のホルモンの影響により生理的に皮脂の生産・分泌が亢進する乳児期早期に，皮脂の酸化物による刺激で生じる皮膚炎で，乳児の約5％に認められますが，多くは皮脂の分泌が低下する生後3か月頃に軽快します。入浴時にかさぶた部分をオリーブ油などで軟化させ，丁寧に洗い，皮脂の付着を取り除く等のスキンケアで改善しない場合は外用薬による治療を行います。

○接触性皮膚炎（おむつかぶれ，よだれかぶれ）

おしりは排泄物の刺激と頻回の清拭によりバリア機能が低下しやすい場所で

す。同様に口の周りはよだれや，食べかすによる刺激に加え，それらを清拭する時の刺激によってバリア機能が低下しやすい場所です。

　皮膚のバリア機能の低下，清拭に伴う刺激，尿中のアンモニアや便中の酵素等の化学的刺激によるおしりの接触性皮膚炎はおむつかぶれと呼びます。特に軟便の時は，皮膚がふやけ，未消化な食物残渣中に含まれる多量の酵素による刺激でおむつかぶれを起こしやすくなります。よだれ中の塩分と消化酵素などによる顔面の接触性皮膚炎はよだれかぶれと呼びます。共通の対処方法はバリア機能の回復と，清拭に伴う刺激の軽減です。おむつかぶれの予防にはおむつをこまめに交換し，その都度シャワーや座浴で清拭し，清拭後にワセリンなどの油脂性軟膏を塗布します。皮膚炎を起こしている部位に対しては，適宜外用薬をおむつ交換の度に塗ることで対処します。よだれかぶれに対するスキンケアも基本は同じです。予防にはこまめな清拭と保湿剤の塗布が有効で，皮膚炎を起こしている部位に対しては外用薬の塗布で対処します。

○伝染性軟属腫（水いぼ）

　幼児期に多く見られる伝染性軟属腫ウイルスによる感染症です。直径数ミリ大，中心が少し窪んだ丘疹で内部の粥状物質が皮膚に直接接触することで感染が拡大します。特にアトピー性皮膚炎や乾燥肌などバリア機能が低下している場合に感染しやすいです。自然治癒に半年〜数年ほどかかるため，漢方薬の服用や積極的に取りのぞく場合もあります。登園や登校の制限は不要で，プールはタオルや遊具の共有を避ける形で参加可能です。

○伝染性膿痂疹（とびひ）

　乳幼児に好発するブドウ球菌やレンサ球菌による皮膚感染症で，虫刺されや湿疹などを掻き壊した箇所に水疱（水ぶくれ）が形成されます。水疱の掻き壊しにより細菌を含む内容物が周辺に"飛び火"し新たな水疱を形成し，内容物と直接接触した子どもに伝染します。かさぶたの形成まではタオルの共用を避ける等して病変の拡散を防ぐとともに，抗菌薬含有軟膏の塗布や抗生剤の服用にて治療します。

○虫刺され

　昆虫やダニによる吸血や刺咬の際に皮膚に注入される化学物質による刺激反応や唾液成分に対するアレルギー反応による皮膚症状です。刺激反応とは疼痛や発赤，アレルギー反応とはかゆみ，膨疹，紅斑や丘疹，水疱等です。症状に応じて，ステロイド外用薬の塗布や抗アレルギー薬の内服で対応します。

○アタマジラミ症

　アタマジラミの寄生後，2〜6週目に頭のかゆみが出現します。アタマジラミは羽が退化して飛べないため，感染経路は頭髪の直接接触のみです。卵はフケに似ていますが，独特な光沢をもち，毛髪に固着し簡単に除去できないのが特徴です。戦後に蔓延したシラミ症はDDT（ジクロロジフェニルトリクロロエタ

ン）散布や生活環境の改善によって一旦終息しましたが，DDT が使用禁止となった1971年以降の再流行を受けて，1982年より市販されているピレスロイド系の殺虫剤に抵抗性をもつアタマジラミの拡散が近年問題となっています。

3 眼科疾患

○鼻涙管閉塞

目から鼻にかけての涙の通り道にあたる鼻涙管が閉塞して，涙が鼻へとうまく排泄されないことで，出生後からの流涙と眼脂が出現します。抗菌薬の点眼と涙嚢マッサージにより約90％が１歳までに治癒しますが，これらの方法で改善しない場合は涙道を広げる処置を眼科医に実施してもらう必要があります。

○遠視・近視・弱視

視力・両眼視機能の発達には外界からの適切な視覚刺激が重要です。**視覚感受性期**に適切な視覚刺激を受け取れない場合，眼鏡をかけても調整視力が出ない弱視になるおそれがあります。斜視や，調整力（水晶体の厚みを変え，網膜に焦点を合わせる働き）の問題で網膜に焦点が合わない近視・遠視も弱視の原因となるため，早期発見・早期治療が重要です。

○斜　視

物を見る時に，片目は正面を向いていても，もう片目が違う方向を向いている状態を意味し，内側に向く状態を内斜視，外側に向く状態を外斜視と言います。治療の最終目標である両眼視機能（両方の目で見た像を，脳内でまとめる機能）の確立のためには，内斜視では生後６～８か月以内，遅くとも２歳までの手術が望ましいため，疑わしい場合は早期に眼科受診を勧める必要があります。

4 歯科疾患

○う歯（むし歯）

子どものう歯有病率はこの20年で大きく減少しています。１～２歳のう歯の主な原因は就寝前の授乳や哺乳瓶でのジュースの飲用ですが，複合的な要因として卒乳時期や保護者による歯みがきの開始時期が遅いことがあげられます。う歯の予防には歯磨き・仕上げ磨きの習慣化，ジュースの制限等が重要です。

○歯列と咬合の異常

適用年齢を過ぎてのおしゃぶりの多用や長期間の指しゃぶりは，歯列や咬合の異常をきたします。上あごの歯列が狭くなる，高口蓋や上の前歯が前方に出る上顎前突，奥歯はかみ合うが前歯に隙間ができる開咬状態，上下の奥歯が横にずれてかみ合い，中心が合わない片側性交叉咬合等の歯列や咬合の異常は**構音障害**や口呼吸の原因となるため，発達段階を考慮しつつ，より適切なストレス解消法を教えるなどの介入が必要です。

（阪上由子）

▷1　遠視・近視・弱視
⇨ Ⅳ-9 参照。

▷2　視覚感受性期
外界からの刺激によって脳の神経回路が集中的につくられる時期のこと。生後１か月から上昇し始め１歳半頃にピークに達し，その後徐々に減衰して８歳頃までに消失するとされている。

▷3　斜　視
⇨ Ⅳ-9 参照。

▷4　構音障害
話し手が所属する言語社会の音韻体系のなかで，話し手の年齢から見て正常とされる語音とは異なった語音を産生し，その語音がある程度固定化している状態のこと。

13　新生児マス・スクリーニング検査

1　マス・スクリーニング検査

　集団に対して行われる検査をマス・スクリーニング検査と言います。集団検診の対象となる疾患の特徴は，放置すると重大な健康被害をもたらし得る，効果的な治療法がある，発症前に診断できる，受け入れられる適切な検査法がある，費用的効果バランスが適切であるなどの条件を満たすものです。マス・スクリーニング検査は診断を目的とはしておらず，疾患の可能性がある人を選び出すことを目的としています。正確な診断はマス・スクリーニング検査後に行われる精密検査でします。このためマス・スクリーニング検査で陽性（疾患の可能性があるという結果）となっても実際には問題がないこともあります。

2　新生児マス・スクリーニング検査

　一部の内分泌疾患や先天代謝異常疾患は早期発見と疾病による障害の予防や軽減が可能です。このため，生まれて5日目頃のすべての赤ちゃんに新生児マス・スクリーニング検査が行われています。2020年9月現在の我が国における対象疾患は表Ⅶ-1に示すとおりです。1960年にガスリー検査法が開発され，1977年より我が国でも新生児マス・スクリーニング事業が開始されました。[※1]その後，対象疾患の追加や削除が行われ1991年には6疾患となりました。その後，2011年にタンデムマス法[※2]を用いた13疾患が追加されました。2017年にはCPT2欠損症も追加されました。[※3]

　このほかにも新生児マス・スクリーニング検査によって見つかることがある疾患[※4]もありますが，現行では見逃す確率が高かったり，早期発見治療しても障害防止や軽減に役立つという効果が十分証明されていなかったりするため対象疾患に含まれていません。新生児マス・スクリーニング検査によってこれらの疾患の可能性が見つかった場合の対応は自治体により異なります。

3　新生児マス・スクリーニング検査で見つかる疾患の治療

○内分泌疾患

　先天性甲状腺機能低下症[※5]や先天性副腎過形成症[※6]ではそれぞれ不足する甲状腺ホルモンや副腎皮質ホルモンを内服により投与するホルモン補充療法が行われます。

▷1　1977年にフェニルケトン尿症，ホモシスチン尿症，メープルシロップ尿症，ヒスチジン血症，ガラクトース血症で開始され，その後，先天性甲状腺機能低下症と先天性副腎過形成症が追加され，ヒスチジン血症が削除された。

▷2　タンデムマス法
タンデム型質量分析計（タンデム・マススペクトロメーター）を用いて微量の血液で血中の物質を分析し，1回の検査で多くの疾患を発見できる。

▷3　厚生労働省雇用均等・児童家庭局母子保健課長通知（2017）. 新生児マススクリーニング検査（タンデムマス法）の対象疾患の追加について（雇児母発0707第2号 平成29年7月7日）.

▷4　見つかることがある疾患としては，アミノ酸代謝異常症である高チロジン血症Ⅰ型，アルギニン血症，シトリン欠損症（シトルリン血症Ⅱ型），有機酸代謝異常症であるβケトチオラーゼ欠損症，脂肪酸代謝異常症である全身カルニチン欠乏症，グルタル酸血症Ⅱ型がある。

▷5　先天性甲状腺機能低下症
⇨ Ⅶ-8 参照。

▷6　先天性副腎過形成症
⇨ Ⅶ-8 参照。

○アミノ酸代謝異常症

それぞれの疾患に特徴的なアミノ酸の代謝が障害され，障害される前のアミノ酸が増えすぎ，障害された後のアミノ酸が減ります。このため特定のアミノ酸が増えすぎないように蛋白質全体の摂取制限を行いますが，疾患の程度によってはかなり厳しい制限が必要となることがあります。一方，その他の多くのアミノ酸が不足することになるため，疾患で増えるアミノ酸を除外して他のアミノ酸だけが含まれる特殊ミルクを飲むことによって不足しないように補います。シトルリン血症Ⅰ型とアルギニノコハク酸尿症は尿素サイクル

表Ⅶ-1 新生児マス・スクリーニング検査の対象疾患（2020年9月現在）

内分泌疾患	アミノ酸代謝異常症
・先天性甲状腺機能低下症*	・フェニルケトン尿症*
・先天性副腎過形成症*	・メープルシロップ尿症*
	・ホモシスチン尿症*
糖代謝異常症	・シトルリン血症Ⅰ型
・ガラクトース血症*	・アルギニノコハク酸尿症
有機酸代謝異常症	**脂肪酸代謝異常症**
・メチルマロン酸血症	・中鎖アシルCoA脱水素酵素欠損症（MCAD欠損症）
・プロピオン酸血症	
・イソ吉草酸血症	・極長鎖アシルCoA脱水素酵素欠損症（VLCAD欠損症）
・メチルクロトニルグリシン尿症	
・ヒドロキシメチルグルタミン酸血症（HMG血症）	・三頭酵素／長鎖3-ヒドロキシアシルCoA脱水素酵素欠損症（TFP/LCHAD欠損症）
・複合カルボキシラーゼ欠損症	・カルニチンパルミトイルトランスフェラーゼ-1欠損症（CPT1欠損症）
・グルタル酸血症Ⅰ型	・カルニチンパルミトイルトランスフェラーゼ-2欠損症（CPT2欠損症）

（注）＊は1991年より行われていた従来法による対象6疾患。
出所：筆者作成。

異常症と呼ばれる疾患で，有機酸代謝異常症と同じような治療を行いますが，蛋白質・アミノ酸全般の制限が必要なため，これらを除去した特殊ミルクを併用します。シトリン欠損症はアミノ酸代謝異常として発見されることがありますが，実際には糖代謝異常が問題となるため糖質を多く摂取すると全身状態が悪化します。このため糖質摂取を自然と避け，高蛋白高脂肪食を好む特異な食癖となります。無理な糖質摂取を避けるようにします。

○糖代謝異常症

ガラクトース血症では乳糖の摂取を制限します。母乳やミルクは乳糖を多く含むため乳糖除去ミルクを用います。

○有機酸代謝異常症

蛋白質の摂取制限が必要となります。さらに空腹になると意識障害や死亡するリスクがあるため，糖質を中心とした食事で空腹を避ける食事療法が必要になります。疾患によっては特定のアミノ酸を除去した特殊ミルクを用いたり，エネルギー代謝を助ける各種ビタミン剤を内服したりすることがあります。

○脂肪酸代謝異常症

空腹になると脂肪が分解されエネルギーをつくろうとしますが，ここが障害されるので空腹時にエネルギーが十分つくれません。その結果，重度の低血糖や代謝不全を起こすため，突然死の原因となります。このため空腹を避ける食事療法が必要になります。疾患によっては特定の脂肪が利用できることがあり，その場合はその脂肪が主成分の特殊ミルクを治療に用いることがあります。

（松井克之）

参考文献

日本先天代謝異常学会（編）（2019）．新生児マススクリーニング対象疾患等診療ガイドライン2019．診断と治療社．

予防接種

予防接種とは

　病原体（ウイルスや細菌等）が体内に侵入すると，リンパ球などを中心とした免疫システムが働き，その病原体に対する抵抗力ができます。その抵抗力が長い期間続くと，多くの場合，再びその病気にかからないですむか，かかったとしても軽い症状ですむようになります。予防接種は，この仕組みを利用したものです。予防接種に用いる薬剤をワクチンと呼び，病原体を加工することで病原性を弱め，発症しない程度にしたものです。予防接種では，このワクチンを注射や内服等の方法によって体内に入れ，病気に対する抵抗力をつくります。

　予防接種の目的は，感染症の予防や発病の防止，病状の軽減といった「個人防衛」にあります。かつて，戦後の混乱期に，病気の蔓延を防ぎ，疾患そのものが流行するリスクを低減する「社会防衛」が予防接種の目的の一つとされた時代がありました。今日では，予防接種の考え方は「個人防衛」を主眼においており，「社会防衛」はその余得です。だからこそ，予防接種は義務ではなく「接種勧奨」なのです。私たちは，予防接種の利益と不利益を比べ，利益が十分に大きいからこそ，子どもに予防接種を受けてほしいと願っています。

　乳児は生後3〜6か月を過ぎると，母体から胎盤を通して移行した免疫が低下し感染症にかかりやすくなります。感染症には，かかりやすい年齢や重症化しやすい年齢があります。また，予防接種には免疫を獲得しやすい時期もあります。こういったことを考慮したうえで，標準的な接種時期が決まっています。

② 予防接種制度と社会状況の変化

　我が国で予防接種法が制定されたのは1948年です。当時，第二次世界大戦後の混乱を極めた時期で，感染症患者・死者が多数発生しました。感染症の流行がもたらす社会的損失を防止することが急務とされ，強力に社会防衛を推進するために，痘そうや百日咳，コレラ，腸チフス，パラチフス，ワイル病，インフルエンザなどの12疾病を対象として予防接種が実施されました。接種を怠るものには罰則制度も設けられていました。

　その後，公衆衛生や保健医療が整備され，予防接種の効果もあって，感染症の患者・死者は減少しました。腸チフスなどについては，予防接種以外の有効な予防手段が明らかとなりました。一方で，予防接種には一定の頻度で発生す

る健康被害が大きく取り上げられ社会問題となりました。これらの状況を踏まえ，1976年には，義務接種であることに変わりはないものの，罰則を設けない規定に変更されました。また，予防接種による健康被害に対し，健康被害救済制度が創設されました。接種対象として風疹・麻疹・日本脳炎が追加され，腸チフス・パラチフスが削除されました。

1994年には，医療における個人の意思を尊重することが重視され，**予防接種禍訴訟**▷1における司法判断の影響もあって，予防接種は義務規定ではなく努力義務規定となりました。痘そう・コレラ・インフルエンザ・ワイル病を対象から削除し，破傷風が加えられました。

2009年に新型インフルエンザ（A/H1N1）が世界中で流行しました。我が国では重症者や死者は海外に比べて少なかったものの，今後発生し得る新たな感染症の流行に対して，緊急的に予防接種が実施できる規定が創設されました。

2013年の改正では，世界とのワクチンギャップを埋めるべく，ヘモフィルスインフルエンザ菌 b 型（ヒブ）ワクチン・小児用肺炎球菌ワクチン・ヒトパピローマウイルスワクチンが定期接種に追加されました。あわせて，予防接種の総合的な推進を図るための基本計画が策定され，医療機関から厚生労働大臣への副反応報告が義務化されました。また，予防接種施策に関して，専門的な観点から評価検討する組織が設置されるなど，予防接種制度についての幅広い見直しが実施されました▷2。

3 定期予防接種と任意予防接種

予防接種の制度として，定期接種と任意接種があります。予防接種後に重い健康被害が発生した場合，法律の規定によって救済給付される制度が定められていますが▷3，定期接種と任意接種ではその内容が異なっています。

❍定期接種

定期接種は，一定の月齢・年齢になったら受けることが望ましいと法律（予防接種法や結核予防法）で定められている予防接種です。予防接種法では，第5条において，市町村長は，当該市町村の区域内に居住する者に対して，期日または期間を指定して，予防接種を行わなければならないとされており，また第9条において，その対象者は予防接種を受けるよう努めなければならないとされています。そのため，定められた期間内であれば，公費負担で受けることができます。小児の肺炎球菌感染症・ヒブ，四種（ジフテリア・百日せき・破傷風・不活化ポリオ）混合，麻疹・風疹，日本脳炎，BCG，ヒトパピローマウイルス感染症，水痘（水ぼうそう）に対する予防接種が対象となっています。2020年10月から，ロタウイルスワクチンが定期接種となりました。

❍任意接種

任意接種は，定期接種とは異なり，接種するかどうかを個人の判断に任され

▷1　**予防接種禍訴訟**
予防接種によって，死亡したり重い障害が残ったとして，被害者とその家族が国を相手取って賠償請求を求めている訴訟のことを言う。1992年，国に対し61家族156人に総額24億円の支払い判決が出た「東京集団訴訟」以降，厚生労働省は公衆衛生審議会伝染病予防学会に対し，従来の予防接種制度の見直しを諮問することになった。

▷2　各予防接種の意義や注意点等については，本書と対になる『よくわかる子どもの健康と安全』の Ⅲ-3 で詳しく説明しているのでそちらを参照されたい。

▷3　**予防接種による健康被害救済給付**
定期予防接種に起因する重篤な健康被害が発生した場合には，予防接種法や結核予防法の規定により，その健康被害に対する救済が行われる。具体的には，厚生労働大臣が認めた場合に，市町村から，医療費，医療手当，障害児養育年金，障害年金，死亡一時金，葬祭料，介護加算が給付される。一方，予防接種法に基づく定期接種以外の予防接種（任意接種）で生じた健康被害については，民法でその賠償責任を追及することは難しく，独立行政法人医薬品医療機器総合機構法に基づく公的制度を利用して，医療費，医療手当，障害年金などの救済給付を請求することになる。

ている予防接種です。流行性耳下腺炎（おたふくかぜ）・インフルエンザ・B型肝炎などに対する予防接種が対象になります。費用は基本的に自己負担です。

4　ワクチンの種類

ワクチンの種類には，生ワクチンと不活化ワクチン，トキソイドがあります。

○生ワクチン

生ワクチンでは，病原性を弱めた病原体を接種することで免疫を誘導し，抵抗力をつけます。そのため自然に獲得した免疫に近く，1回の接種でも効果は比較的長いとされています。

○不活化ワクチン

不活化ワクチンは，病原体を培養し，その一部の成分を集めて精製・処理して病原性をなくしたものです。必要な免疫を獲得・維持するために，数回の接種が必要とされています。さらに，より効率よく免疫を獲得するため，アジュバントと呼ばれる免疫賦活剤を加えてあるワクチンもあります。

○トキソイド

トキソイドは，病原体の毒素を精製・処理することで毒性をなくし，免疫原性だけを残したものです。

5　予防接種のスケジュールと接種間隔について

2013年か4月から，ヒブワクチン・小児用肺炎球菌ワクチン・ヒトパピローマウイルスワクチンが，2014年10月からは水痘ワクチンが定期接種化されました。このため，接種するべきワクチンが多くなり，予防接種のスケジュールが過密になっています。最新の予防接種スケジュールは，公益社団法人日本小児科学会のWEBサイトなどに掲載されています。標準的な接種時期を逃した場合の接種方法についても，キャッチアップスケジュールが提示されています。

乳児期早期から必要な免疫を獲得させることや，接種回数増加による子どもや家庭への負担を軽減する目的で，医師の判断と同意により，複数のワクチンを同時に接種する「同時接種」が広く行われています。当初は「同時接種」に対する不安の声もありましたが，「同時接種」は以前から世界で広く一般的に実施されており，近年では我が国でも実践されるようになりました。欧州では，六種混合ワクチン（ジフテリア＋破傷風＋百日せき＋不活化ポリオ＋ヒブ＋B型肝炎）も利用可能で，接種回数を減少させることが可能となっています。

ワクチンの接種間隔は，2020年10月1日に規定の変更がありました。これまでは，生ワクチンの次には27日以上，不活化ワクチンの次には6日以上の間隔が必要とされてきました。今回の規定変更で，注射生ワクチンから次の接種生ワクチンの接種に27日以上の間隔をおく制限のみが維持され，その他のワクチンの組み合わせについては，一律の日数制限はなくなりました（図Ⅶ-18）。

▷4　生ワクチン
主な生ワクチンとして，麻疹風疹混合（MR），麻疹，風疹，おたふくかぜ，ロタウイルス，BCG，水痘などがある。また，生ワクチンは免疫不全者（水痘ワクチンを除く）及び妊婦には禁忌である。

▷5　しかし，ワクチン接種後その病原体の感染流行にさらされる機会が全くないと免疫の効果が減弱するため，追加接種を必要とされている。

▷6　不活化ワクチン
主な不活化ワクチンとして，日本脳炎，四種混合，季節性インフルエンザなどがある。

▷7　トキソイド
ジフテリア，破傷風などがある。

▷8　⇨ 巻末資料2 参照。
詳しくは，日本小児科学会のウェブサイト内「予防接種・感染症」（http://www.jpeds.or.jp/modules/general/index.php?content_id=5）を参照。

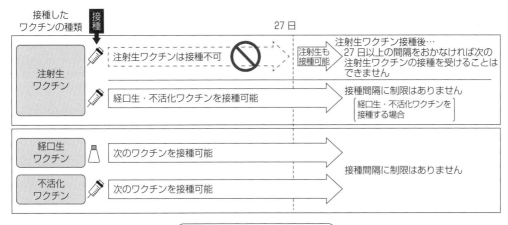

図Ⅶ-18 ワクチンの接種間隔

出所：厚生労働省ウェブサイト（https://www.mhlw.go.jp/stf/seisakunitsuite/bunya/kenkou_iryou/kenkou/kekkaku-kansenshou03/rota_index_00003.html）より。

6 近年の予防接種の変更について

　我が国では，ポリオの予防接種として長く経口生ワクチンが使用されてきました。このワクチンは，1960年にポリオが大流行し全国で6,500人に達する患者が報告されたことから，翌年にカナダ及び旧ソ連から緊急輸入されました。1,300万人の子どもに一斉投与され，ポリオの感染制御に多大な貢献を果たしました。その後，国内ではポリオの流行が激減しましたが，経口生ワクチンによる非常に稀（数十万〜数百万接種に1回）な副反応で小児まひを発症することが問題となり，2012年9月から病原性を完全になくした不活化ポリオワクチンに切り替わりました。さらに，2012年11月には，それまでの三種混合ワクチン（ジフテリア＋百日せき＋破傷風）に不活化ポリオワクチンを加えた四種混合ワクチンが導入されました。

　2013年4月から定期接種となった小児用肺炎球菌ワクチンでは，当初は7種類の肺炎球菌に対する免疫を誘導できる7価ワクチンが使用されました。このワクチンを先行して導入していた欧米諸国から，7価ワクチンに含まれない血清型の肺炎球菌感染症の増加が報告されていること等を踏まえ，2013年11月から13種類の肺炎球菌に予防効果のある13価ワクチンが導入されています。

7 接種を受けるにあたって

　予防接種は体調の良い時に受けることが大切です。予防接種後に体調が悪化した場合，もともとの体調変化なのか予防接種によるものか判断ができないためです。特に乳幼児では，保護者が子どもの体温，機嫌，症状などについて十分に観察し，より安全に接種できるよう心がけることが大切です。

（澤井俊宏）

疾病異常と支援体制

 疾病異常の概念について

「疾病異常」とは，健康な状態でも，心身への種々の負荷が加わることで正常域から逸脱し，病的準備状態から，さらに悪化すると不健康（病気）になる，との考えにより，主に公衆衛生学や疫学の領域において用いられる，幅広い病的状態を意味する言葉です。

2 現行の医療援護制度

我が国では，全ての地域で子どもの医療費への助成制度がありますが，その他にも以下のような公費による助成が受けられます。

◯未熟児養育医療（母子保健法による）

未熟児で，出生時体重が2,000 g以下の場合や，生活機能が特に弱く，医師が入院療養が必要と認めた場合に，指定養育医療機関での入院医療費につき，所得に応じて1歳まで助成されます。

◯小児慢性特定疾病の医療費助成制度（児童福祉法による）▷1

子どもの慢性疾患のうち，長期の治療が必要で医療費が高額となる特定の疾患に対し，所得や重症患者認定基準，人工呼吸器装着の有無に応じて，指定医療機関での入院および通院費が助成されます。低身長への成長ホルモン治療も，基準を満たせば助成されます。在宅の小児慢性特定疾病児に対し，車椅子や歩行支援用具，頭部保護帽，特殊寝具，吸入器や痰吸引器など，日常生活用具給付事業を行う自治体もあります。いずれも対象は18歳未満ですが，継続が必要と認められれば20歳まで延長されます。

◯難病の医療費助成制度（難病法による）▷2

難病とは，発病機序が不明で治療法も確立しておらず，長期療養を必要とする希少疾病のことを指します。なかでも，客観的な診断基準はあるものの，患者数が特に少ないものを指定難病と定め，疾病ごとの重症度基準を満たせば，指定医療機関での医療費が全年齢で「特定医療費助成制度」の対象となります（2020年4月現在，333疾病）。指定難病の要件から外れても，支払額により「高額療養費」の申請が可能です。

◯自立支援医療（障害者総合支援法による）▷3

心身の障害を除去・軽減するために指定医療機関で受けた医療費について，

▷1　**小児慢性特定疾病**
2020年4月現在，(1) 悪性新生物，(2) 慢性腎疾患，(3) 慢性呼吸器疾患，(4) 慢性心疾患，(5) 内分泌疾患，(6) 膠原病，(7) 糖尿病，(8) 先天性代謝異常，(9) 血液疾患，(10) 免疫疾患，(11) 神経・筋疾患，(12) 慢性消化器疾患，(13) 染色体又は遺伝子に変化を伴う症候群，(14) 皮膚疾患，(15) 骨系統疾患，(16) 脈管系疾患，の16疾患群，762疾病が認定されている。
小児慢性特定疾病情報センターのウェブサイト（https://www.shouman.jp）参照。

▷2　**難病法**
正式名称は「難病の患者に対する医療等に関する法律」で，制度の谷間にあった難病支援のため2015年1月より施行され，要件の整備とともに対象疾病を拡大している。
難病情報センターのウェブサイト（http://www.nanbyou.or.jp）参照。

表Ⅶ-2　特殊ミルクの分類と入手方法

	医薬品	登録品	登録外品	市販品
分　類	医療用医薬品（医師の処方箋が必要）	特殊ミルク共同安全開発委員会により，一定の基準のもとに品質や成分，使用方法が検討された品目。	乳業会社の負担により製造されている。一定の基準のもとに品質や成分，使用方法が検討された品目。	乳業会社により販売されている。
費　用	健康保険適用（小児慢性特定疾患治療研究事業により20歳未満は一部を公費負担）	公費，乳業会社負担により無料（20歳未満）	乳業会社の負担により無料	有料
入手方法	医師が薬局に処方箋で指示する。（処方箋がないと薬局では買えない）	医師が特殊ミルク事業局宛に「特殊ミルク供給申請書」にてメールで依頼し，承認を受ける。	医師が特殊ミルク事業局宛に「特殊ミルク供給申請書」にてメールで依頼し，承認を受ける。	各乳業会社の支店に問い合わせる。（一部薬局に置かれている場合もある）
適応条件	適応疾患に使用する。	(1) 先天性代謝異常症であること。(2) 年齢が20歳未満であること。	原則として先天性代謝異常症であること。	適応疾患に使用する。

出所：恩賜財団母子愛育会　先天性代謝異常症治療用ミルク関係事業（特殊ミルク事務局）（http://www.boshiaiikukai.jp/milk02_01.html）.

所得に応じて助成されます。身体障害については，18歳未満は「育成医療」，18歳以上は「更生医療」と呼ばれ，対象は (1) 視覚障害，(2) 聴覚・平衡機能障害，(3) 音声・言語・咀嚼機能障害，(4) 肢体不自由，(5) 心臓・腎臓・呼吸器・膀胱，直腸，小腸又は肝臓機能障害，(6)（(5) 以外の）先天性内臓機能障害，(7) 免疫機能障害です。精神疾患（てんかん，神経発達症も含む）の継続的な通院は「精神通院医療」で助成されます。

❍**重度心身障害の医療費助成制度**

心身の障害が一定基準より重度の場合に，自治体ごとに独自の方式（一部自己負担や所得制限，給付方法など）で医療費などの助成を行っています。

❍**結核児童療育給付（児童福祉法による）**

結核と診断され，長期の入院を要する子どもに対して，入院医療費の助成のほか，学用品や療養生活に必要な日用品が支給されます。

❍**要保護及び準要保護児童生徒医療費補助金（学校保健安全法による）**

学校健診後の指示により治療を要する場合，経済的事情により支払い困難な要保護・準要保護児童生徒については，医療費が補助されます。

❸ 代謝異常児特殊ミルク供給事業

我が国の**新生児マス・スクリーニング**で発見される先天性代謝異常症以外にも，牛乳アレルギー，難治性てんかん，小児慢性腎疾患，胆道閉鎖症，遺伝性胆汁鬱滞症，新生児肝炎でも，栄養成分を調整した医療用ミルク（特殊ミルク）が有効とわかり，安定供給や費用助成などの支援が行われています。現在，供給されている特殊ミルクの分類と入手方法を表Ⅶ-2に示します。特殊ミルクは生命・健康維持に必須であり，災害時にも緊急車両で被災地に輸送されます。

（岩見美香）

▷3　**障害者総合支援法**
正式名称は「障害者の日常生活及び社会生活を総合的に支援するための法律」で2013年度より施行された。本法による福祉サービスは，自立支援医療のほか，介護給付，訓練等給付，補装具，相談支援といった「自立支援給付」と，「地域生活支援事業」の2つの枠組みからなり，認定された障害支援区分により受給者のニーズに応じて決定され，所得に応じた利用者負担も伴う。難病については難病法の指定難病より対象が広く，2020年4月現在，361疾病が認定され，障害者手帳の取得がなくてもサービス利用が可能である。
厚生労働省「わかりやすい障害者総合支援法パンフレット」参照。

▷4　**新生児マス・スクリーニング**
⇨Ⅶ-13参照。

他職種間の連携・協働

1 地域の社会資源としての保育所

　保育所には子どもと保育士等の専門職が常にいるという特性があり，保育所は子どもと保護者に対する支援を実践可能な地域における専門性をもつ社会資源と言えます。保育士の専門領域である保育の知識・経験・技術を生かしながら子育て家庭や地域社会に対し子育ての役割を果たしていくことは，保育所の社会的使命であり，責任でもあります。

　「**保育所保育指針**」（以下，保育指針）にも「保育所は児童福祉法第48条の4の規定に基づき，その行う保育に支障がない限りにおいて，地域の実情や当該保育所の体制等を踏まえ，地域の保護者等に対して，保育所保育の専門性を生かした子育て支援を積極的に行うよう努めること^{▷2}」と明記されています。

2 保育所に求められる子育て支援

　保育所に求められる子育て支援として「入所児童の保護者」に対する支援と「地域の子育て家庭の保護者」に対する支援の2つが含まれます。

◯入所児童の保護者に対する子育て支援

　具体的な内容として「保育指針」には，①家庭との連携，②多様な保育ニーズへの対応，③保護者自身の親としての育ちの支援，④さまざまな養育課題に対する個別支援等が示されており，その範囲は多岐にわたります。特に，④には子育てにおける孤立感や強い不安等が保護者に見られる場合，不適切な養育や虐待が疑われる場合，子どもの障害や発達上の課題が見られる場合，保護者自身の心身の障害，外国籍家庭やひとり親家庭あるいは貧困家庭などの特別な配慮を要する家庭の場合，さらにはこれらの家庭状況が重複している場合など，保育の専門性のみでは対応しきれないような多様な課題が含まれます。

　そのため，保育士はその専門性を基盤としつつ，社会全体で子どもの育ちを支えるという視点をもち，子どもの最善の利益を守っていくためにカウンセリングやソーシャルワークの知識・技術を活用し，地域のさまざまな専門機関・専門職，あるいはその他の多様な社会資源と連携し，情報を共有しながら対応していくことが重要です。保育指針においてもこうした他機関との連携，いわゆる**地域連携**^{▷3}の必要性が示されています。

▷1　保育所保育指針
全ての子どもの最善の利益のために，健康や安全の確保，発達の保障などの観点から全ての保育所が拠るべき保育の基本事項を定めたもの。新たな指針が2018年4月より施行されている。

▷2　「保育所保育指針」の第4章「子育て支援」の3「地域の保護者等に対する子育て支援」の(1)「地域に開かれた子育て支援」の「ア」。

▷3　地域連携
子育て家庭の支援へつなげるために地域の社会資源に働きかける役割で，①関係機関等との連絡・調整，連携，協働の体制づくり，②地域の子育て資源の育成，地域課題の発見・共有を踏まえた社会資源の開発等の2つの役割が含まれる。

表VII-3 地域子ども・子育て支援事業の概要

事業名	概要
①利用者支援事業	子ども又はその保護者の身近な場所で，教育・保育・保健その他の子育て支援の情報提供及び必要に応じ相談・助言等を行うとともに，関係機関との連絡調整等を実施する事業
②地域子育て支援拠点事業	乳幼児及びその保護者が相互の交流を行う場所を開設し，子育てについての相談，情報の提供，助言その他の援助を行う事業
③妊婦健康診査	妊婦の健康の保持及び増進を図るため，妊婦に対する健康診査として，①健康状態の把握，②検査計測，③保健指導を実施するとともに，妊娠期間中の適時に必要に応じた医学的検査を実施する事業
④乳児家庭全戸訪問事業	生後4か月までの乳児のいる全ての家庭を訪問し，子育て支援に関する情報提供や養育環境等の把握を行う事業
⑤養育支援訪問事業，子どもを守る地域ネットワーク機能強化事業（その他要保護児童等の支援に資する事業）	・養育支援訪問事業 養育支援が特に必要な家庭に対して，その居宅を訪問し，養育に関する指導・助言等を行うことにより，当該家庭の適切な養育の実施を確保する事業 ・子どもを守る地域ネットワーク機能強化事業（その他要保護児童等の支援に資する事業） 要保護児童対策地域協議会（子どもを守る地域ネットワーク）の機能強化を図るため，調整機関職員やネットワーク構成員（関係機関）の専門性強化と，ネットワーク機関間の連携強化を図る取り組みを実施する事業
⑥子育て短期支援事業	保護者の疾病等の理由により家庭において養育を受けることが一時的に困難となった児童について，児童養護施設等に入所させ，必要な保護を行う事業（短期入所生活援助事業（ショートステイ事業）及び夜間養護等事業（トワイライトステイ事業））
⑦子育て援助活動支援事業（ファミリー・サポート・センター事業）	乳幼児や小学生等の児童を有する子育て中の保護者を会員として，児童の預かり等の援助を受けることを希望する者と当該援助を行うことを希望する者との相互援助活動に関する連絡，調整を行う事業
⑧一時預かり事業	家庭において保育を受けることが一時的に困難となった乳幼児について，主として昼間において，認定こども園，幼稚園，保育所，地域子育て支援拠点その他の場所において，一時的に預かり，必要な保護を行う事業
⑨延長保育事業	保育認定を受けた子どもについて，通常の利用日及び利用時間以外の日及び時間において，認定こども園，保育所等において保育を実施する事業
⑩病児保育事業	病児について，病院・保育所等に付設された専用スペース等において，看護師等が一時的に保育等をする事業
⑪放課後児童クラブ（放課後児童健全育成事業）	保護者が労働等により昼間家庭にいない小学校に就学している児童に対し，授業の終了後に小学校の余裕教室，児童館等を利用して適切な遊び及び生活の場を与えて，その健全な育成を図る事業
⑫実費徴収に係る補足給付を行う事業	保護者の世帯所得の状況等を勘案して，特定教育・保育施設等に対して保護者が支払うべき日用品，文房具その他の教育・保育に必要な物品の購入に要する費用又は行事への参加に要する費用等を助成する事業
⑬多様な事業者の参入促進・能力活用事業	特定教育・保育施設等への民間事業者の参入の促進に関する調査研究その他多様な事業者の能力を活用した特定教育・保育施設等の設置又は運営を促進するための事業

出所：内閣府（2019）．子ども・子育て支援新制度について（令和元年6月）．をもとに筆者作成。

○地域の子育て家庭の保護者に対する子育て支援

　保育所の地域子育て支援の役割機能には，「地域の子育ての拠点」と，「一時預かり事業等の実施場所」の2つが含まれます。

　「地域の子育ての拠点」の具体例としては，園庭開放等により，保育所内で地域の保護者同士が交流し，地域での子育て仲間を広げる機会を設けることや子育てに関する講習会を実施すること，初めて子育てをする保護者に行動見本を示し，食事・排泄等の基本的生活習慣の自立に関する知識や玩具の使い方，子どもとの関わり方・遊び方を伝えることなどがあげられます。

　また，後者については，「**子ども・子育て支援新制度**」の施行により，市区町

▷4　子ども・子育て支援新制度
2012年8月に成立した「子ども・子育て支援法」，「認定こども園法の一部改正」，「子ども・子育て支援法及び認定こども園法の一部改正法の施行に伴う関係法律の整備等に関する法律」の子ども・子育て関連3法に基づく制度。

村単位で地域の特性に即したさまざまな子育て支援事業が展開されています。このうち，保育所に期待される役割には一時預かり事業，延長保育事業，病児保育事業等があげられます。保育士は周辺地域で展開されている事業との連携を適宜図りながら地域の子育て家庭の支援を担うことが望まれます。表Ⅶ-3にこれらの支援事業の一覧を示します。

③　専門機関の役割と各種専門職

　専門機関との連携に基づく個別の支援を必要とする場合として，保育指針には「子どもに障害や発達上の課題が見られる場合」「外国籍家庭など，特別な配慮を必要とする家庭の場合」「保護者に育児不安等が見られる場合」「保護者に不適切な養育等が疑われる場合」があげられています。

　子どもの障害や発達上の課題については園医やかかりつけ医などの医療機関，市町村の保健福祉部門，児童発達支援センターなどとの連携が考えられます。療育機関などに通っている子どもの場合には，療育機関の担当者と可能な限り情報を共有して，子どもの発達支援に協力して取り組んでいく体制をつくります。また療育機関などとつながっていない子どもの場合は，保育所で実施可能な支援を考えるために，専門家に助言を求めることも有効です。その他の連携の具体例としては専門機関による**巡回相談**[45]があげられます。また，就学に際しては保護者の意向を丁寧に受け止めつつ，小学校や特別支援学校等の就学先と連携を図ることが求められます。

　特別な配慮を要する家庭ではさまざまな社会的困難が複合的に関係している場合もあるため，福祉事務所，家庭児童相談室，子ども家庭総合支援拠点，**子育て世代包括支援センター（母子健康包括支援センター）**[46]，民生委員，児童委員等との連携が必要です。

　保護者に育児不安等が見られる場合は，産後うつや精神疾患，発達障害など保護者自身が悩みや疾病を抱えている場合もあるため，保健センターや子育て支援施設，子育て世代包括支援センターのほか，産後ケアあるいは心療内科を備えた医療機関の活用も検討する必要があります。

　保護者に不適切な養育の徴候が見られる，虐待が疑われる場合には市町村への情報提供や，福祉事務所，児童相談所への通告義務が課せられています。なお，虐待の相談・通告は守秘義務の対象外のため，仮に虐待の事実が確認されなかった場合であっても，相談機関への情報提供が守秘義務違反に問われることはありません。虐待などの不適切な養育を受けている子どもにとっては，保育所に通うことが文字通り「命綱」となっている場合もあります。また，保育所が保護者にとって支援機関の数少ない接点となっていることも多々あり，そのような事情からも，担当保育士だけでなく，管理職も含めた組織として対応することが原則です。具体的には**要保護児童対策地域協議会**[47]や具体的な支援策

▷5　巡回相談
専門機関のスタッフが保育所を訪問し，子どもの生活場面での様子を実際に見たうえで，それに即して専門的な援助を行うこと。

▷6　子育て世代包括支援センター（母子健康包括支援センター）
2016年6月の母子保健法改正により，妊娠前期から子育て期までの切れ目のない支援を行う中核機関として，市町村での設置の努力義務が法定化された。
⇨Ⅰ-5参照。

▷7　要保護児童対策地域協議会
虐待・非行等のさまざまな問題を抱えた児童（要保護児童）の早期発見と適切な保護を目的として，市区町村が児童福祉法（第25条の2）に基づき設置する協議会。児童相談所や学校・教育委員会，警察などの専門機関により構成される。
⇨Ⅰ-8参照。

表Ⅶ-4　連携を要する専門機関・専門職の機能・役割

専門機関	役割・機能	専門職
児童相談所	都道府県と指定都市に設置が義務づけられ，政令で定める児童相談所設置市や特別区でも設置可能な専門施設。主に児童の虐待，非行を扱い，あらゆる専門的相談援助を行う。	医師，児童心理司，児童福祉司，保育士等
福祉事務所 　家庭児童相談室	市町村単位に心身障害や不登校，学校での人間関係，家族関係，性格・生活習慣，発達，言葉の遅れ，非行の問題を抱える児童や当該児童の保護者に対する指導援助を行う。	社会福祉主事，家庭相談員
民生委員 児童委員及び主任児童委員	厚生労働大臣の委嘱を受け，地域住民が各地区で生活の相談や支援活動を行う無報酬の委員。児童に関することは民生委員と兼務で児童委員が行う。主任児童委員は児童委員と施設関係機関の調整を行う。	
市町村の保健福祉部門	保育所への入所，公立保育所の管理・運営や監査，乳幼児健康診査や子育て支援などを担当する。自治体により組織や体制は異なる。	社会福祉主事，小児科医，歯科医，保健師，栄養士等
保健センター 子育て世代包括支援センター （母子健康包括支援センター）	健康保健分野について，保健師を中心とした指導を担うとともに，母子保健サービスの多様な役割を果たしている。妊娠前から子育て期までの切れ目ない支援を目的に設置された子育て世代包括支援センター（母子健康包括支援センター）は機関連携の中心的役割を担う。	保健師，助産師，精神保健福祉士，社会福祉士，心理士等
児童発達支援センター 児童発達支援事業 障害者通所施設等	障害や発達上の課題を認める子どもに対し，療育を行う。	児童指導員，保育士，心理士，言語聴覚士，作業療法士，理学療法士等
小学校，特別支援学校等	教育，幼児教育と義務教育の接続を担う	教諭，養護教諭，スクールカウンセラー，スクールソーシャルワーカー等
警察署，消防署	虐待やDVへの対応，日常の防犯，交通安全，防火，防災，救急などの情報の広報・普及活動を行う。	警察官，消防士，救急救命士等
社会福祉協議会	社会福祉を推進する中心的な役割を担う民間の反営利組織で，全国の都道府県・市町村に設置されている。保育の分野では全国や地域ごとの保育協議会，保育士会などの組織の運営や事業支援，調査・研究活動を行う。	社会福祉士等

出所：筆者作成。

を協議する**個別ケース検討会議**[▷8]には園長や主任保育士等の管理職も積極的に出席し，支援機関と協力・連携して子ども・保護者への支援にあたることが重要です。

　連携先となる主な専門機関等とその役割については，表Ⅶ-4に示します。

④　その他の社会資源

　上述の公的な専門機関はフォーマルな社会資源（制度化されている）ですが，インフォーマルな社会資源（制度化されていないもの）として人的資源（家族・友人，ボランティア，セルフヘルプ・グループ等）があげられます。保育士等は広い視野をもってこれらのさまざまな社会資源から各家庭のニーズを充足するために利用可能なものを見つけ出し，保護者が主体的に問題解決を図れるよう支援していくことが大切です。

（阪上由子）

▷8　**個別ケース検討会議**
個別の要保護児童等について，直接関わりのある担当者や今後関わる可能性のある関係機関等の担当者により当該要保護児童等に対する具体的な支援の内容等を検討するため，適宜開催される会議のこと（厚生労働省「要保護児童対策地域協議会設置・運営指針」）。

（参考文献）
　矢萩恭子（編）（2018）．保護者支援・子育て支援（保育士等キャリアアップ研修テキスト）．中央法規出版．

巻末資料

巻末資料 ①

保育所保育指針（抄）

（平成29年3月31日厚生労働省告示第117号　平成30年4月1日施行）

第1章　総則

この指針は，児童福祉施設の設備及び運営に関する基準（昭和23年厚生省令第63号。以下「設備運営基準」という。）第35条の規定に基づき，保育所における保育の内容に関する事項及びこれに関連する運営に関する事項を定めるものである。各保育所は，この指針において規定される保育の内容に係る基本原則に関する事項等を踏まえ，各保育所の実情に応じて創意工夫を図り，保育所の機能及び質の向上に努めなければならない。

1　保育所保育に関する基本原則

（1）保育所の役割

ア　保育所は，児童福祉法（昭和22年法律第164号）第39条の規定に基づき，保育を必要とする子どもの保育を行い，その健全な心身の発達を図ることを目的とする児童福祉施設であり，入所する子どもの最善の利益を考慮し，その福祉を積極的に増進することに最もふさわしい生活の場でなければならない。

イ　保育所は，その目的を達成するために，保育に関する専門性を有する職員が，家庭との緊密な連携の下に，子どもの状況や発達過程を踏まえ，保育所における環境を通して，養護及び教育を一体的に行うことを特性としている。

ウ　保育所は，入所する子どもを保育するとともに，家庭や地域の様々な社会資源との連携を図りながら，入所する子どもの保護者に対する支援及び地域の子育て家庭に対する支援等を行う役割を担うものである。

エ　保育所における保育士は，児童福祉法第18条の4の規定を踏まえ，保育所の役割及び機能が適切に発揮されるように，倫理観に裏付けられた専門的知識，技術及び判断をもって，子どもを保育するとともに，子どもの保護者に対する保育に関する指導を行うものであり，その職責を遂行するための専門性の向上に絶えず努めなければならない。

（2）保育の目標

ア　保育所は，子どもが生涯にわたる人間形成にとって極めて重要な時期に，その生活時間の大半を過ごす場である。このため，保育所の保育は，子どもが現在を最も良く生き，望ましい未来をつくり出す力の基礎を培うために，次の目標を目指して行わなければならない。

（ア）十分に養護の行き届いた環境の下に，くつろいだ雰囲気の中で子どもの様々な欲求を満たし，生命の保持及び情緒の安定を図ること。

（イ）健康，安全など生活に必要な基本的な習慣や態度を養い，心身の健康の基礎を培うこと。

（ウ）人との関わりの中で，人に対する愛情と信頼感，そして人権を大切にする心を育てるとともに，自主，自立及び協調の態度を養い，道徳性の芽生えを培うこと。

（エ）生命，自然及び社会の事象についての興味や関心を育て，それらに対する豊かな心情や思考力の芽生えを培うこと。

（オ）生活の中で，言葉への興味や関心を育て，話したり，聞いたり，相手の話を理解しようとするなど，言葉の豊かさを養うこと。

（カ）様々な体験を通して，豊かな感性や表現力を育み，創造性の芽生えを培うこと。

イ　保育所は，入所する子どもの保護者に対し，その意向を受け止め，子どもと保護者の安定した関係に配慮し，保育所の特性や保育士等の専門性を生かして，その援助に当たらなければならない。

（3）保育の方法

保育の目標を達成するために，保育士等は，次の事項に留意して保育しなければならない。

ア　一人一人の子どもの状況や家庭及び地域社会での生活の実態を把握するとともに，子どもが安心感と信頼感をもって活動できるよう，子どもの主体としての思いや願いを受け止めること。

イ　子どもの生活のリズムを大切にし，健康，安全で情緒の安定した生活ができる環境や，自己を十分に発揮できる環境を整えること。

ウ　子どもの発達について理解し，一人一人の発達過程に応じて保育すること。その際，子どもの個人差に十分配慮すること。

エ　子ども相互の関係づくりや互いに尊重する心を大切にし，集団における活動を効果あるものにするよう援助すること。

オ　子どもが自発的・意欲的に関われるような環境を構成し，子どもの主体的な活動や子ども相互の関わりを大切にすること。特に，乳幼児期にふさわしい体験が得られるように，生活や遊びを通して総合的に保育すること。

カ　一人一人の保護者の状況やその意向を理解，受容し，それぞれの親子関係や家庭生活等に配慮しながら，様々な機会をとらえ，適切に援助すること。

（4）保育の環境

保育の環境には，保育士等や子どもなどの人的環境，施設や遊具などの物的環境，更には自然や社会の事象などがある。保育所は，こうした人，物，場などの環境が相互に関連し合い，子どもの生活が豊かなものとなるよう，次の事項に留意しつつ，計画的に環境を構成し，工夫して保育しなければならない。

ア　子ども自らが環境に関わり，自発的に活動し，様々な経験を積んでいくことができるよう配慮すること。

イ　子どもの活動が豊かに展開されるよう，保育所の設備や環境を整え，保育所の保健的環境や安全の確保などに努めること。

ウ　保育室は，温かな親しみとくつろぎの場となるとともに，生き生きと活動できる場となるように配慮すること。

エ　子どもが人と関わる力を育てていくため，子ども自らが周囲の子どもや大人と関わっていくことができる環境を整えること。

（5）保育所の社会的責任

ア　保育所は，子どもの人権に十分配慮するとともに，子ど

も一人一人の人格を尊重して保育を行わなければならない。

　イ　保育所は，地域社会との交流や連携を図り，保護者や地域社会に，当該保育所が行う保育の内容を適切に説明するよう努めなければならない。

　ウ　保育所は，入所する子ども等の個人情報を適切に取り扱うとともに，保護者の苦情などに対し，その解決を図るよう努めなければならない。

2　養護に関する基本的事項

(1)　養護の理念

　保育における養護とは，子どもの生命の保持及び情緒の安定を図るために保育士等が行う援助や関わりであり，保育所における保育は，養護及び教育を一体的に行うことをその特性とするものである。保育所における保育全体を通じて，養護に関するねらい及び内容を踏まえた保育が展開されなければならない。

(2)　養護に関わるねらい及び内容

　ア　生命の保持

　　(ア)　ねらい

　　①　一人一人の子どもが，快適に生活できるようにする。

　　②　一人一人の子どもが，健康で安全に過ごせるようにする。

　　③　一人一人の子どもの生理的欲求が，十分に満たされるようにする。

　　④　一人一人の子どもの健康増進が，積極的に図られるようにする。

　　(イ)　内　容

　　①　一人一人の子どもの平常の健康状態や発育及び発達状態を的確に把握し，異常を感じる場合は，速やかに適切に対応する。

　　②　家庭との連携を密にし，嘱託医等との連携を図りながら，子どもの疾病や事故防止に関する認識を深め，保健的で安全な保育環境の維持及び向上に努める。

　　③　清潔で安全な環境を整え，適切な援助や応答的な関わりを通して子どもの生理的欲求を満たしていく。また，家庭と協力しながら，子どもの発達過程等に応じた適切な生活のリズムがつくられていくようにする。

　　④　子どもの発達過程等に応じて，適度な運動と休息を取ることができるようにする。また，食事，排泄，衣類の着脱，身の回りを清潔にすることなどについて，子どもが意欲的に生活できるよう適切に援助する。

　イ　情緒の安定

　　(ア)　ねらい

　　①　一人一人の子どもが，安定感をもって過ごせるようにする。

　　②　一人一人の子どもが，自分の気持ちを安心して表すことができるようにする。

　　③　一人一人の子どもが，周囲から主体として受け止められ，主体として育ち，自分を肯定する気持ちが育まれていくようにする。

　　④　一人一人の子どもがくつろいで共に過ごし，心身の疲れが癒されるようにする。

　　(イ)　内　容

　　①　一人一人の子どもの置かれている状態や発達過程などを的確に把握し，子どもの欲求を適切に満たしながら，応答的な触れ合いや言葉がけを行う。

　　②　一人一人の子どもの気持ちを受容し，共感しながら，子どもとの継続的な信頼関係を築いていく。

　　③　保育士等との信頼関係を基盤に，一人一人の子どもが主体的に活動し，自発性や探索意欲などを高めるとともに，自分への自信をもつことができるよう成長の過程を見守り，適切に働きかける。

　　④　一人一人の子どもの生活のリズム，発達過程，保育時間などに応じて，活動内容のバランスや調和を図りながら，適切な食事や休息が取れるようにする。

　　　　　　　　　　　　　　（…中略…）

第3章　健康及び安全

　保育所保育において，子どもの健康及び安全の確保は，子どもの生命の保持と健やかな生活の基本であり，一人一人の子どもの健康の保持及び増進並びに安全の確保とともに，保育所全体における健康及び安全の確保に努めることが重要となる。

　また，子どもが，自らの体や健康に関心をもち，心身の機能を高めていくことが大切である。

　このため，第1章及び第2章等の関連する事項に留意し，次に示す事項を踏まえ，保育を行うこととする。

1　子どもの健康支援

(1)　子どもの健康状態並びに発育及び発達状態の把握

　ア　子どもの心身の状態に応じて保育するために，子どもの健康状態並びに発育及び発達状態について，定期的・継続的に，また，必要に応じて随時，把握すること。

　イ　保護者からの情報とともに，登所時及び保育中を通じて子どもの状態を観察し，何らかの疾病が疑われる状態や傷害が認められた場合には，保護者に連絡するとともに，嘱託医と相談するなど適切な対応を図ること。看護師等が配置されている場合には，その専門性を生かした対応を図ること。

　ウ　子どもの心身の状態等を観察し，不適切な養育の兆候が見られる場合には，市町村や関係機関と連携し，児童福祉法第25条に基づき，適切な対応を図ること。また，虐待が疑われる場合には，速やかに市町村又は児童相談所に通告し，適切な対応を図ること。

(2)　健康増進

　ア　子どもの健康に関する保健計画を全体的な計画に基づいて作成し，全職員がそのねらいや内容を踏まえ，一人一人の子どもの健康の保持及び増進に努めていくこと。

　イ　子どもの心身の健康状態や疾病等の把握のために，嘱託医等により定期的に健康診断を行い，その結果を記録し，保育に活用するとともに，保護者が子どもの状態を理解し，日常生活に活用できるようにすること。

(3)　疾病等への対応

　ア　保育中に体調不良や傷害が発生した場合には，その子どもの状態等に応じて，保護者に連絡するとともに，適宜，嘱託医や子どものかかりつけ医等と相談し，適切な処置を行うこと。看護師等が配置されている場合には，その専門性を生かした対応を図ること。

　イ　感染症やその他の疾病の発生予防に努め，その発生や疑いがある場合には，必要に応じて嘱託医，市町村，保健所

等に連絡し，その指示に従うとともに，保護者や全職員に連絡し，予防等について協力を求めること。また，感染症に関する保育所の対応方法等について，あらかじめ関係機関の協力を得ておくこと。看護師等が配置されている場合には，その専門性を生かした対応を図ること。

ウ　アレルギー疾患を有する子どもの保育については，保護者と連携し，医師の診断及び指示に基づき，適切な対応を行うこと。また，食物アレルギーに関して，関係機関と連携して，当該保育所の体制構築など，安全な環境の整備を行うこと。看護師や栄養士等が配置されている場合には，その専門性を生かした対応を図ること。

エ　子どもの疾病等の事態に備え，医務室等の環境を整え，救急用の薬品，材料等を適切な管理の下に常備し，全職員が対応できるようにしておくこと。

2　食育の推進

(1)　保育所の特性を生かした食育

ア　保育所における食育は，健康な生活の基本としての「食を営む力」の育成に向け，その基礎を培うことを目標とすること。

イ　子どもが生活と遊びの中で，意欲をもって食に関わる体験を積み重ね，食べることを楽しみ，食事を楽しみ合う子どもに成長していくことを期待するものであること。

ウ　乳幼児期にふさわしい食生活が展開され，適切な援助が行われるよう，食事の提供を含む食育計画を全体的な計画に基づいて作成し，その評価及び改善に努めること。栄養士が配置されている場合は，専門性を生かした対応を図ること。

(2)　食育の環境の整備等

ア　子どもが自らの感覚や体験を通して，自然の恵みとしての食材や食の循環・環境への意識，調理する人への感謝の気持ちが育つように，子どもと調理員等との関わりや，調理室など食に関わる保育環境に配慮すること。

イ　保護者や地域の多様な関係者との連携及び協働の下で，食に関する取組が進められること。また，市町村の支援の下に，地域の関係機関等との日常的な連携を図り，必要な協力が得られるよう努めること。

ウ　体調不良，食物アレルギー，障害のある子どもなど，一人一人の子どもの心身の状態等に応じ，嘱託医，かかりつけ医等の指示や協力の下に適切に対応すること。栄養士が配置されている場合は，専門性を生かした対応を図ること。

3　環境及び衛生管理並びに安全管理

(1)　環境及び衛生管理

ア　施設の温度，湿度，換気，採光，音などの環境を常に適切な状態に保持するとともに，施設内外の設備及び用具等の衛生管理に努めること。

イ　施設内外の適切な環境の維持に努めるとともに，子ども及び全職員が清潔を保つようにすること。また，職員は衛生知識の向上に努めること。

(2)　事故防止及び安全対策

ア　保育中の事故防止のために，子どもの心身の状態等を踏まえつつ，施設内外の安全点検に努め，安全対策のために全職員の共通理解や体制づくりを図るとともに，家庭や地域の関係機関の協力の下に安全指導を行うこと。

イ　事故防止の取組を行う際には，特に，睡眠中，プール活動・水遊び中，食事中等の場面では重大事故が発生しやすいことを踏まえ，子どもの主体的な活動を大切にしつつ，施設内外の環境の配慮や指導の工夫を行うなど，必要な対策を講じること。

ウ　保育中の事故の発生に備え，施設内外の危険箇所の点検や訓練を実施するとともに，外部からの不審者等の侵入防止のための措置や訓練など不測の事態に備えて必要な対応を行うこと。また，子どもの精神保健面における対応に留意すること。

4　災害への備え

(1)　施設・設備等の安全確保

ア　防火設備，避難経路等の安全性が確保されるよう，定期的にこれらの安全点検を行うこと。

イ　備品，遊具等の配置，保管を適切に行い，日頃から，安全環境の整備に努めること。

(2)　災害発生時の対応体制及び避難への備え

ア　火災や地震などの災害の発生に備え，緊急時の対応の具体的内容及び手順，職員の役割分担，避難訓練計画等に関するマニュアルを作成すること。

イ　定期的に避難訓練を実施するなど，必要な対応を図ること。

ウ　災害の発生時に，保護者等への連絡及び子どもの引渡しを円滑に行うため，日頃から保護者との密接な連携に努め，連絡体制や引渡し方法等について確認をしておくこと。

(3)　地域の関係機関等との連携

ア　市町村の支援の下に，地域の関係機関との日常的な連携を図り，必要な協力が得られるよう努めること。

イ　避難訓練については，地域の関係機関や保護者との連携の下に行うなど工夫すること。

（…後略…）

予防接種のスケジュール

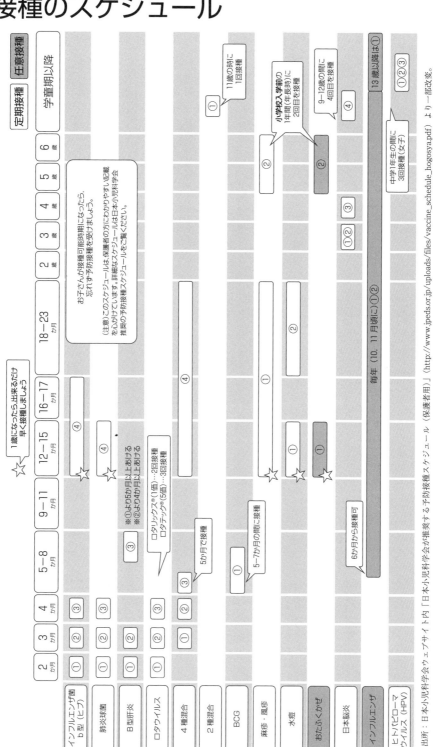

出所：日本小児科学会ウェブサイト内「日本小児科学会が推奨する子予防接種スケジュール（保護者用）」（http://www.jpeds.or.jp/uploads/files/vaccine_schedule_hogosya.pdf）より一部改変。

さくいん

赤堀史絵（あかぼり　しえ/1974年生まれ）

湖東記念病院小児科医長

子どもの笑顔は癒しです！　子どもの笑顔のためにみんなで連携して頑張りましょう。

坂井智行（さかい　ともゆき/1976年生まれ）

滋賀医科大学附属病院小児科助教

『小児のCKD/AKI実践マニュアル』（共著・診断と治療社）『今日の小児治療指針（第16版）』（共著・医学書院）

この本を読んで，小児保健学に興味をもっていただけると幸いです。

池田勇八（いけだ　ゆうはち/1982年生まれ）

滋賀医科大学附属病院小児科医員

子どもの病気は幅広く，また症状をうまく伝えてくれないために困ることが多いと思います。この本が，子どもを診る時に少しでも役に立てば幸いです。

阪上由子（さかうえ　ゆうこ/1974年生まれ）

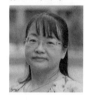

滋賀医科大学小児科学講座小児発達支援学部門特任准教授

『腸内細菌・口腔細菌と全身疾患』（共著・シーエムシー出版）『便秘薬との向き合い方』（共著・金芳堂）

読者のみなさんが輝く未来をもつ子どもたちに寄り添い，その成長を見守る仕事を選択されることを願っています。

石川依子（いしかわ　よりこ/1980年生まれ）

東近江市立能登川病院小児科医長

地域の子どもたちが安定した環境で育っていけるよう，多職種で手を取り合っていきたいですね。

佐藤知実（さとう　ともみ/1981年生まれ）

近江八幡市立総合医療センター小児科副部長

娘二人，保育園大好きです。人柄，愛情，専門知識，体力が必要な職業と尊敬しています。頑張ってください。

岩見美香（いわみ　みか/1967年生まれ）

医療法人家森クリニック院長

公私ともに，保育職の方々に支えられて仕事を続けています。保育に携わる方々への敬意と感謝をこめて執筆しました。本書での学びが，子どもたちの笑顔につながれば幸いです。

澤井ちひろ（さわい　ちひろ/1973年生まれ）

滋賀医科大学小児科学講座小児発達支援学部門特任講師

『小児科疾患アルゴリズム』（共著・中山書店）

子どもたちの成長と発達は，いつも新鮮な驚きを与えてくれます。一緒に見守る幸せを日々感じています。

大野雅樹（おおの　まさき/1956年生まれ）

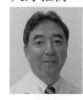

紫香楽病院病院長，京都女子大学非常勤講師

『よくわかる小児保健』（共著・ミネルヴァ書房）『ナースの小児科学』（共著・中外医学社）

保育とは，まさに子どもの命を守り育むプロフェッショナルな仕事です。

澤井俊宏（さわい　としひろ/1973年生まれ）

滋賀医科大学附属病院小児科講師

『小児臨床検査のポイント2017』（共著・東京医学社）『今日の小児治療指針（第17版）』（共著・医学書院）

全ての子どもたちが，健やかで，幸せな毎日をすごせますように。このテキストが役立つよう願っています。

執筆者紹介 （氏名／よみがな／生年／現職／主著／子どもの保健を学ぶ読者へのメッセージ）　　＊は編著者

柴田晶美 （しばた　まさみ/1979年生まれ）

滋賀医科大学医師臨床教育センター特任助教（小児科兼任）

未来ある子どもたちのために，この本で学んだ知識を活かしていただければ幸いです。

中島　亮 （なかじま　りょう/1977年生まれ）

済生会滋賀県病院小児科副部長
『よくわかる子どもの健康と安全』（共著・ミネルヴァ書房）

子どもたちの明るい未来のために，共に頑張っていきたいと思います。

高野知行 （たかの　ともゆき/1956年生まれ）

びわこ学園医療福祉センター野洲施設長，滋賀医科大学非常勤講師
『Epilepsy in Children——Clinical and Social Aspects』（共著，InTech）

重症心身障害児（者）医療の第一の担い手は，私たち小児科医です。

中原小百合 （なかはら　さゆり/1978年生まれ）

滋賀医科大学附属病院小児科特任助教

正しい知識を身につけて，子どもたちの成長を皆さんと共に見守っていけたらと思います。

＊竹内義博 （たけうち　よしひろ/1951年生まれ）

滋賀医科大学名誉教授，小児発達支援学部門特任教授
『Neuronal Serotonin』（共著・John Wiley & Sons）『Autism — A neurodevelopmental journey from genes to behaviour』（共著・InTech-Web. Org）

無限の可能性をもった子どもを守るために。

西倉紀子 （にしくら　のりこ/1977年生まれ）

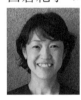

滋賀医科大学小児科学講座小児発達支援学部門特任助教

子どもたちの力は無限大です。もっている力を十分に発揮できる環境を整え，発育を見守っていきましょう。

龍田直子 （たつた　なおこ/1969年生まれ）

大津市子ども発達相談センター所長
『メンタルヘルス事典』（共著・同朋舎）『ストレスの事典』（共著・朝倉書店）

子どもが自分らしさを発揮して育っていけるように，それぞれの立場で学びと経験を積み重ねていきましょう。

西島節子 （にしじま　せつこ/1960年生まれ）

彦根市立病院小児科部長

「子どもの保健」，知ってみれば楽しいこともあります。食わず嫌いは人生の損失です。

永江彰子 （ながえ　あきこ/1972年生まれ）

びわこ学園医療福祉センター草津医師

子どもの発達の奥深さを日々感じております。

古川央樹 （ふるかわ　おうき/1977年生まれ）

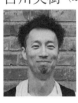

滋賀医科大学附属病院小児科助教

子どもたちとそのご家族の笑顔と健やかな成長を一緒に見守っていきましょう!!

執筆者紹介（氏名／よみがな／生年／現職／主著／子どもの保健を学ぶ読者へのメッセージ）　　　　　＊は編著者

松井克之（まつい　かつゆき/1973年生まれ）

滋賀医科大学附属病院小児科講師

健康な子どもも病気をかかえる子ども
も一人の自立した成人に育つように将
来を意識して関わってあげてください。

三村由卯（みむら　ゆう/1975年生まれ）

豊郷病院小児科部長

未来の子どもたちの育成に関わるみな
さんに少しでもお役に立てたらと思い
ます。

＊丸尾良浩（まるお　よしひろ/1964年生まれ）

滋賀医科大学小児科学講座教授

『よくわかる子どもの健康と安全』
（共編著・ミネルヴァ書房）

子どもの成長・発達を見守る立場で小
児医療にあたっています。

森　麻美（もり　あさみ/1969年生まれ）

東近江市立能登川病院副院長

子どもの発育を知ることで，子どもの
成長・発達を支えることの楽しみがよ
り増えるお手伝いができればと思いま
す。

やわらかアカデミズム・〈わかる〉シリーズ

新版　よくわかる子どもの保健

2021年1月15日　初版第1刷発行　　　　　　　〈検印省略〉
2021年3月25日　初版第2刷発行
　　　　　　　　　　　　　　　　　　　　定価はカバーに
　　　　　　　　　　　　　　　　　　　　表示しています

編 著 者　　丸　尾　良　浩
　　　　　　竹　内　義　博

発 行 者　　杉　田　啓　三

印 刷 者　　田　中　雅　博

発行所　株式会社　ミネルヴァ書房
　　　　〒607-8494　京都市山科区日ノ岡堤谷町1
　　　　　　　　　　電話代表　（075）581-5191
　　　　　　　　　　振替口座　01020-0-8076

©丸尾良浩・竹内義博ほか, 2021　　創栄図書印刷・新生製本

ISBN978-4-623-09024-2
Printed in Japan

やわらかアカデミズム・〈わかる〉シリーズ